高等医学院校教材

供医学影像、介入放射、放射治疗、生物医学工程及相关医学类专业使用

医学影像技术
质量控制与安全保证

（第 2 版）

王　骏　　刘小艳　　冯　楠　　姚志峰　**主编**

U0380445

东南大学出版社
SOUTHEAST UNIVERSITY PRESS
·南京·

简　介

　　本书从医学影像相关法律法规入手,阐述了医学影像科室的管理和医学影像技术质量控制,涵盖 X 线成像、CT 成像、磁共振成像、数字减影血管造影、超声成像、核医学成像、放射治疗等方面的内容,并就对比剂、放射性药物、X 线辐射、磁共振成像、超声成像、放射治疗、患者隐私及信息的安全保证进行了论述。本书可以作为医学影像及医学影像技术专业、介入放射、放射治疗、生物医学工程等专业在校学生及在职人员的参考书。

图书在版编目(CIP)数据

　　医学影像技术质量控制与安全保证 / 王骏等主编.
—2 版. —南京:东南大学出版社,2023.10(2024.8 重印)
　　ISBN 978 - 7 - 5766 - 0837 - 3

　　Ⅰ. ①医… Ⅱ. ①王… Ⅲ. ①影象诊断—质量管理
Ⅳ. ①R445

　　中国国家版本馆 CIP 数据核字(2023)第 150762 号

责任编辑:周荣虎　**责任校对:**子雪莲　**封面设计:**毕　真　**责任印制:**周荣虎

医学影像技术质量控制与安全保证(第 2 版)

主　　编	王　骏　刘小艳　冯　楠　姚志峰
出版发行	东南大学出版社
出版人	白云飞
社　　址	南京四牌楼 2 号　邮编:210096　电话:025 - 83793330
网　　址	http://www.seupress.com
电子邮件	press@seupress.com
经　　销	全国各地新华书店
印　　刷	广东虎彩云印刷有限公司
开　　本	889 mm×1 194 mm　1/16
印　　张	16.75
字　　数	420 千字
版　　次	2023 年 10 月第 2 版
印　　次	2024 年 8 月第 2 次印刷
书　　号	ISBN 978 - 7 - 5766 - 0837 - 3
定　　价	68.00 元

　* 本社图书若有印装质量问题,请直接与营销部调换。电话(传真):025 - 83791830。

《医学影像技术质量控制与安全保证》
（第 2 版）
编 委 会

自序

当我在安徽医科大学临床医学院授课时，发现《医学影像技术质量控制与安全保证》一书已印刷了4次。按照我的"惯例"，任何一本书哪怕写得再好，印刷也最好不超过3次，目的是让自己不断地与时俱进，同时让盗版跟不上我的节奏，也让自己始终保持不断学习与工作的一种状态，不断丰富、发展、完善自我。

于是，我利用暑假与出版社进行了沟通，争取再版，得到了东南大学出版社周荣虎主任的大力支持。我便"挟天子以令诸侯"，把再版的构思通过微信、QQ发布，强调"言之无文，行之不远"的道理，要让一版远比一版新颖、一版远比一版丰富。因此得到来自全国10余所高等医学院校的20余位同仁的鼎力相助。这恰恰应验了那句古话："问渠哪得清如许，为有源头活水来"。他们在规定的时间内"交卷"，并从不同角度对第一版进行了修订、完善与改版，补充了超声成像的质量控制与安全保证、放射治疗的质量控制与安全保证等内容，使这本教材的内容更细化、更具体、更全面地接近临床的工作实际，做到教学为临床服务，教学与临床无缝接轨。值此，便有了"横看成岭侧成峰"的感觉。

开学一周，我除了进行一些常规工作外，例如巡考96场，撰写本学期我将讲授的3门功课的教学日历，应邀授课8学时，精读完1本闲书，参加并聆听了1场8人的招聘试讲，为某院院长率队参观影像实训中心进行讲解与交流，另外还参加了1次会议等，整整一周的时间我让手机处于"死机"状态，全身心地把20多位编委所撰写的"墨宝"进行了整合、修改与完善。完工时，还是寒冬，当看见学生返校晒被子时，才意识到自己早来学校的这些天，居然没想过晒一次被子。

伟大的事业都得从自己的每一分钟做起，后经出版社修改、润色、完善后，将样稿寄给我做最后一次的审校与把关。我深知，世界上最优美动人的旋律，即便再高雅，也得用音符来表达。于是，我拿出古人的"为求一字稳，耐得半宵寒"的刻苦严谨的治学精神和写作态度，努力做到精益求精，甚至有时还吹毛求疵。时刻提醒自己：一部好的作品都是靠改出来的，从古至今，凡是真正做学问的人，无一不是对修改持认真负责、一丝不苟的态度。正如歌德所说："尽力履行你的职责，那你就会立刻知道你的价值。"

回首来路，近四十年的"筚路蓝缕"、艰辛创业没有白费，常常是走我自己的"夜路"，让别人睡觉去吧。衷心希望这本书的再版，能够适合医学影像、介入放射、放射治疗、生物医学工程及相关医学类专业及同仁使用。这正如著名医学教育家威廉·奥斯勒（William Osler）的行医箴言："判断病情而无书指导，犹如航海而无航标；有书不看病人，则如举着航标岸上行。"为此，希望大家能够合理地、创造性地利用好此书。正如，如果我们只满足于死心塌地做俗世的"甲乙丙丁"，如果我们按照生活规定的步子"一二一"地走下去，每个人大概都不会为自己的内心收获得更多。这正如诺贝尔奖获得者李远哲教授所说，在追求科学真理的人生道路上，坚持实事求是，既不迷信老师、权威和书本，也不接受别人强加给自己的观点。唯有教师与学生交流互动，方能使教学更具活力；唯有在书本中找出不足与差距，方能与他人拉开距离。

然而，在这个时代，决定人们进步程度的已不再是工作的数量，而是工作的质量。在自己的领域求索的人，最大的快乐就是对知识的获得与传播。尽管我们拿出"质量控制"的精神对待再版，尽管我们辛勤工作、不断学习，但错误是绝对的，不错是相对的，更何况作为日新月异的医学影像技术学的发展，昨天看似正确，今天深挖很可能就不合时宜。为此，敬请广大同仁及全国高等医学院校的师生通过微信：1145486363，E-mail：yingsong@sina.com，微信公众号：mih365（医学影像健康网）多提您的宝贵意见，以使我们不断进步，做到一版远比一版强，直至趋于零差错。

再则，透过耗散结构理论来看，一个开放的系统不断与外界进行物质和能量的交换，可以使系统从混沌变化为有序。一个系统最重要的不是内部结构的优化与调整，而是与外界的交流。我想，书籍再版也是同样道理。所以，从这个意义上讲，圣贤不属于我自己，圣贤应该属于广大同仁，属于全国高等医学院校的广大师生。衷心希望经过时间这把筛子，无情地显现出优劣与真伪。哪怕是垃圾作品，面对宽容、自信的读者，也可被分离出几许可再生的资源，那就让时间自然淘洗与选择，使其更接近医学影像技术质量控制与安全保证的"真"吧。

另外，书中所有照片大小均采用习惯制，例如 10 in×12 in（英寸），而 1 in＝2.54 cm，在此一并解释，不一一细化。最后，感谢东南大学出版社一直以来给予我们的关心、支持与帮助；感谢全体编委的热情奉献，也正是因为有了你们，医学影像技术界才会"百花齐放"。

王 骏

2023 年 2 月 20 日星期一

于安徽医科大学临床医学院医学技术系

目录

第一章　总　论

随着现代科学技术的不断发展,医学影像学也突飞猛进。目前,CR、DR、CT、MRI 及 PACS 等大型现代化医疗设备已经在我国县、市级以上医院基本普及应用,从事医学影像学相关工作的专业人员已达十万余人。但是,现代成像技术多种多样,不同的扫描技术和成像方式可摄制出不同的人体断面图像,加之医学影像学涉及的学科领域的范围相当广,包括全身各个系统的疾病,因此,医学影像学科日常成像、诊断及管理工作纷繁庞杂,这就使得医学影像的质量难以得到有效控制与保障。对比医学影像学设备和专业的深入发展,有关医学影像学质量管理与控制方面的研究显得相对滞后,需要根据近年来的临床实践与管理经验,并参阅国内外相关文献,编撰一部医学影像质量控制与安全保证方面的书籍,以对相关方面的工作起到指导作用。

第一节　医学影像质量管理概述

一、质量管理的理念

（一）质量管理的进展

质量管理始于工业企业,确切地说是从美国的泰罗开始。泰罗作为工程师,在 20 世纪初开展了时间研究,其内容是从企业中挑选出最灵巧、强壮的工人,使他们处于极端紧张的工作状态,用秒或几分之几秒的时间为单位,记录完成操作的时间,并据以规定生产规范和标准时间。

1920 年,美国贝尔电话实验室的休哈特为了保证工业产品的质量应用了统计学的方法。

1931 年,美国出版了经典著作《工业产品质量的经济控制》,推出了制造工序管理“控制图”,这就是质量管理的诞生。

1933 年,英国的皮尔逊出版了《工业标准化与质量管理统计方法的应用》,后来被纳入了英国标准。

1946 年,美国创立了“美国质量管理协会(American Society of Quality Control, ASQC)”。

1949 年,日本工业化标准(Japanese Industrial Standards, JIS)开始实施,以法律形式要求推行质量管理。

1950 年,日本聘请美国管理学博士戴明举办高级质量管理讲座,奠定了日本质量管理腾飞的基础。

1961 年,美国 GE 公司费根堡姆发表了《全面质量管理》一书,首先推出了全面质量管理的含义,后来被引入日本形成了企业全面质量管理的概念。

1970 年,日本质量管理协会成立。

质量管理始于美国,于日本全面推行,对日本产品名震世界起到了决定性的作用。现在,全面质量管理已在全世界各行各业发挥着重要效益。当今世界已从产品经营进入了质量经营时代。

（二）ISO 9000 族标准的构成与管理理念

国际标准化组织(International Organization for Standardization,ISO)的质量管理与质量保证技术委员会(ISO/TC176)相继发表了国际标准草案 ISO/DIS 9000、ISO/DIS 9001、ISO/DIS 9004 以及国际标准技术委员会草案 ISO/CD. 1190011。人们将这 4 个文件统称为 2000 版 ISO/DIS 9000 族国际标准

草案。该标准从宏观角度就质量管理体系的基本原理和术语、要求、业绩改进指南,以及质量和环境审核指南等4个方面给出了明确标准。其中,ISO 9000 表述质量管理体系基本原理并规定质量管理体系术语;ISO 9001 规定质量管理体系要求,用于组织证实其具有提供满足顾客要求和适用的法规要求的产品的能力;ISO 9004 提供质量管理体系指南,包括持续改进的过程,有助于组织的顾客和其他相关方满意;ISO 19011 提供管理与实施环境和质量审核的指南。上述标准共同构成了一组密切相关的质量管理体系标准,在国内和国际贸易中促进相互理解。

1. 质量管理原则　为了成功领导和运作一个组织,需要采用一种系统和透明的方式进行管理。针对所有相关方的需求,实施并保持持续改进其业绩的管理体系,可使组织获得成功。质量管理是组织各项管理的内容之一,为促进管理目标的实现,明确了以下8项质量管理原则:

(1) 以顾客为中心:组织依存于其顾客,组织应理解顾客当前的和未来的需求,满足顾客要求并争取超越顾客期望。

(2) 领导作用:领导者将本组织的宗旨、方向和内部环境统一起来,并创造使员工能够充分参与实现组织目标的环境。

(3) 全员参与:各级人员是组织之本,只有他们的充分参与,才能使他们的才干为组织带来最大的收益。

(4) 过程方法:将相关的资源和活动作为过程进行管理,可以更高效地得到期望的结果。

(5) 管理的系统方法:针对设定的目标,识别、理解并管理一个由相互关联的过程所组成的体系,有助于提高组织的有效性和效率。

(6) 持续改进:持续改进是组织的一个永恒的目标。

(7) 基于事实的决策方法:对数据和信息的逻辑分析或直觉判断是有效决策的基础。

(8) 互利的供方关系:通过互利的关系,增强组织及其供方创造价值的能力。

2. 质量管理体系的总要求　质量管理体系是建立质量方针和质量目标并实现这些目标的体系,是组织管理体系的一部分,它致力于使与质量目标有关的结果适当地满足相关方的需求、期望和要求。为实施质量管理体系,组织应:① 识别质量管理体系所需要的过程;② 确定这些过程的顺序和相互作用;③ 确定为确保这些过程有效运作和控制所需要的准则和方法;④ 确保可以获得必要的信息,以支持这些过程的有效运作并对这些过程的监控;⑤ 测量、监控和分析这些过程,并实施必要的措施,以实现所策划的结果和持续改进。

3. 质量管理体系方法　质量管理体系要求都是通用的,适用于所有行业或经济领域,不论其提供何种类别的产品。建立和实施质量管理体系的方法和步骤包括:① 确定顾客的需求和期望;② 建立组织的质量方针和质量目标;③ 确定实现质量目标的必需过程和职责;④ 对每个过程实现质量目标的有效性确定测量方法;⑤ 应用测量方法,以确定每个过程的现行有效性;⑥ 确定防止不合格并消除其产生的措施;⑦ 寻找提高过程有效性和效率的机会;⑧ 确定并优先考虑那些能提供最佳结果的改进;⑨ 为实施已确定的改进,对战略、过程和资源进行策划;⑩ 实施改进计划,监控改进效果并对照预期效果,评价实际结果、评审改进活动,以确定适宜的跟踪措施。

4. 最高管理者在质量管理体系中的作用　最高管理者通过其领导作用和采取的措施可以创造一个员工充分参与的环境,质量管理体系能够在这种环境中有效运行。最高管理者可将质量管理原则作为发挥作用的依据。他所起的作用是:① 建立组织的方针和质量目标;② 确保整个组织关注顾客要求;③ 确保实施适宜的过程,以满足顾客要求并实现质量目标;④ 确保建立、实施和保持一个有效的质量管理体系以实现这些目标;⑤ 确保获得必要资源;⑥ 将达到的结果与规定的质量目标进行比较;⑦ 决定有关质量方针和质量目标的措施;⑧ 决定改进的措施。

5. 质量管理体系评价　当评价质量管理体系时,应对每一个被评价的过程提出4个基本问题:① 过程是否予以识别和适当表述? ② 职责是否予以分配? ③ 程序是否被实施和保持? ④ 在提供所要求的结果方面,过程是否有效?

质量管理体系在范围上可以有所不同,并可包括很多活动,如质量体系审核和质量管理体系评审以及自我评定。

(三)质量管理的基本概念

质量就是产品、体系或过程的一组固有特性满足顾客和其他相关要求的能力。"质量"可使用形容词,如差、好或优秀来修辞。产品指的是结果,公认的产品类别有硬件(如发动机机械零件)、软件(如计算机程序)、服务(如运输)、流程性材料(如燃料)。体系是指相互关联或相互作用的一组要素。

对影像诊断来讲,质量就是影像本身或该项检查固有的、决定是否能满足临床诊断的、作为评价对象的性质的总和。影像质量可以理解为诊断价值。美国学者 Rossmann 给影像质量的定义是:放射影像质量是影像的一种属性,它能影响放射学者对所观察到的具有诊断学重要细节的真实性判断。

管理就是指导和控制组织相互协调的活动,或者说制订计划以及完成计划所进行的活动。

质量管理(Quality Management,QM)就是指导和控制组织的与质量有关的相互协调的活动。它包括质量保证(Quality Assurance,QA)和质量控制(Quality Control,QC)。质量保证是质量管理的一部分,致力于达到质量要求。质量控制是质量管理的一部分,致力于对达到质量要求提供信任。

对放射诊断而言,质量保证就是通过有计划的系统活动,使之在尽可能减少患者和工作人员所受辐射剂量以及节省检查费用的前提下,获得稳定高质量图像以满足诊断要求。质量控制就是通过特定的方法和手段,对诊断设备、器材的各种性能和指标进行检测和维修,并对图像制作过程进行检测并加以校正,从而获得高质量的图像。

质量管理计划,国际电工委员会(International Electrotechnical Commission,IEC)将其定义为:实施单台设备、成套设备或整个放射学科的质量管理活动的详细指导。应理解为,质量管理的第一步是制定质量管理计划。没有计划就没有实施。为了实施质量管理,管理者必须编制明确的计划步骤,并向全体员工传达,加以贯彻。可以说,质量管理不成功的一个重要原因,往往就是管理者没有明确的实施计划。所谓质量管理计划,就是质量管理的展开以及为实现它所涉及的管理体系进行活动的计划步骤。

全面质量管理(Total Quality Management,TQM),是指为了最经济地生产、销售使用户充分满意的符合质量标准的产品,将企业内所有质量部门的质量开发、质量保证、质量改进所付出的努力统一、协调起来从而获得效果的组织管理活动。这清楚地概括了全面质量管理是一种理念,是一种文化,而不仅仅是一种方式和方法。全面质量管理基于以下三个原理:① 关注顾客,任何决定以顾客的需求而定;② 持续发展,不懈努力以改善机构、产品和服务;③ 系统工程,涉及机构的所有方面。

放射诊断科全面质量管理的定义为:为了以最低辐射剂量,获得最高影像质量,充分满足临床诊断需要的符合质量标准的影像,在放射科内进行的为设备引进、质量保证、质量开发和改进努力统一协调起来的组织管理活动。

全面质量管理的重要意义在于全面、全过程和全盘采用科学方法,从而取得全面的技术经济效益的质量管理。应该指出,质量=用户(患者)的利益,其结果质量提高,本部门的利益也会得到提高和发展。全面质量管理的基本思想是:① 质量管理的对象是全面的,既要管好影像质量,也要管好为保证质量而进行的技术工作、组织管理工作等方面的质量,同时还要抓照片收费、设备及胶片的成本,预约期和照片数量等指标;② 全过程是指从临床 X 线检查需求的调研、项目开发、设计、技术方法,到诊断、服务整个过程的各个环节,都要优质并建立管理制度;③ 全员管理就是从各级管理者(经营者)、技术人员到行政人员、现场作业人员,从检查室到物资、设备、后勤、职能部门,人人有责,共同参与管理;④ 全盘采用科学方法是指质量管理中要综合运用各种管理技术、专业技术和统计学方法,进行科学定量分析;⑤ 一切为患者,一切为临床服务;⑥ 一切以预防为主,防检结合,从事后把关到事先预防,从管结果到管因素;⑦ 一切用数据说话,没有数据就没有准确的质量概念;⑧ 一切遵循科学程序进行管理活动。

二、质量管理活动与分析

（一）质量管理活动的开展程序

质量管理是一种活动,是一项组织行为。因此,必须首先建立一个 QC 活动小组,同时要取得全员的管理共识,接着按一定的管理程序开展 QC 工作。

建立质量管理程序的目的,就是使我们从 QC 小组的组成到措施的改善、实施、探讨,掌握 QC 活动趋势,以及分清每个工作人员在程序中所处的位置,有章可循,建立规范。

质量管理活动的开展,是建立在美国管理学家戴明提出的计划(Plan)、实施(Do)、检查(Check)、总结(Action),即 PDCA 循环程序基础上。质量管理活动开展由题目决定(建立目标及目标建立的理由)、现状把握、要因分析、对策探讨、对策实施、效果确认、标准化制定、遗留问题和今后的改善方法及前进方向(即总结)等 8 个程序组成。

1. 题目的决定及其理由　根据要解决的管理问题和性质,按专业组划分成 QC 小组,并对成员的参加意识进行确认,接着召开会议,进行现场问题点或劣化度(质量存在的问题)的勘察。所谓问题点,就是标准状态与现状之间的差距。然后分析问题点,并将问题点的改善意识表现出来,作为质量管理的主题,如废片率的减少、患者等待时间的缩短等。方法是利用创造性思考,会议原则上应全体成员参加。

质量管理的要点决定之后,将要确定这一问题的理由,一旦确定题目,中途不得变更。将问题点的管理计划书制定出来,并一定保证全体员工言出必行。一个专业组的 QC 题目及计划一定要得到本部门主要领导的认可。

2. 现状把握　在进行现状把握(也称现状分析)时,不能有先入为主的概念,要从零状态开始,进行客观的量化分析、把握。在进行现状分析时,要注意工作中的不适应性、工作的徒劳、材料的浪费、质量与作业的不稳定。同时要考虑 4 个"M",即 Material(材料)、Method(方法)、Machine(设备)、Man(人),避免遗漏点。

3. 要因分析　分析质量管理问题产生的原因时,不要只看表面现象,而要探索深层次的真正原因,利用数据从各个方面加以分析。方法是利用各种特性图、管理图表等。

4. 对策探讨　从质量管理问题点的主要原因出发,依次向前推进,直到改进对策的找出,从而提出改善措施,即新的管理控制规则和章程。对策探讨程序不是检讨、反省,因为即使检讨、反省再彻底,也不是改善的办法,不是对策探讨的目的。方法是运用集体智慧和创造性思考。

5. 对策实施　一旦程序完成对策建立,则终止以前的做法,全部更换为新的方向;或者一边维持以前的做法,一边试行改善后的做法。要注意观察施行的过程,看到预定的效果发挥出来时,立即转入正式实施。如果预定的效果没有产生,则要重新修正对策,准备再施行。

6. 效果确认　实施所提出的管理对策,并对其效果进行确认。在试行过程中,当有良好效果出现时,则应着手制定对策的实施计划书,由试行转入实施阶段。实施计划书编制的目的有:得到协作者的认可;防止遗漏点;得到其他部门的理解;得到上级主管的理解和承诺。

7. 标准化制定　为了防止质量管理改善效果的退化,必须制定标准化制度,保证无论谁做这项工作都能良好完成,达到质量要求。为此,要制定出有注意点、操作要点的手册,以便将工作标准化。方法是"5W1H",即 Who(谁负责)、When(何时)、Where(何处)、What(做什么)、Why(为什么、目的)、How(怎样做、方法)。

8. 总结　当质量管理改善措施取得良好效果并稳定下来时,应着手进行总结,将实施计划后所得到的成果制定成 QC 活动报告书。同时要注意:① QC 改善的成果评价应作为总结的主要意向,对于协同行动等无效的效果也要总结出来;② 尽量将 QC 改善效果量化;③ 本次改善未取得明显效果,但预计未来可能出现明显效果时要作为推测效果报告写出来;④ 如果管理课题尚未全部完成,不要放弃,要写出阶段性进展报告;⑤ 管理课题的完成,并不等于质量改善活动的结束,要将存在的问题思考出来,作为下一个主题,并将其明确化,以便作为下次 QC 活动的出发点。

（二）质量管理方法

1. 集体创造性思维　质量管理必须建立在全面、全员、全过程的状态下。首先是全员管理共识的建立,QC 需要全员推动。推进质量管理方法的第一要素,就是全员集体创造性的思维归纳。目的是将多数意见集中、总结,进行大量积累后,提出新的总结性的意见。

第一步,对出现的管理上的问题制定出新的对策,最好是有大进展的意见、非理论性的意见,将评价等理论活动放到后面去做。

第二步,对新提的对策(意见)是否会有良好的作用进行评价,评价的内容有:① 是否与实际目标相适应;② 现实是否存在着可行性。

2. 质量管理图　在推行质量管理的过程中,除理性思维外,还要习惯于应用各种管理图表来表示问题存在和改善的效果。

利用排列图,将产生的质量不良,以状况或原因等项目进行分类,而使问题的重点明确。具体工作顺序是:① 确定不良数据的分类项目;② 确定区间,集中数据;③ 将数据集中入表;④ 记入累积的不良情况数目;⑤ 以不良项目为横坐标,以不良情况的累计数目为纵坐标;⑥ 将表的数值分组排列;⑦ 将累计比率用折线表示出来。

累计比率数占 80% 以上的项目,为重要不良项目或原因。利用这种方法可以分析成像中废片产生的原因:主要是检查参数或检查方法不当所致。这样,就找出了照片质量管理中最应重点突破的问题。

注意:将不是重大损失的项目集中在横坐标右侧排列。

三、医学影像质量管理

（一）医学影像质量管理的发展

1973 年,Trout 等人在《北美放射学杂志》上发表的"尘肺"计划报告,报告指出美国尘肺检查中有40% 不符合诊断要求,对此美国卫生教育福利部下属的职业安全与保健学会通过质量管理,成功地将废片率降至 9%。

1979 年 9 月,在美国弗吉尼亚州召开了"放射诊断及核医学的质量保证程序认定会议",并于1980 年召开了专题会议,从而在国际放射学界确定了照片质量管理的体制。北欧、美国以行政指导方式要求将其导入实践中,致使放射诊断质量保证成为发展医学影像技术的一种推动力。

1980 年 10 月,世界卫生组织(World Health Organization,WHO)在德国慕尼黑召开了"放射诊断的 QA 研讨会",并于 1982 年出版了《放射诊断的质量保证》一书。在美国,医学影像设备质量保证计划的实施是在政府机关指导下以美国卫生教育福利部为中心进行的,它们有权对不符合技术规格的放射设备进行回收。因此,各生产厂家均严格按照放射设备技术规格进行生产,从而保证了良好的整体性。另外,美国电气制造商协会除对以上内容进行探讨之外,还制定了相应的 QA 标准。

1976 年,美国食品和药品管理局下属的放射安全部门(现称为国家医疗设备与放射卫生中心)提出了洗片机的质量管理,其目的是改善影像质量,减少重拍率,降低患者被照剂量。在美国医学影像管理历史中,健康管理组织联合鉴定委员会占有重要地位,它是以美国外科学会为主,同时由美国内科学会、美国医师会、美国医院协会共同创建的机构,其创建的目的是保证并提高现有医疗质量,以医疗界的所有内容为对象进行评价。如果医院得不到健康管理组织联合鉴定委员会的认证,就将无法得到政府或保险公司的赔偿金。由于健康管理组织联合鉴定委员会是非官方组织,且在认证医院的程序中严格按照相关手册的检查制度进行,因此,在美国,健康管理组织联合鉴定委员会具有权威性。同时,美国医学会也在医疗质量方面做出了重要贡献。如美国医学物理师协会(American Association of Physicists Medicine,AAPM)就医院 X 线设备的实际 QA 问题相继出版,并以此支持医院 X 线设备的维修、保养活动。美国放射学会(American College of Radiology,ACR)在美国医学影像质量控制标准方面做了大量工作,1987 年建立了非官方的乳腺摄影鉴定程序,并于 1990 年第 1 次出版了《乳腺摄影质量控制手册》,并于 1994 年、1999 年相继再版。

国际电工委员会(IEC)自 1980 年起,为统一达成与电气相关的国际规格进行了大量工作,并形成了现在世界公认的 IEC 规格、标准。针对医用"电气设备"这一领域,以 X 线设备、CT、MRI、US 等影像设备和放射线治疗仪器为主要对象,IEC 也相继制定了技术标准。

1987 年,我国以出版 WHO 组织编写的《放射诊断的质量保证》一书的中文译稿为起点,开始了医学影像质量管理工作的探索。经过 30 多年的努力,在相关政府部门及学会的推动下,从以学会组织的学术活动为先导,宣传、推广影像质量 QA、QC 的计划和实施方法等,到最后以政府颁布法规形式推动全国影像质量管理工作的开展。

(二)医学影像质量管理的必要性和目标

1. 质量管理的必要性　X 线检查技术的应用向广度和深度迅速发展。目前,X 线检查项目有 50 多种,其检查频率已达到相当可观的程度。如德国、美国、法国等达 800～900 次/千人。鉴于 X 线检查呈直线上升状态,X 线设备的数量与机型种类也越来越多。X 线检查设备和检查频率的增加,与国民经济和卫生保健事业相关联。随着 X 线检查技术在各国的迅速发展,必然会带来诊断影像质量管理的必要性和迫切性。

X 线检查受照剂量存在很大差别,迫使我们进行质量管理。各种不同类别的 X 线检查项目,其受照剂量可有 1 000 倍的差别。这不禁令人发问,为达到诊断目的,某一种检查照射量究竟应该是多少? 这一问题必须通过质量管理来完成。

世界上对 X 线设备的投资及其需求量甚为可观。随着各国卫生保健事业的发展,其投资逐年迅猛增加。我国为发展中国家,但 X 线设备,特别是在城市,CT 机的人口平均占有率并不低,每年要投入大量外汇用于购置、维修及胶片消耗的开支。如果没有一个严格周密的质量管理体系,其浪费和不必要的损失是不可想象的。

实施质量管理可以得到多方面的效益,如保证图像质量稳定且标准、减少患者和工作人员辐射剂量、明显降低重拍片率、减少设备耗损、提高专业技术人员素质和管理水平。总之,实施质量管理可获得巨大的社会效益与经济效益。

2. 质量管理的目标任务　质量管理的目的是在不影响诊断信息的前提下,尽可能降低患者的辐射剂量。质量管理的目标就是体现代价-危害-利益三方面的最优化。具体要达到的目的是:改善放射学科各类专业人员的培训水平;改善放射学科中各类专业人员之间的横向联系,从而对全面质量管理达成共识;建立设备、各项 X 线检查的标准化以及评价方法,从而为放射学新的发展方向做出更加客观、更加正确的决策;通过代价-危害-利益分析,以经营的观点管理放射学科。

(三)医学影像质量管理的组织管理

管理体系应被看做是一个完整的开放系统。管理手段与技术的现代化固然不可缺少,但更重要的还是价值观、组织、制度、人员的现代化。因此,全面质量管理应加入组织管理的内涵。

1. 建立适宜的组织管理结构　现在的放射学科技术部门已不是 20 世纪 60 年代前那种只有投照组的组织形式。CT、MRI、DSA、DR 等新技术的相继出现,X 线摄影设备日趋现代化,X 线检查利用率大幅度增加等因素的影响,使得建立一个合理的、高效能的组织管理体系成为需要。对大型综合医院来讲,放射学科技术部门应建立条条管理(主渠道)与框框管理(专业部门)两种形式。条条管理即不管技术人员轮转到哪一部门(CT、MRI、常规摄影以及 DSA),技术人员的各项管理培训均应在一个技术组的框架内进行统一部署、管理。而框框管理即轮转到某一专业组,其管理还要遵循该专业组内的管理特点和安排。条条管理与框框管理要配合、协调,以条条管理为主。

2. 建立三级管理模式　所谓三级管理模式,就是部门管理层,放射科技术部门整体管理层面,由高级技术职称人员担任;现场监督层,由中级技术人员承担;作业层,由初级技师承担日常的技术工作。

3. 推行多形式、多层次人才培养　管理者的责任在于向人们提供可以发挥其才能,并具有安全感的组织体制,这样,人们才能为此努力贡献。而人才培养是其重要的一环,一般可通过以下形式进行:对放射学科全员培训;结合个人特点定向培训;对事业心、责任感强的员工,予以选派深造,重点培养。

4. 推行以录用及人才开发为目的的"标准化考核制度"　人才的录用与开发需要一整套开放的、量化的、合理的、可行的标准,也就是说人员的评价、考核要规范。只有这样,人才才能开发,组织才有凝聚力。应该看到,单位之间的竞争归根到底是管理与人才的竞争。

5. 运用组织行为学推动管理　在放射技术部门,运用组织行为学的公平论、目标设置论等理论激励员工,创造组织文化。

第二节　医学影像质量控制概述

为了加强医学影像科质量控制,保证影像诊断质量和医疗安全,减少医疗差错,避免医疗事故,制定影像质量控制方案。

1. 影像质量控制组织和人员职责

(1) 各级医院影像科应建立质量控制小组,成员应包括高年资影像诊断医师、影像技师、影像设备维修人员,一般由5～7人组成。

(2) 影像科实行统一管理,科主任负责影像质量控制方案的全面实施,组织定期、不定期的核查。影像质控小组成员中,影像设备维修人员负责影像设备正常运行,保证影像设备稳定,参数准确,出现故障及时检修;影像技师负责检查或扫描过程的质量控制;影像诊断医师负责诊断报告的质量控制。

(3) 各种设备的日常保养责任落实到人。

2. 影像科工作人员准入要求

(1) 从事X线工作的医师、技师应经上岗培训,取得X线医师、技师放射科工作人员证。

(2) 从事放射诊断应有执业医师资格,技术人员应有大专及以上学历,或已取得技师资格。

(3) 从事放射诊断的医师和技术人员,应经放射防护知识培训合格,取得放射工作人员证。

3. 影像质量评价制度

(1) 室内放射技术质控每周1次。核查X线摄片体位是否符合标准,胶片尺寸是否统一,影像放大比例是否统一,不同时期检查图像放大比例前后是否一致。评价影像质量,分析不合格片和差级片原因,提出改进办法。

(2) 在日常诊断读片的同时,从诊断角度对影像质量进行评价,发现图像质量不能满足影像诊断的,与技师和技术人员沟通,提出改进建议。

(3) 根据诊断报告书写要求,每月1次抽查诊断报告质量。

(4) 技师或医师日常工作中发现质量问题应逐级报告,上级技师或医师要及时处理。如质量问题较多,或出现严重质量问题,由影像质量控制小组研究解决。

(5) 定期进行放射诊断与手术、病理或出院诊断随访对比,一般每年不少于6次,统计影像诊断与临床诊断的符合率,分析误诊漏诊原因,不断总结经验,提高诊断正确率。

4. 影像质量评价标准

(1) 一般要求:① 被检查器官和结构在检查范围内可观察到,主要结构、解剖结构、解剖细节清晰辨认,影像能满足影像诊断要求;② 照片中的信息齐全无误,左右标志、检查号、检查日期、检查医院、患者姓名、性别、年龄、图像放大比例或比例尺等信息完整;③ 用片统一,尺寸合理,分隔规范,照射野大小控制适当,成人胸片不小于11 in×14 in,成人四肢不小于10 in×12 in;④ 图像放大比例一致,正位片、侧位片或斜位片放大比例不小于65%;⑤ 整体画面布局美观,影像无失真变形;⑥ 对辐射敏感的组织和器官应尽可能地屏蔽。

（2）优质片标准：① 密度合适（照片中诊断密度范围控制在 0.25～2.0 之间）；② 层次分明（不同部位要求不同）；③ 摄影体位正确，被检组织影像全部在照片上显示，重点组织界限清楚，脊柱含相邻椎体，四肢应包括邻近关节，肋骨应包括第 1 或第 12 肋骨，组织影像符合正常的解剖投影，无失真；④ 无技术操作缺陷，无体外阴影，无污片、划片、黏片、水迹、指纹、漏光、静电等阴影。

（3）良级片标准：优级片中有 1 项不足，但对影像诊断影响不大。

（4）差级片标准：优级片中有 2 项以上不足，尚能用于诊断。

（5）废片标准：不能用于诊断。

5. 影像检查过程的质量控制

（1）影像科登记人员：核对患者姓名、性别、年龄、科室、床号、住院号、检查目的和要求，核实收费，正确登记检查编号，登记或将所有资料输入电脑。发放诊断报告时再次核对。

（2）检查技术人员：按顺序开机，检查设备是否完好；仔细核对申请单、检查目的和要求，目的和要求不清时主动与临床开单医师联系。核对被检部位准确无误后进行检查。完成检查后观察影像质量是否良好，是否符合临床申请要求和影像诊断要求。

（3）诊断医师：核对申请单、检查目的和要求，核对申请单、影像资料和报告单资料，观察影像质量是否符合诊断要求，诊断报告书写完成后应再次检查。

6. 相关资料的记录、保存

（1）影像科设备使用日志，设备维修情况，每周 1 次的室内放射技术质控，每月 1 次的诊断报告质量抽查，日常诊断读片，放射诊断与手术、病理或出院诊断随访，集体读片讨论时应有专门记录本记录或有电子文档记录。

（2）摄片操作者要签名。

（3）电子文档、数字影像资料做好双备份。

（4）申请单、报告单、电子文档、影像资料等保存 15 年。

7. 医疗安全保证

（1）控制诊断质量，避免漏诊、误诊，提高准确率。

（2）对于重危患者，在技术检查和诊断性操作过程中，注意观察患者生命体征，必要时临床医师陪同检查。对于脊柱外伤患者，摄片检查过程中，要注意正确搬动体位，避免脊髓损伤。颅底骨折禁止摄颏顶位。

（3）加强应急能力：X 线造影室配备急救药品和急救用品，影像科医务人员具有对对比剂过敏反应的处理能力。

（4）影像科信息安全保证：已实施数字化、信息化的影像科资料的查阅、修改、打印、拷贝等应设置权限，内部网络的开放应予控制，做好资料备份。

8. 影像检查设备的质量控制

（1）日常维护：普通 X 线检查设备，每日开机后先检查机器是否正常，有无提示错误等，如有必须先排除。对于 X 线机使用前必先预热球管。

（2）设备定期维护（每 3 个月进行 1 次）：设备机械性能维护，各机械限位装置有效性检查，各种运动运转检查，操作完整性检查。设备电气性能维护，各种应急开关有效性检查，曝光参数（千伏值、毫安、毫安秒）检查。

（3）状态检测（每年 1 次）：由具备相关资质的机构进行检测。

9. 影像科质量控制小组负责对影像科的质量控制。

第三节　医疗质量管理与经济优化

一、医疗质量管理的方法

1. 标准化管理　质量管理内涵建设的深入,既包括从全院或科级医疗质量评价的宏观管理向病种医疗质量管理的微观管理层面深入,也包括标准化管理等方法在医院质量管理各个领域的应用。随着标准化管理在医院质量管理中的广泛应用,大量标准应运而生,为合理组织医疗活动,进行科学管理,发展技术协作及患者医院质量提供了依据,为医院质量管理的科学化打下了坚实的基础。质量标准化管理方法并不独立存在,而是渗透在标准管理、综合效益评价等管理方法之中,按对象可分为技术标准、管理标准、质量评价标准三类。技术标准是医院技术活动中,对统一协调的事物制定的准则,有技术原则标准、技术操作标准、医药制剂标准、安全标准、卫生标准、环境保护标准等。管理标准是为医院质量管理体制活动的计划、组织、协调、监督、指挥、控制等职能而制定的标准,是医院各部门管理行为的准则,包括基础标准、工作标准、考评奖惩标准等,体现了全面质量管理的思想。质量评价标准是为了医院质量管理的需要,用以评价工作质量和医疗质量的标准。

2. 目标管理　目标管理在医院全面质量管理体制中的广泛应用,促进了医院综合目标责任制管理或全员全面目标管理的产生,把目标管理、质量管理、分级管理、标准化管理等融为一体,将医院行政、医疗、后勤等系统融为一体,把各系统的工作目标综合起来,对医院的整体管理效能进行有效评价,促进了全面质量管理实现,充分调动了人的主观能动性,其效果得到了充分肯定。目标管理多集中于指标选择的全面性、针对性,标准制定的合理性、科学性,综合评价手段的科学性,以及奖惩措施的有效性等方面,以期更有效地发挥其管理效力。

3. 医院信息管理　医院信息管理是信息系统在管理中的应用,是计算机技术、通信技术和管理科学的紧密结合,是医院管理、临床医学、医院信息管理长期影响、渗透以及相互结合的产物,以信息网络为基础,对医院信息进行数字控制、知识提取,提供虚拟现实和强大的医院管理与决策功能。医院信息系统实现了对各部门信息进行收集、传输、加工、保存和维护,能够对大量的医院业务层工作信息进行有效的处理,完成日常基本的医疗信息、经济信息和物资信息的统计和分析,并能够及时为医院管理层提供医院信息。

二、医疗质量管理原则

1. 以顾客为关注焦点,是质量管理的核心思想　任何组织都依存于顾客,失去了顾客,就失去了存在和发展的基础,因此须时刻关注顾客潜在的需求和期望及对现有产品的满意程度,根据顾客的要求和期望改进工作,以取得顾客的信任,稳定地占领和扩大市场。在服务工作中,如果无视顾客的要求和愿望,冷漠对待,在竞争激烈的环境下,必然会失去顾客,走向衰落。

2. 全员参与　人是组织之本,产品和服务是人劳动的结果,加强质量管理需要全体员工的参与。首先使员工明白岗位的重要性,确定目标和责任;然后给他们创造提高知识技能和经验的机会,使他们对本职工作负有使命感,渴望参与对质量管理工作的持续改进,并努力做出贡献。员工需了解组织的质量方针和质量目标,知道本职工作的目标,为完成质量目标需做些什么,应该如何去完成等。

3. 领导作用　领导作为决策者,在质量管理中起着举足轻重的作用,需充分考虑本组织和资产所有者、员工、顾客、合作者、行业、社会等各方面的需求后再制定方针,做出规划,确定具有挑战性的、被员工理解的组织目标,并带领员工努力实现目标。领导者要赋予员工职责和权限,提供物质条件,激励员工为实现目标和持续改进做出贡献,关键是通过领导作用及所采取的各项措施,创造一个能使员工充分参与的,既有民主又有集中,既有纪律又有自由,既有统一意志又有个人心情舒畅的工作环境,只有在这种环境下,才能确保质量管理体系得以有效运行。

4. 管理的系统方法 在质量中采用系统方法,是要把质量管理体系作为一个大系统,对组成体系的各个过程加以识别、理解和管理,以达到实现质量方针和质量目标的目的。组织要建立一个以过程方法为主体的质量管理体系,明确质量管理过程的顺序和相互作用,控制并协调质量管理体系各过程的运行,应特别关注体系内某些关键或特定过程,通过对质量管理体系的评审,采取措施以持续改进体系,提高组织的业绩。

5. 过程方法 系统地识别区分管理组织所应用的过程,特别是过程之间的相互作用,就是过程方法。组织应识别区分质量体系所需要的过程,包括与管理活动、资源管理、产品实现和检测有关的过程,确定过程的顺序和相互作用。确定每个过程要取得预期效果所需从事的工作,明确职责和义务;制定对过程的运行有效控制的准则和方法,并进行监控;寻求改进工作的机会,及时采取措施实现对质量管理工作的持续改进,以提高工作的效能和效率;预测过程结果可能产生的风险及对顾客、供方及其他相关方的影响,采取有效措施及时化解矛盾和风险。

6. 持续改进 持续改进是增强组织满足用户要求的能力的循环活动。任何组织的质量管理体系的充分性都是相对的,要经过一个从不够充分到比较充分再到很充分的持续改进的过程。持续改进从概念上不是指预防错误的发生,而是在现有水平上不断提高产品质量、过程及体系的有效性和效率。在实施中通过使用质量方针、目标、审核结果、数据分析、纠正和预防措施以及管理评审方针,促进质量管理体系的持续改进。管理者应组织对改进结果的验收,对改进工艺、技术、设备、方法有功的员工进行表扬和奖励,建立激励机制,以此来推动改进工作的持续化。

7. 与供方互利的关系 任何组织的活动都不是孤立的,一般都需要供方提供资源,形成"供方-组织-顾客"的供应链。组织在建立与供方的关系时,既要考虑短期利益又要兼顾长远利益,营造一个透明公开的沟通渠道,与关键的供方共享必要的信息和利益,确定联合改进活动,激发、鼓励和承认他们的改进成果。

8. 基于事实的决策方法 这是减少决策不当和避免失误的重要原则。正确的决策需要领导者用科学的态度,以事实或正确的信息为基础,通过合乎逻辑的分析,做出正确的决策,盲目和臆断的决策将给组织带来危害。组织应注意收集和积累与目标有关的各种数据和信息,明确规定信息的种类、渠道和职责,确保数据和信息的准确性和可靠性,然后采取各种有效方法对数据和信息进行分析,及时提供给决策者作为决策依据,决策者在事实分析、过去经验和直觉判断的基础上做出正确的决策。

三、经济管理用语

1. 经费 进行成本核算时,将费用的项目分为材料费、劳务费及其他费用,统称为经费,包括设备折旧费、修理费、信贷费、水费、电费、煤气费等。

2. 费用 指的是为了购物或使用而花费的钱,从企业方面来讲,费用是为了生产目的所消费的财力的价值以及所借资本的利息等的总和。

3. 成本 在进行商品的制造、销售、分配等经济行为时,所需要的原材料、劳动力以及其他全部费用开支,用商品单位计算后所得的数值为成本,也称生产费。医院成本是指为了医疗行为所花费的经济价值。

4. 固定成本 在收益的同时也需要一定支出,这部分费用称为固定成本,主要包括直接劳务费、照明费、热力费、水费等。医院的固定成本与变动成本分类会因设施的不同而异。

5. 固定资产 在所有资产中,能使用1年及以上的资产为固定资产,分为有形固定资产、无形固定资产、投资等3类,在有形固定资产中,除土地外都是折旧的对象。

6. 变动成本 即将收益按比例分开增减的费用,包括直接材料费和时间外补贴等。医院的变动费用等于材料费,与收益相对应。

7. 直接成本 即为了产品的制成而直接消费的成本,分为制造、销售和一般管理直接费用,又细分为直接材料费、劳务费和经费。放射科的直接材料费包括感光材料费、医疗用材料费、印刷费等,直接劳务费包括职工工资、设施负担的特别供给费等,直接经费包括设备经费、折旧费、保修合同、租赁费等。

8. 间接费用　是指为了全体产品而共同消费的成本,分为制造、销售和一般管理间接费用,细分为间接材料费、劳务费和经费,放射科的间接成本包括建筑折旧费、照明费、水费等。

9. 间接-直接费用比　正确地计算出间接费用是比较困难的,可计算出间接费用的系数,这个系数虽无法固定,但可找出一个平均数,将此系数乘以直接费用即可得出间接费用。

10. 折旧费　除去土地以外的建筑物、构造物、机械设备等固定资产,因为使用或时间的延长而导致的价值下降称为折旧,各个时间段上统计出的费用称为折旧费。

11. 维修保养费　即为完成维修保养活动所需的除资本支出以外的各项费用,包括修缮费、在库成本及为保持正常运营所需的成本。资本支出可解释为使设备耐用年数延长、性能提高而需要的支出。与各种效益、制造原价、固定资产取得额相比,年维修费所占比例称为维修比率,控制在平均5%的程度是最佳状态。

12. 利润界限　在一定期间内对盈利变化的追求目标为利润界限,同毛利润具有相同的意义。毛利润是指从盈利中减去变动成本后得到的利润。

13. 附加价值　是企业进行生产性活动的结果,是由生产性活动所创造的新价值,即从盈利中减去材料费、经费、折旧费后所剩余的金额,为进行生产分析时必不可少的数值。因为材料费、经费等每月支出不同,所以附加价值的计算一般都按年度来进行。

14. 生产性分析　对生产所投入的费用、材料与所生产出的产品之比的分析,称为生产性分析,可分劳动生产性、设备生产性,以及为了观察资本的效率而投入材料、消耗品的原材料生产性和资本生产性。在放射科中,劳动生产性是指1位工作人员摄影的件数及盈利,设备生产性是指1台X线机摄影的件数及盈利,原材料生产性是指能够分清检查用材料费和盈利的关系。

15. 损益平衡点　是指收入与费用的平衡,又称核算平衡点,是保证生产不出现赤字,可用损益平衡点的收入=固定费用/(1-变动费用/预定收入)表示。在放射科中,损益平衡点在新设备购入时的核算论证中起很大的作用。

（冯楠、李伟、王骏、刘小艳、周琪松、吴虹桥、钟鸣）

第二章　国家关于医学影像学的相关法律法规

　　自 1895 年伦琴发现 X 线并用于医学检查以来,特别是 1971 年亨斯菲尔德发明 CT 以来,医学影像得到迅猛发展。因此,这就需要规范化作业、规范化管理、全面质量控制与安全管理,从而使患者以最小的伤害获得最大利益的诊疗,以达到各级医院影像诊断互认。而医学影像相关的法律、法规就是这个时代不可或缺的基本准则。

第一节　医学影像相关法律

　　到目前为止医学影像相关法律级别最高的为《中华人民共和国职业病防治法》,为中华人民共和国主席令第五十二号,由中华人民共和国第十一届全国人民代表大会常务委员会第二十四次会议于 2011 年 12 月 31 日通过,自公布之日起施行。由国务院以上行政机构颁布的法令有:1989 年颁布的《放射性药品管理办法》、2000 年颁布的《医疗器械监督管理条例》。《医疗事故处理条例》经 2002 年 2 月 20 日国务院第 55 次常务会议通过,自 2002 年 9 月 1 日起施行,为国务院令第 351 号。《药品管理法实施条例》自 2002 年 9 月 15 日起施行,为国务院令第 360 号。2005 年颁布的《放射性同位素与射线装置安全和防护条例》等。

一、放射性药品管理

　　《放射性药品管理办法》于 1989 年 1 月 13 日国务院令第 25 号发布施行,放射性药品具体使用如下:

　　1. 医疗单位设置核医学科、室(同位素室),必须配备与其医疗任务相适应的并经核医学技术培训的技术人员。非核医学专业技术人员未经培训,不得从事放射性药品使用工作。

　　2. 医疗单位使用放射性药品,必须符合国家放射性同位素卫生防护管理的有关规定。所在地的省、自治区、直辖市的公安、环保和卫生行政部门,应当根据医疗单位核医疗技术人员的水平、设备条件,核发相应等级的"放射性药品使用许可证",无许可证的医疗单位不得临床使用放射性药品。"放射性药品使用许可证"有效期为 5 年,期满前 6 个月,医疗单位应当向原发证的行政部门重新提出申请,经审核批准后,换发新证。

　　3. 持有"放射性药品使用许可证"的医疗单位,在研究配制放射性制剂并进行临床验证前,应当根据放射性药品的特点,提出该制剂的药理、毒性等资料,由省、自治区、直辖市卫生行政部门批准,并报国家卫生健康委员会备案。该制剂只限本单位内使用。

　　4. 持有"放射性药品使用许可证"的医疗单位,必须负责对使用的放射性药品进行临床质量检验,收集药品不良反应等项工作,并定期向所在地卫生行政部门报告。由省、自治区、直辖市卫生行政部门汇总后报国家卫生健康委员会。

　　5. 放射性药品使用后的废物(包括患者排出物),必须按国家有关规定妥善处置。

二、放射性同位素与射线装置安全和防护条例

《放射性同位素与射线装置安全和防护条例》于 2005 年 8 月 31 日国务院第 104 次常务会议通过,自 2005 年 12 月 1 日起施行,为中华人民共和国国务院令(第 449 号)。条例从许可和备案、安全和防护、辐射事故应急处理、监督检查、法律责任等方面进行阐述。

(一)行政管理

由国务院公安、卫生等部门按照职责分工和本条例的规定,对有关放射性同位素、射线装置的安全和防护工作实施监督管理。县级以上地方人民政府环境保护主管部门和其他有关部门,按照职责分工和本条例的规定,对本行政区域内放射性同位素、射线装置的安全和防护工作实施监督管理。

条例明确了国家对放射源和射线装置实行分类管理。根据放射源、射线装置对人体健康和环境的潜在危害程度,从高到低将放射源分为Ⅰ类、Ⅱ类、Ⅲ类、Ⅳ类、Ⅴ类,具体分类办法由国务院环境保护主管部门制定;将射线装置分为Ⅰ类、Ⅱ类、Ⅲ类,具体分类办法由国务院环境保护主管部门与国务院卫生主管部门制定。

(二)许可证有效期

许可证有效期为 5 年。有效期届满,需要延续的,持证单位应当于许可证有效期届满 30 日前,向原发证机关提出延续申请。原发证机关应当自受理延续申请之日起,在许可证有效期届满前完成审查,符合条件的,予以延续;不符合条件的,书面通知申请单位并说明理由。

(三)人员资质

生产、销售、使用放射性同位素和射线装置的单位,应当对直接从事生产、销售、使用活动的工作人员进行安全和防护知识教育培训,并进行考核;考核不合格的,不得上岗。

(四)健康管理

生产、销售、使用放射性同位素和射线装置的单位,应当严格按照国家关于个人剂量监测和健康管理的规定,对直接从事生产、销售、使用活动的工作人员进行个人剂量监测和职业健康检查,建立个人剂量档案和职业健康监护档案。

(五)辐射事故应急处理

辐射事故定义为:放射源丢失、被盗、失控,或者放射性同位素和射线装置失控导致人员受到异常照射。根据辐射事故的性质、严重程度、可控性和影响范围等因素,从重到轻将辐射事故分为特别重大辐射事故、重大辐射事故、较大辐射事故和一般辐射事故四个等级。

1. 特别重大辐射事故 是指Ⅰ类、Ⅱ类放射源丢失、被盗、失控造成大范围严重辐射污染后果,或者放射性同位素和射线装置失控导致 3 人以上(含 3 人)急性死亡。

2. 重大辐射事故 是指Ⅰ类、Ⅱ类放射源丢失、被盗、失控,或者放射性同位素和射线装置失控导致 2 人以下(含 2 人)急性死亡或者 10 人以上(含 10 人)急性重度放射病、局部器官残疾。

3. 较大辐射事故 是指Ⅲ类放射源丢失、被盗、失控,或者放射性同位素和射线装置失控导致 9 人以下(含 9 人)急性重度放射病、局部器官残疾。

4. 一般辐射事故 是指Ⅳ类、Ⅴ类放射源丢失、被盗、失控,或者放射性同位素和射线装置失控导致人员受到超过年剂量限值的照射。

为此,国家卫生健康委员会制定了配套的核事故和辐射事故卫生应急预案,见图 2-1。

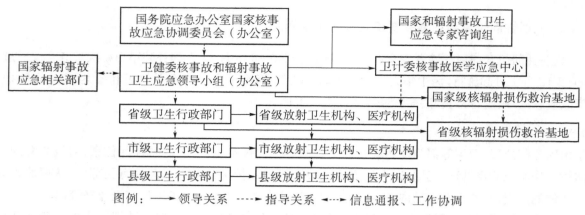

图例：——→领导关系 ┈┈►指导关系 ◄┈┈►信息通报、工作协调

图2-1 国家卫生健康委员会核事故和辐射事故卫生应急预案

（六）国家卫生健康委员会核应急中心

国家卫生健康委员会核事故医学应急中心（以下简称卫健委应急中心）设在中国疾病预防控制中心辐射防护与核安全医学所。卫健委核应急中心设临床部、监测评价部和技术后援部。第一临床部设在中国医学科学院放射医学研究所和血液病医院，第二临床部设在北京大学第三医院和人民医院，第三临床部设在解放军总医院第五医学中心，监测评价部设在中国疾病预防控制中心辐射防护与核安全医学所，技术后援部设在中国人民解放军军事医学科学院。

（七）辐射事故的报告

国家卫生健康委员会在此份文件中明确辐射事故报告的时间：

1. 医疗机构或医生发现有患者出现典型急性放射病或放射性皮肤损伤症状时，医疗机构应在2小时内向当地卫生行政部门报告。

2. 接到辐射事故报告的卫生行政部门，应在2小时内向上一级卫生行政部门报告，直至省级卫生行政部门，同时向同级环境保护部门和公安部门通报，并将辐射事故信息报告同级人民政府；发生特别重大辐射事故时，应同时向国家卫生健康委员会报告。

3. 省级卫生行政部门接到辐射事故报告后，经初步判断，认为该辐射事故可能属特别重大辐射事故和重大辐射事故时，应在2小时内将辐射事故信息报告省级人民政府和国家卫生健康委员会，并及时通报省级环境保护部门和公安部门。辐射事故卫生应急流程图见图2-2。

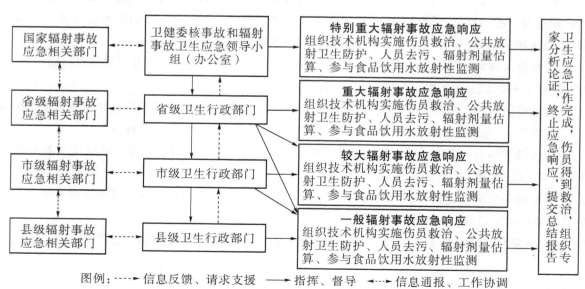

图例：┈┈►信息反馈、请求支援 ——→指挥、督导 ◄┈┈►信息通报、工作协调

图2-2 辐射事故卫生应急流程图

第二节　医学影像相关法规

这里所说的法规通常为国家卫生健康委员会(原卫生部)制定,这里面包含:《建设项目职业病危害分类管理办法》经原卫生部部务会议讨论通过,为原卫生部令第 49 号、《医疗技术临床应用管理办法》(原卫医政发〔2009〕18 号)、《三级综合医院医疗质量管理与控制指标(2011 年版)》和《卫生行业信息安全等级保护工作的指导意见》(卫办发〔2011〕85 号)等。

与医学影像密切的法规有:《放射卫生技术服务机构管理办法》《放射卫生技术评审专家库管理办法》《放射诊疗建设项目卫生审查管理规定》1990 年颁布的《放射防护监督员管理规定》1993 年颁布的《医用 X 射线诊断放射卫生防护及影像质量保证管理规定》1996 年颁布的《关于 X 射线计算机体层摄影装置(CT)等大型医用设备配置与应用管理实施细则》2002 年颁布的《放射防护器材与含放射性产品卫生管理办法》2006 年颁布的《放射诊疗管理规定》2007 年颁布的《放射工作人员职业健康管理办法》《2009 年—2011 年全国乙类大型医用设备配置规划指导意见》(卫办规财发〔2009〕67 号)《2011—2015 年全国乙类大型医用设备配置规划》(卫规财发〔2011〕89 号)《2011—2015 年全国正电子发射型断层扫描仪配置规划》《甲类大型医用设备集中采购工作规范(试行)》(卫办规财发〔2012〕96 号)等。

一、放射卫生技术服务机构管理

放射卫生技术服务机构管理办法对人员资质进行了明确的规定:

1. 申请放射诊疗建设项目职业病危害放射防护评价甲级资质的,放射卫生专业技术负责人应当具有高级技术职称。放射卫生专业技术人员中,高级技术职称人员不少于 3 人,中级以上技术职称的人数不少于总数的 60%,技术人员总数不少于 10 人。

2. 申请放射防护器材和含放射性产品检测资质的,放射卫生专业技术负责人应当具有高级专业技术职称,从事相关专业工作 5 年以上,是本单位职工且未在其他放射卫生技术服务机构中任职。放射卫生专业技术人员中,高级技术职称人员不少于 2 人,中级以上技术职称的人数不少于总数的 40%,技术人员总数不少于 7 人。

3. 申请放射诊疗建设项目职业病危害放射防护评价乙级资质的,放射卫生专业技术负责人应当具有高级专业技术职称,从事相关专业工作 5 年以上,是本单位职工且未在其他放射卫生技术服务机构中任职。放射卫生专业技术人员中,中级以上技术职称人数不少于 3 人,技术人员总数不少于 5 人。

4. 申请放射卫生防护检测资质的,放射卫生专业技术负责人应当具有中级以上专业技术职称,从事相关专业工作 3 年以上,是本单位职工且未在其他放射卫生技术服务机构中任职。放射卫生专业技术人员中,中级以上技术职称人数不少于 2 人,技术人员总数不少于 5 人。

5. 申请个人剂量监测资质的,放射卫生专业技术负责人应当具有中级以上专业技术职称,从事相关专业工作 3 年以上,是本单位职工且未在其他放射卫生技术服务机构中任职。放射卫生技术人员总数不少于 3 人。

二、放射诊疗管理

《放射诊疗管理规定》已于 2005 年 6 月 2 日经卫生部讨论通过,自 2006 年 3 月 1 日起施行,为卫生部令第 46 号。

(一)定义

1. X 线影像诊断　是指利用 X 线的穿透等性质取得人体内器官与组织的影像信息以诊断疾病的技术。

2. CT 影像诊断　是指利用 X 线的衰减等性质结合电子计算机技术取得人体内器官与组织的体层

影像信息以诊断疾病的技术。

3. MRI影像诊断　是指利用氢质子进动等性质结合电子计算机技术取得人体内器官与组织的体层影像信息以诊断疾病的技术。

4. 介入放射学　是指在医学影像系统监视引导下,经皮针穿刺或引入导管做抽吸注射、引流或对管腔、血管等做成型、灌注、栓塞等,以诊断与治疗疾病的技术。

5. 核医学　是指利用放射性同位素诊断、治疗疾病或进行医学研究的技术。

（二）人员资质

1. 开展医学影像工作的,应当是:

（1）专业的放射影像医师,具有大学本科以上学历或中级以上专业技术职务任职资格的医师。

（2）病理学、医学影像学专业技术人员。

（3）放射技师和维修工程师。

2. 开展核医学工作的,应当是:

（1）具有中级以上专业技术职务任职资格的核医学医师。

（2）病理学、医学影像学专业技术人员。

（3）具有大学本科以上学历或中级以上专业技术职务任职资格的技术人员或核医学技师。

3. 开展介入放射学工作的,应当是:

（1）具有大学本科以上学历或中级以上专业技术职务任职资格的放射影像医师。

（2）放射影像技师。

（3）相关内、外科的专业技术人员。

（三）警示标志

1. 装有放射性同位素和放射性废物的设备、容器,设有电离辐射标志。

2. 放射性同位素和放射性废物储存场所,设有电离辐射警告标志及必要的文字说明。

3. 放射诊疗工作场所的入口处,设有电离辐射警告标志。

4. 放射诊疗工作场所应当按照有关标准的要求分为控制区、监督区,在控制区进出口及其他适当位置,设有电离辐射警告标志和门机联锁曝光指示灯。

（四）患者防护

医疗机构在实施放射诊断检查前应当对不同检查方法进行利弊分析,在保证诊断效果的前提下,优先采用对人体健康影响较小的诊断技术。实施检查应当遵守下列规定:

1. 严格执行检查资料的登记、保存、提取和借阅制度,不得因资料管理、患者转诊等原因使患者接受不必要的重复照射。

2. 不得将核素显像检查和X线胸部检查列入对婴幼儿及少年儿童体检的常规检查项目。

3. 对育龄妇女腹部或骨盆进行核素显像检查或X线检查前,应问明是否怀孕;非特殊需要,对受孕后8～15周的育龄妇女,不得进行下腹部放射影像检查。

4. 应当尽量以胸部X线摄影代替胸部荧光透视检查。

5. 实施放射性药物给药和X线照射操作时,应当禁止非患者进入操作现场;因患者病情需要其他人员陪检时,应当对陪检者采取防护措施。

（五）放射事件

医疗机构发生下列放射事件情形之一的,应当及时进行调查处理,如实记录,并按照有关规定及时报告卫生行政部门和有关部门:

1. 诊断放射性药物实际用量偏离处方剂量50％以上的。

2. 放射治疗实际照射剂量偏离处方剂量25％以上的。

3. 人员误照或误用放射性药物的。

4. 放射性同位素丢失、被盗和污染的。

5. 设备故障或人为失误引起的其他放射事件。

三、X线诊断放射防护及影像质量保证

医用X射线诊断放射卫生防护及影像质量保证管理规定于1993年10月13日原卫生部令第34号发布,其目的就是:必须采取有效措施,提高影像质量;减少重拍率、误诊率及漏诊率;注意患者的屏蔽防护,减少和控制患者的照射剂量,做好放射卫生防护影像质量保证工作。

（一）患者的防护

1. 临床医师和医学影像科医师,在获得相同诊断效果的前提下,避免采用放射性诊断技术,合理使用X线检查,减少不必要的照射。

2. 从事X线诊断工作的单位,必须建立和健全X线检查资料的登记、保存、提取和借阅制度。不得因资料管理及患者转诊等原因使患者接受不必要的照射。

3. 对婴、幼、儿童、青少年的体检,不应将X线胸部检查列入常规检查项目;从业人员就业前或定期体检,X线胸部检查的间隔时间一般不少于2年;接尘工人的X线胸部检查间隔时间按有关规定执行。

4. 临床医师和医学影像科医师尽量以X线摄影代替透视进行诊断。未经省级人民政府卫生行政部门允许,不得使用便携式X线机进行群体透视检查。

5. 对育龄妇女的腹部及婴幼儿的X线检查,应严格掌握适应证。对孕妇,特别是受孕后8～10周的,非特殊需要,不得进行下腹部X线检查。

6. 医学影像科技师必须注意采取适当的措施,减少患者受照剂量;对患者邻近照射野的敏感器官和组织进行屏蔽防护。

7. 候诊者和陪检者(患者必需被扶持才能进行检查的除外),不得在无屏蔽防护的情况下在X线机房内停留。

（二）医学影像诊断的质量保证

1. 医学影像诊断报告书写的内容和格式由医疗单位制定出一定的规范,并有审定和签发制度。市(地)级以上医院的医学影像科的诊断报告必须由主治医师以上的人员或主任授权的高年资住院医师签发。

2. 医学影像科应有质量保证工作的各种记录、质量控制检测胶片等资料。至少保存5年,并定期进行分析和评价。

3. 各单位购置X线诊断设备时,应根据拟开展的诊断项目,对X线诊断设备提出明确的要求。在设备订购合同上,应对防护及影像质量性能指标,安装调试及验收检测提出要求。

4. 各单位使用X线诊断设备应由生产厂家或通过考核合格持有省级以上卫生行政部门签发的资格证书的专业技术人员安装。生产单位应提供产品合格证,安装者出具安装调试报告。

5. 县级以上人民政府卫生行政部门对使用中的X线诊断设备,应每年进行一次状态检测。设备进行重大维修或更换零部件后,必须进行验收检测,达到规定的指标方可继续使用。医学影像科应对成像设备及器材定期地进行稳定性检测。

6. 各级医疗单位应将X线诊断设备的订购合同、产品说明书、各种检测和维修记录建立档案并长期保存。

四、大型医用设备配置与应用管理

关于X线计算机体层摄影装置(CT)等大型医用设备配置与应用管理实施细则由原卫生部于1996颁布。

（一）申请配置条件

申请配置大型医用设备的医疗卫生机构必须是已列入地区性配置计划，符合以下条件，并根据医院等级情况配置相应的机型。

1. 申请配置 CT 的医疗卫生机构，必须具备常规 X 线检查设备和相应人员、技术等条件。

2. 申请配置 MRI 的医疗卫生机构，必须配置和使用 CT 2 年以上。

3. 申请配置 X 刀的医疗卫生机构，必须配置和使用直线加速器 1 年以上。

4. 申请配置 γ 刀的医疗卫生机构必须具备神经外科专业设备及技术条件。

5. CT、MRI 机型分为 3 种：科学研究型、临床研究型、临床应用型。

6. 已被评为三级甲等的医院可装备：CT、MRI 三种机型之一；X 刀或 γ 刀。

7. 已被评为二级甲等的医院可装备：CT、MRI 临床研究型、临床应用型。

（二）人员管理

对大型医用设备的使用操作人员实行技术考核、上岗资格认证制度（现为全国医用设备使用人员业务能力考评）。使用操作人员应具备以下条件：

1. CT　诊断人员必须具备医师资格，并从事 X 线诊断工作 2 年以上；技术人员必须具备中等专业以上学历，并从事 X 线诊断工作 2 年以上。

2. MRI　医师和技术人员应具备上述条件，并从事 CT 工作 2 年以上。

3. X 刀、γ 刀　治疗人员必须具备医师资格、技术人员必须具备中等专业以上学历，并从事放射治疗工作 2 年以上。

4. 国家卫生健康委员会委托国家专业技术学（协）会确定培训教材，组织培训、统一考核。考试合格者应及时到所在地省、自治区、直辖市人民政府卫生行政部门登记注册，领取"大型医用设备上岗人员技术合格证"（现为全国医用设备使用人员业务能力考评）。

5. 大型医用设备每台至少配备取得"大型医用设备上岗人员技术合格证"（现为全国医用设备使用人员业务能力考评）的医师和技术人员各 2 名。

（三）应用技术评审

大型医用设备投入使用之前，应由"评委分会"进行应用技术评审。评审工作应按以下程序进行：

1. 评审前 15 天，由使用机构向省、自治区、直辖市人民政府卫生行政部门提出评审申请，并出示"大型医用设备配置许可证"和"大型医用设备上岗人员技术合格证"（现为全国医用设备使用人员业务能力考评）。

2. 经"评委会"或"评委分会"检测合格后领取"大型医用设备应用质量合格证"。同时其使用人员在取得"大型医用设备上岗人员技术合格证"（现为全国医用设备使用人员业务能力考评）以后，方可申请"大型医用设备配置许可证"（此证不作为更新凭证）。未取得"三证"的医疗卫生机构不得继续使用大型医用设备。

五、放射防护监督员管理规定

《放射防护监督员管理规定》1990 年 4 月 3 日卫生部令第 3 号发布施行，对其放射防护监督员进行了明确的规定。

（一）市（地）以下放射防护监督员应：

1. 具有中专以上学历的医（技）师（士）以上或相当的专业技术职称。

2. 熟悉监督工作范围内的基本专业知识。

3. 从事放射防护工作 3 年以上，具有一定的组织能力和政策水平。

（二）省级以上放射防护监督员应：

1. 具有大专以上学历的主管医（技）师、工程师以上或相当的专业技术职称。
2. 熟悉监督工作范围内的专业知识。
3. 从事放射防护工作 5 年以上，具有较强的组织能力和政策水平。

六、放射工作人员职业健康管理

《放射工作人员职业健康管理办法》已于 2007 年 3 月 23 日经卫生部部务会议讨论通过，自 2007 年 11 月 1 日起施行。

（一）放射工作人员具备的条件

1. 年满 18 周岁。
2. 经职业健康检查，符合放射工作人员的职业健康要求。
3. 放射防护和有关法律知识培训考核合格。
4. 遵守放射防护法规和规章制度，接受职业健康监护和个人剂量监测管理。
5. 持有"放射工作人员证"。

（二）人员培训

放射工作单位应当定期组织本单位的放射工作人员接受放射防护和有关法律知识培训。放射工作人员两次培训的时间间隔不超过 2 年，每次培训时间不少于 2 天。

（三）个人剂量监测

放射工作单位应当按照本办法和国家有关标准、规范的要求，安排本单位的放射工作人员接受个人剂量监测，并遵守下列规定：

1. 外照射个人剂量监测周期一般为 30 天，最长不应超过 90 天；内照射个人剂量监测周期按照有关标准执行。
2. 建立并终生保存个人剂量监测档案。
3. 允许放射工作人员查阅、复印本人的个人剂量监测档案。

（四）休假

在国家统一规定的休假外，放射工作人员每年可以享受保健休假 2～4 周。享受寒、暑假的放射工作人员不再享受保健休假。从事放射工作满 20 年的在岗放射工作人员，可以由所在单位利用休假时间安排健康疗养。

（五）放射工作单位违反本办法，有下列行为之一的，按照《职业病防治法》第六十八条处罚：

1. 安排未经职业健康检查的劳动者从事放射工作的。
2. 安排未满 18 周岁的人员从事放射工作的。
3. 安排怀孕的妇女参加应急处理或者有可能造成内照射工作的，或者安排哺乳期的妇女接受职业性内照射的。
4. 安排不符合职业健康标准要求的人员从事放射工作的。

七、2011—2015 年全国正电子发射型断层扫描仪配置规划

2011 年卫生部关于印发《2011—2015 年全国正电子发射型断层扫描仪配置规划》的通知，PET－CT 按照功能分为临床研究型（指 PET 配装 64 排/层及以上 CT）和临床应用型（指 PET、PET 配装 64 排/层以下 CT）2 类。到 2015 年底，全国总体规划配置 PET－CT 270 台，2011—2015 年全国规划新增配置 160 台（含社会资本举办医疗机构配置 30 台）。原则上，已装备 PET－CT 且年平均检查量低于 1 200 例的区域，不得申请新增配置。

按照 1 台回旋加速器生产的放射性核素至少可满足 2～3 台 PET－CT 工作需要的实际情况,确定回旋加速器配置数量,促进资源共享。原则上除无法保障放射性核素供给的地区外,不再新增回旋加速器配置数量。具备相应技术要求和安装条件,并达到以下标准:

(一)社会资本举办医疗机构

1. 综合性医院床位 500 张以上,年门急诊量 50 万以上;专科医院床位 300 张以上,年门急诊量 30 万以上。

2. 设置核医学科、肿瘤科、医学影像科、心脏科、神经科和放疗科等相关科室。专科床位设置总和不少于 120 张。相关专科至少有 2 名高级卫生专业技术职称医师。

3. 核医学科人员、设备配备齐全。至少有 2 名取得核医学影像上岗资质并从事专业工作 5 年以上的高级专业技术职称医师和 2 名取得核医学影像上岗资质的卫生专业技术人员。高级专业技术职称医师有 3 年以上单光子发射型断层扫描仪(SPECT)显像工作经验,近 3 年 SPECT 显像年平均工作量不少于 1 000 例。有 Ⅱ 类以上"放射性药品使用许可证""放射工作人员证"。配备医用回旋加速器必须具有 Ⅲ 类以上"放射性药品使用许可证"。

4. 医学影像科人员、设备配备齐全。至少 2 名具有 5 年以上影像工作经验的高级专业技术职称医师。至少 5 名取得 CT 上岗资质的卫生专业技术人员。至少 1 人有 3 年以上核医学实际工作经验。

5. 放射性药物供给有保障。

6. 经济运行状况良好,资金有保障。

7. 管理制度健全,具有全面的医疗质量管理方案。

8. 符合卫生、环保等部门有关要求。

(二)公立医疗机构

1. 综合性医院

(1)医院规模、水平:三级甲等医院。配置临床应用型 PET－CT 要求医院床位数 800 张以上,年门急诊量 100 万以上,年出院患者数 1 万以上。西部地区和人口密度低于全国平均水平地区的医院年门急诊量不少于 60 万。设置核医学科、肿瘤科、医学影像科、心脏科、神经科和放疗科等相关科室。以上专科床位设置总和不少于 200 张。

配置临床研究型 PET－CT 要求医院床位数 1 200 张以上,年门急诊量 120 万以上,年出院患者数 1.5 万以上。西部地区和人口密度低于全国平均水平地区的医院年门急诊量不少于 80 万。设置核医学科、肿瘤科、医学影像科、心脏科、神经科和放疗科等相关科室。以上专科至少有 1 个为省部级及以上重点专科,床位设置总和不少于 250 张。

(2)科研能力:配置临床应用型 PET－CT 要求近 3 年来医院相关科室承担省部级以上科研课题总和不少于 2 项;发表论文不少于 8 篇(其中中华医学会期刊或 SCI 论文不少于 2 篇)。具有省部级以上科研成果奖励。

配置临床研究型 PET－CT 医院要求近 3 年来相关科室承担省部级以上科研课题总和不少于 5 项;发表论文不少于 15 篇(其中中华医学会期刊或 SCI 论文不少于 5 篇)。具有省部级二等以上科研成果奖励不少于 3 项。

(3)核医学科:核医学科(组)成立时间 5 年以上,至少 2 名取得核医学影像上岗资质并从事专业工作 5 年以上的高级专业技术职称医师和 2 名取得核医学影像上岗资质的卫生专业技术人员。高级专业技术职称医师至少有 3 年 SPECT 显像工作经验,近 3 年 SPECT 显像年平均工作量不少于 1 500 例。配置临床研究型要求高级专业技术职称医师有 5 年以上 SPECT 显像工作经验,年平均工作量不少于 2 000 例。有 Ⅱ 类以上"放射性药品使用许可证""放射工作人员证"。配备医用回旋加速器必须具有 Ⅱ 类以上"放射性药品使用许可证"。

(4)医学影像科:至少 5 名高级专业技术职称医师,其中至少 2 名具有 5 年以上影像专业工作经验。

至少 5 名取得 CT 上岗资质的卫生专业技术人员。至少 1 人有 3 年以上核医学实际工作经验。配置临床研究型还要求至少有 2 名正高级专业技术职称医师,2 人有 3 年以上核医学实际工作经验。

(5) 放射性药物供给有保障。

(6) 经济运行状况良好,资金有保障。

(7) 管理制度健全,具有全面的医疗质量管理方案。

(8) 符合卫生、环保等部门有关要求。

2. 专科医院

(1) 医院规模、水平:肿瘤、心血管、神经专科医院或以肿瘤、心血管、神经专科为支柱的三级甲等医院,编制床位 600 张以上。

配置临床应用型 PET - CT 医院要求床位数 500 张以上,年门急诊量 50 万以上,西部地区和人口密度低于全国平均水平地区的医院年门急诊量不少于 40 万,以肿瘤、心血管、神经专科为支柱的医院专科床位不少于 300 张。

配置临床研究型 PET - CT 医院要求床位数 800 张以上,年门急诊量 80 万以上。至少为省部级及以上重点专科。西部地区和人口密度低于全国平均水平地区的医院年门急诊量不少于 60 万,以肿瘤、心血管、神经专科为支柱的医院专科床位不少于 500 张。

(2) 科研能力:同综合性医院要求。

(3) 核医学科:核医学科(组)成立时间 5 年以上,至少有 2 名取得核医学影像上岗资质并从事专业工作 5 年以上的高级专业技术职称医师和 2 名取得核医学影像上岗资质的卫生专业技术人员。高级专业技术职称医师有 3 年以上 SPECT 显像工作经验,近 3 年 SPECT 显像年平均工作量不少于 1 000 例。配置临床研究型要求有 5 年以上 SPECT 显像工作经验,年平均工作量不少于 1 500 例。有 II 类以上"放射性药品使用许可证""放射工作人员证"。

(4) 医学影像科:至少 3 名高级专业技术职称医师,其中至少 2 名具有 5 年以上影像专业工作经验。至少 3 名取得 CT 上岗资质的卫生专业技术人员。至少 1 人有 3 年以上核医学实际工作经验。配置临床研究型还要求至少有 1 名正高级专业技术职称医师,2 人有 3 年以上核医学实际工作经验。

(5) 放射性药物供给有保障。

(6) 经济运行状况良好,资金有保障。

(7) 管理制度健全,具有全面的医疗质量管理方案。

(8) 符合卫生、环保等部门有关要求。

八、全国乙类大型医用设备配置

2011 年卫生部关于下达《2011—2015 年全国乙类大型医用设备配置规划》的通知,指出:X 线电子计算机断层扫描装置(CT)、医用磁共振成像设备(MRI)、800 mA 以上数字减影血管造影 X 线机(DSA)、单光子发射型电子计算机断层扫描仪(SPECT)、医用直线加速器(LA)为乙类大型医用设备。区域新增配置大型医用设备,原则上当地同类大型医用设备使用率不得低于本省(区、市)平均水平的 80%。

(王骏、吴虹桥、刘小艳、陈凝、王鸿雁、谢冉冉、钟鸣)

第三章　医学影像科室的管理

　　伦琴发现X线120多年来,医学影像学科已从过去单纯的传统X线技术发展为包括CT、MRI、DSA、PET、SPECT、超声等多种综合技术在内的现代影像科。医学影像科是现代医院中的重要组成部分,其管理已成为医院管理的热点。

　　管理既是一门科学,也是一门艺术,更是生产力。提高医院科室管理水平,是迫在眉睫的工作。医院影像科室管理与其他科室相比,既有共同性又有特殊性。下面从人才、物品、设备和机房4个方面讲述大型医学影像科室管理的主要内容。

第一节　医学影像科人员、设备和技术准入要求

一、医学影像科人员准入要求

（一）医学影像科诊断医师准入要求

1. 通过辐射安全防护培训,取得放射工作人员证。定期进行放射科工作人员职业健康体检,接受辐射剂量检测。

2. 二级及二级以上医院,独立从事医学影像科诊断的人员应具有大专以上学历,取得执业医师资格,具有放射人员工作许可证。

3. 二级以下医院,取得助理执业医师资格的,可以根据需要独立从事普通放射诊断。

4. 正常工作时间外(如夜间)或二级以下医院,可根据实际情况,由医学影像科主任或取得执业医师资格的医师签发诊断报告。

5. 从事CT、MRI诊断,需要CT医师和MRI医师全国医用设备使用人员业务能力考评成绩合格证明(简称上岗证)。

（二）医学影像科技师准入要求

1. 通过辐射安全防护培训,取得放射工作人员证。定期进行医学影像科工作人员职业健康体检,接受辐射剂量检测。

2. 医学影像科技术人员需具有大专以上专业学历或已取得医学影像技士职称。

3. CT、MRI、DSA和乳腺摄影技师需分别具有CT技师上岗证、MRI技师上岗证、DSA技师上岗证和乳腺技师上岗证。

（三）专业技士及其他技术人员

1. 通过辐射安全防护培训,取得放射工作人员证。定期进行放射科工作人员职业健康体检,接受辐射剂量检测。

2. 技师需具备DSA技师上岗证。

3. 护士具有中专以上学历,取得执业护士资格。

4. 专科护士(介入方向)需经过综合介入诊疗技术相关专业系统培训并考核合格,取得相关资质。

二、医学影像科设备准入要求

(一) 医学影像科专科设备

1. 二级医院　根据放射科诊疗许可,放射科基本专科设备包括:200 mA 以上 X 线机、移动 X 线机、多功能 X 线机或胃肠造影机、口腔 X 线机和 CT 成像设备。设备功能和数量满足临床需要。二级医院普通 X 线检查设备应数字化。大型乙类设备应取得配置许可证。

2. 三级医院　根据开设的检查项目配备相应的专科设备,包括 500 mA 以上 X 线机、移动 X 线机、多功能 X 线机或胃肠造影机、乳腺 X 线机、口腔 X 线机、CT 成像设备、磁共振成像设备、高压注射器及相应辅助设备、DSA 和介入诊疗手术器械。设备功能和数量满足临床和科研教学需要。

CT、MRI 和 800 mA 以上 DSA 机均需要乙类大型医用设备配置许可证。

(二) 科学研究型 CT、MRI 配置准入要求

1. 配置设备的对象　三级甲等综合医院、中医医院(中西医结合医院)、三级甲等肿瘤医院、心血管医院、儿童医院、妇产科医院等。

2. 申请配置设备条件

(1) 承担的科研课题、获得的科研奖项、重点实验室和学科建设达到科学研究型乙类大型医用设备申请配置技术评估标准要求。

(2) 有卫生行政部门核准登记的相应诊疗科目。

(3) 具备完善的医疗质量控制和保障体系。

(4) 依法申请配置使用大型医用设备,近 3 年没有发生违规配置使用大型医用设备的记录。

(5) 工作量评价:开放床位、年门急诊人次、年出院患者和年手术量达到科学研究型乙类大型医用设备申请配置技术评估标准要求。

(6) 具备设备应用能力,包括具有相应职称的医学影像专科医师、技师、工程师,设备使用人员具有 CT、MRI、DSA、乳腺上岗证。有符合要求的场地。

(7) 普外科、心内科、神经内科、脑外科、骨科、胸外科、消化科和呼吸科学科专业水平达到三级甲等综合性医院的临床技术水平要求。专科医院相关学科专业水平达到三级甲等专科医院学科技术水平要求。

(三) 临床研究型 CT、MRI 配置准入要求

1. 配置设备的对象　三级甲等综合医院、中医医院(中西医结合医院)、三级甲等肿瘤医院、心血管医院、儿童医院和妇产科医院等。二级甲等以上相关学科临床和科研水平达到三级甲等医疗机构同等水平的医疗机构。

2. 申请配置设备条件

(1) 有卫生行政部门核准登记的相应诊疗科目。

(2) 具备完善的医疗质量控制和保障体系。

(3) 依法申请配置使用大型医用设备,近 3 年没有发生违规配置使用大型医用设备的记录。

(4) 工作量评价:开放床位、年门急诊人次、年出院患者和年手术量达到临床研究型乙类大型医用设备申请配置技术评估标准要求。

(5) 具备设备应用能力,包括具有相应职称的医学影像专科医师、技师、工程师,设备使用人员具有 CT、MRI、DSA、乳腺上岗证。有符合要求的场地。

(6) 科学研究与学科(专科)建设达到临床研究型乙类大型医用设备申请配置技术评估标准要求。

(7) 有 4 个相关学科专业水平达到三级甲等综合性医院的临床技术水平要求。专科医院有 2 个相关学科专业水平达到三级甲等专科医院学科技术水平要求。

（四）800 mA 以上数字减影血管造影 X 线机配置准入要求

1. 配置设备的对象　三级乙等以上综合医院、中医医院（中西医结合医院）。具备相应诊疗三级科目资质的三级乙等以上专科医院。二级甲等以上相关学科临床和科研水平达到三级乙等医疗机构同等水平的医疗机构。

2. 申请配置设备条件

（1）有卫生行政部门核准登记的相应诊疗科目和卫生行政管理部门批准的相应技术准入资质。

（2）具备完善的医疗质量控制和保障体系。

（3）近 3 年无违规配置使用大型医用设备的记录。

（4）工作量评价：开放床位、年门急诊人次、年出院患者和年手术量达到临床研究型乙类大型医用设备申请配置技术评估标准要求。

（5）具备设备应用能力，包括具有相应职称的医学影像专科医师、技师、工程师，设备使用人员具有DSA 上岗证。近 3 年使用该设备诊疗的年病例数达到标准要求，有符合要求的场地。

（6）科学研究与学科（专科）建设达到临床研究型乙类大型医用设备申请配置技术评估标准要求。

（7）心内科、神经内科、胸外科和脑外科学科技术水平达到三级甲等综合性医院的临床技术水平要求。专科医院有 2 个相关学科专业水平达到三级甲等专科医院学科技术水平要求。

三、医学影像科开展影像诊疗工作基本要求

1. 具有经核准登记的医学影像科诊疗科目。
2. 具有符合国家相关标准和规定的放射诊疗场所和配套设施。
3. 具有质量控制与安全防护专（兼）职管理人员和管理制度，并配备必要的防护用品。
4. 具有放射事件应急处理预案。
5. 取得放射诊疗许可证。
6. 取得辐射安全许可证。
7. 配备与开展影像诊疗工作相适应的医学影像科诊断医师、技师、工程师。

第二节　人才的管理

随着医学影像技术的快速发展，医学影像设备不断更新换代，医学影像在整个医学及生命工程领域日益举足轻重，社会对医学影像专业人才需求量逐年增加，对医学影像专业人员的专业技能及素质要求也日渐提高。如何使医学影像科设备利用最大化，大型医学影像科室的管理，其最终目标就是以管理促效益、以管理促质量、以管理促优质服务、以管理促科室建设，而所有这些首当其冲的就是人才。

一、人才的培养

大家都知道，同样的设备在不同人的手里，得到的影像质量会有很大差别，这说明人是可变系数，人才是最可贵的，这就要求进行医学影像系列人才的培养。有的单位和个人不注重在职培训，总认为它是一项赔本的事，从而形成了"学历终身制"，这在一定程度上限制了医学影像学术队伍的发展。要牢固树立"科学技术是第一生产力"的思想，全面培养和造就高层次人才，这是为了提高医疗后劲，同时也是为了完善自我创造的基础。要注重多渠道培养各类医学影像技术人才，使医、技、护、工分工日益清楚，建立以提高全员（医、技、护、工）素质为中心的管理体系，形成良好的专业布局和人才梯次结构，这无疑将为医、教、研打下坚实的基础。重视岗位及在职培训和继续教育，引入人才竞争机制，扶持新秀，努力提高他们的业务素质和工作能力。注重基础培训，强化读片制，使它名副其实地成为"影像科室的课堂"，这样有利于督促他们不断学习，尤其注意对同一影像的不同疾病，同一疾病的不同影像特征加以识别，

使后来的年轻人成为多面手,成为影像专业范围内的"全科医生",既要懂得 X 线诊断,又要会看 CT、MRI 影像,还要会进行 X 线摄影、胃肠道检查及介入的操作。经过几年的培养和工作,具有扎实的综合影像诊断和成像技术的基础后,再进一步培养成为具有较高水平的影像"专科人才",即根据人体各系统进行特长培养,走横向、纵向相结合的发展道路,并形成各自的特色。在影像科室内,通过师傅带徒弟的方式,不管原先从事 CT 或 MRI,还是从事传统 X 线的,统统实行医师与医师之间、技师与技师之间的科内大轮转,经过几年滚动式发展,形成医师、技师人人会动手的庞大规模和良性循环,得到技术上的全面发展,避免对于某项检查或治疗仅仅依靠个别人的被动局面,在组织形式上对技术形成一种保障机制,达到一专多能,在此基础再形成亚专科。

二、人才管理专家

有了良好的设备,有了掌握各方面专业技术、自身素质不断提高的人才,紧接着就是在统一指挥下既分工明确又相互协调的工作,这就是人才的管理。在用人上要发挥团队精神,集思广益,调动全科人员的智慧,出主意、想办法。做到把一项工作交给适合的人做,只要有某一方面的特长,就大胆用。坚持任人唯贤,勇于把德才兼备、有能力、有潜力、有培养前途的人才推上医疗、科研、教学、管理工作的第一线,不求标新立异,但求公平竞争、脚踏实地。这里面包括有识才之眼、爱才之心、扶才之行、护才之胆,只有这样方能成为一个称职的人才管理专家,使科室建设兴旺发达。

三、科领导的素质

打铁还须自身硬,作为医学影像科人的管理者——科主任,首先应具有较高的职业道德水平和医学伦理学理论素养,以及业务水准和较强的组织领导能力等。他必须是该领域的领跑员,是学科带头人,要行政管理与业务发展双肩挑,不可偏废,而第一要素就是业务。当今影像设备发展日新月异,要善于抓住医学影像发展的脉搏与方向,如 CT 的发展,从头颅专用机发展出全身 CT、螺旋 CT、多排探测器 CT、电子束 CT、双源 CT 等,实现了分段扫描、双向扫描、混合扫描、倾斜扫描等,拓宽了 CT 可提供的信息范围与层次,只有见识多了才能根据自己单位的实际加以选型。只有具备了一定专业知识的领导者,才能通过管理提高工作效率并有效地利用资源来达到某一个组织的目标。管理应符合现代管理的趋势,过去的管理以事、物为中心,现代管理以人为中心,着眼于激发人的积极性;过去的管理是监督管理,完全靠纪律制裁,现代管理则注重以被管理者的行为本质为激发力量,强调从研究人的心理规律、行为规律入手,进行科学的人的管理;过去的管理是控制管理,现代则注重民主与自立,鼓励被管理者参与管理。现代管理注重开发人力资源,而民主的管理方式较专制的管理方式、放任的管理方式更有效,更能满足被管理者自我实现的需要。这不仅取决于管理方式的变化,更依赖于管理人员的素质,包括科学文化知识和道德素质,即要有人格力量。

四、医学影像科业务学习制度

1. 为提高医学影像科专业人员的检查水平和诊断质量,医学影像科应定期举办业务学习,由主管科主任负责安排、考核科内教学组具体实施(二级以上医院放射科基本上均设有教学组长或教学秘书)。

2. 参加业务学习的人员包括医师、技师、住院医师规范化培训医师(简称规培生)和进修生、实习生、研究生,部分内容涉及护理人员。

3. 学习内容包括:新知识新技术讲座、参加学术会议的汇报、撰写学术论文的科内意见征求、基本概念的集中学习、特殊病例报告、追踪术后随访讨论、技术及诊断讨论分析、质量控制反馈等。

4. 教授人员主要由科内人员担任,高级医师以业务提高性讲座为主,初级人员以概念学习汇报为主。特殊题目聘请科外专家讲授。

5. 讲课内容由科内教学组根据情况以统筹与自愿相结合的原则安排,主管科主任审核授课人员应按要求预先准备讲课幻灯片或讲稿并交科室备案,讲授结束后应给出记忆重点以便于复习。

6. 讲课实行义务与有偿相结合的方法,按不同职称及讲课质量分别从科内教学管理经费中支取一定备课费用适当奖励。

7. 业务学习时间每年不低于 24 学时、每 2 周 1 次、每次 1 小时(不含医院组织的学习科目)。

8. 每次业务学习指定人员做好记录。

9. 科室对业务学习的出勤和考试成绩予以考核,与季度奖金及年度考核挂钩。业务学习期间严格执行学习纪律。

第三节 物品的管理

物品管理,包括固定资产管理、医疗用品管理、药品管理、消耗品管理、办公用品管理等。

应加强科室物品使用管理,规范领用保管机制,各类物品实行统一管理,专人负责,专人保管,合理使用,并制定申购流程,规范领用环节,切实保障物品供应和物尽其用,防止浪费。制定程序制度如下:

1. 申购环节 根据科室工作的需要,科室提出物品申购计划,申请人填写申购单,经科室科务会(主任、技师长、护士长、支部书记、工会主席)论证通过,由科主任签字后上报医院资产管理部门,按有关采购程序进行采购。

2. 领用环节

(1)科室需用的医用耗材、办公用品等,需填写领物申请单,经科主任、技师长或护士长签字后,由科室指定专人领取。

(2)科室使用的特殊耗材和药品,应指定专人保管。药品和物品按符合储存条件及有效期先后顺序保存,定期检查有效期限,使用前还应检查包装有无破损、失效,产品有无不洁净等,保证按规定使用合格产品。如使用中发现不合格产品或质量可疑产品,应立即停止使用,并及时报告科室领导及资产管理部处理。

(3)科室领取耗材后要妥善保管,并保证基数稳定,在基数不足的情况下,每月根据临床需要按采购流程申请。

(4)科室要求供货商提供有效的"三证",保证每个介入类耗材有两条条形码,由使用医师于术后粘贴在病历中及耗材专管人员粘贴在申请单中保存,以保证其可追溯。

(5)科室一次性医用耗材必须填写使用记录明细(耗材名称、型号规格、数量、单价、金额、患者姓名、住院号、使用者),由技师长或护士长统一管理。

3. 销毁环节 凡一次性医用耗材,使用后需立即按相关规定处置后,放入医用分类垃圾袋内,清洁员送至垃圾房由医院统一处理销毁。

第四节 设备的管理

设备管理,需要建立设备管理档案,详细记录设备性能、使用情况、保养情况,在每日使用情况登记簿中记录的重大事情,设备运行一段时间中的综合情况等。设备管理、保养制度如下:

一、设备的使用和管理制度

1. 科室仪器设备建立账册,专人负责,做到账物相符。

2. 每台仪器有操作规程,严格按照规程操作,在未掌握使用方法前,不得独立操作仪器,贵重仪器由专人使用与保养。

3. 建立仪器说明书、线路图、故障及维修技术档案。

4. 做好防寒、防热、防潮、防尘和防火工作。

5. 室内温度控制在 18～22 ℃范围内,变化率不超过 3 ℃/h,湿度控制在 40%～60%范围内。

6. 每日清洁仪器外壳,机壳不得有浮灰。

7. 检查结束后,搞好室内整洁工作。

8. 每隔 3 个月清除机内积尘一次,做到定期保养。

9. 每天下班后,专人负责检查电源及空调设备。

10. 发生故障时,及时报告给科主任、设备科及厂家维护工程师。

二、设备维护

(一)定期维护

1. 应急开关、曝光参数等电气性能检查。

2. 安全装置、机械限位装置、运动运转、操作完整性等机械性能检查。

3. 每隔 6 个月进行 1 次剂量检测。

4. 定期对 CT、MRI 进行水模检查。

(二)日常维护

1. 开机前,确保机房温度、湿度等环境符合设备要求。

2. 开机后,检查机器是否正常,有无错误提示等,若有则必须排除才能工作。

3. 在 X 线和 CT 检查前,必须做好球管预热工作,在 MRI 检查前,查看液氮情况。

4. 遵守机器操作规程,遇到异常情况,立即切断电源,报请工程师检修。

5. 每日工作结束后,清洗机器上的脏物和血迹等。

三、设备维护保养岗位职责

1. 专业的工程技术人员负责机器维修,熟练掌握机器性能、结构、使用方法等。

2. 机修人员要做到机器随坏随修,保证机器正常运转。

3. 在机器检修前,需了解清楚发生故障时的情况,根据故障现象,对照电路,拟定初步检修计划。

4. 在检修工作中,一定要有计划、有步骤,认真细心,不可疏忽大意、草率行事、盲目地乱拆乱动。尤其是高压电的使用方面,必须在故障排除并采取安全措施后,方可继续通电。

5. 仪器检修后,详细记录仪器的故障原因及检修情况。

6. 查找不出机器故障原因时,与厂家维修工程师联系,寻求帮助。

7. 机器经过重大维修或重要部件更换后,须进行质控验收检测,待参数达标后,方可使用。

8. 机器经检查后,确定无法修理时,向科主任、设备科及分管院领导汇报,申请购买。

9. 做好机器的日常维护保养工作,预防故障的发生,充分发挥机器效能。

第五节　机房的管理

1. 每日上班后应先开机、开空调。患者检查前先做球管预热,不许在未预热状态下检查。机器出现故障时,应记录在案,维修情况也应记录。

2. 进行检查前,应仔细核对患者姓名、性别、年龄、科室、床号、门诊号、住院号、摄片部位和会诊单等,是否准确,严防错号、重号和患者重名重姓。除去患者身上金属、膏药等物,或可更换一次性检查服。对检查有不明之处及时请示本科医师或上级技师,或与临床取得联系。

3. 操作时注意周围有无障碍物及诸附件有无固定。危重患者或怀疑脊椎骨折患者应有临床医生陪同,协助移动患者和定位,以免因摄影操作而加重病情,发生意外。

4. 患者检查结束后,应填写检查条件、日期;特殊摄影应记录摄影体位,增强扫描应注明对比剂名称、注射速率及剂量,最后签名。

5. 非本机操作人员未经许可严禁操作使用。

6. 保持机房内整洁,下班前要及时关机、关灯和空调,并在机器复位后进行清洁卫生工作。

第六节　医学影像科规章制度

一、医学影像科组织管理制度

1. 在院长领导下,医学影像科主任对医学影像科医疗质量、医疗安全、行风建设和教学科研负责。提倡医学影像科主任对医学影像科各个部门(包括普通 X 线诊断、CT、MRI 和介入治疗等)的统一领导和管理,实施大影像科管理模式。科主任一般应当由学科带头人或高年资医生担任,三级甲等综合医院应由主任医师担任。

2. 可分设副主任、助理或组长协助科主任工作。根据医院功能定位和医学影像科设备配置状况,设若干专业组,由副高以上专业职称技术人员负责。鼓励三级医院放射科按人体解剖系统划分亚专业。

3. 低年资医师应实行不同影像学方法的轮转学习,全面掌握普通 X 线、CT 和 MRI 等各种诊断技术以及介入放射诊疗,发挥医学影像科综合诊断的优势。

4. 技术人员要掌握放射科各种设备的技术操作,高年资技术人员实施相对固定,定期轮转岗位,实现一专多能。

5. 护理人员可设护士长,所有人员需具有专科护士(介入)相关资质,熟悉各设备的操作流程(主要为高压注射器)。

6. 登记人员需熟悉各种影像学检查的适应证及禁忌证,表达能力强,态度和蔼。

7. 科主任要全面抓好科室的各项质量管理和优质服务,管理好各岗位人员的工作,有计划地安排好各级人员的专业培养,提高全科人员的技术水平。

二、影像质量控制和评价制度

1. 各级医院医学影像科应设立影像质量管理工作小组,小组成员应包括高年资影像诊断医师、医学影像技师、护师和影像设备工程师等相关专业工程技术人员,负责全科质量管理。设立影像质量评价小组,科主任任组长,可设质控秘书,定期开展影像质量评价。

2. 医学影像科常规 X 线、CT、MRI 和 DSA 实行统一管理,医学影像科主任全面负责影像质量管理和控制,根据影像质量评价标准,组织影像质量管理工作小组定期和不定期对医学影像科影像质量进行评价,发现存在的问题,提出改进意见(有评价结果分析与持续改进措施),不断提高医学影像科影像的质量。

3. 每月 1 次开展医学影像技术质控活动。根据医学影像科技术质量标准和评价方法,评价 X 线摄影条件是否合适,体位是否标准,胶片尺寸和图像放大比例是否统一,不同时期检查的图像放大比例前后是否一致。评价 CT 和 MRI 成像质量,统计影像质量优良率,分析不合格片和差级片原因,根据图像质量缺陷,对每一个成像环节进行核查,找到导致图像质量缺陷的原因,分析评价结果,提出持续改进措施。

4. 根据诊断报告书写规范要求,每月 1 次抽查诊断报告书写质量,统计诊断报告优良率,发现诊断报告书存在的缺陷,提出改进意见,不断提高影像诊断水平和诊断准确率。

5. 重视影像检查过程各个环节的质量控制

(1)医学影像科登记人员:核对患者姓名、性别、年龄、科室、住院号、门诊号、检查目的和要求,核实收费,正确登记编号,或将所有资料输入电脑。发放诊断报告时要再次核对。

（2）检查技术人员：首先按顺序开机，检查设备是否完好。仔细核对申请单、检查目的和要求，当检查目的和要求不清时主动与临床开单医师联系。核对患者信息准确无误后进行检查。完成检查后要观察影像质量是否良好，是否符合临床申请要求和影像诊断要求。

（3）诊断医师：核对检查目的和要求，核对申请单、影像资料和报告单资料是否统一，观察影像质量是否符合诊断要求，诊断报告书写完成后应再次检查相关信息。

6. 技师或医师日常工作中发现质量问题应及时逐级报告，上级技师或医师要及时处理。如质量问题较多或出现严重质量问题，及时由影像质量管理工作小组研究解决。

7. 定期进行医学影像诊断与手术、病理或出院诊断随访对比，统计影像诊断与临床诊断的符合率，分析误诊、漏诊原因，不断总结经验，提高诊断准确性。随访工作每年一般不少于 6 次。

三、医学影像科质量与安全管理制度

医疗质量和医疗安全是医学影像科工作的核心，医学影像科工作量大，检查设备多，容易忽视检查环节和诊断细节，造成不同程度的技术和诊断缺陷，甚至误诊或漏诊。医学影像科医疗安全涉及多个方面，为保障患者的医疗安全，要落实以下各个工作环节的管理：

1. 科主任、医疗技术骨干和护理人员组成科室医疗质量和医疗安全管理小组。设立科室质量管理员或质控秘书，负责科室医疗质量和医疗安全管理的具体工作。

2. 制定科室医疗质量与医疗安全工作方案、教育与培训计划以及质量与安全目标。三级医院大型 X 线设备检查阳性率≥50%，CT、MRI 检查阳性率≥60%；放射诊断与手术、病理诊断符合率：三级甲等医院≥94%，三级乙等医院≥92%，二级甲等医院≥90%。

3. 制定不良事件报告制度，医疗差错事故防范及其报告和处置流程。

4. 人员保证　医学影像科工作人员资质必须符合准入要求，独立从事医学影像诊断操作的要求必须具有执业医师资格，二级以上医院签发医学影像科诊断报告的至少为主治医师。技师、工程师必须具有大专学历或已经取得医学影像科技士资格，护士必须具备执业护士资格，独立操作 CT、MRI 或 DSA 等乙类大型医学影像科设备的必须具备相应上岗证。

5. 设备准入和安全保证　依法取得"放射诊疗许可证"和"大型医用设备配置许可证"，医学影像科各种设备性能通过技术监督部门的检查为合格。X 线设备检查辐射剂量在允许范围。检查机械装置安全性能是否良好，检查环境是否安全。

6. 落实医学影像科核对制度，抓好各环节管理，避免差错。控制影像成像质量和诊断质量，减少误诊，避免漏诊。

7. 制定危重病处理预案和发生对比剂不良反应时的处理流程。医学影像科配备必要的抢救药品、抢救设备和抢救用品。

8. 医学影像科工作人员要熟悉危重病处理和对比剂不良反应处理流程。具有应急处理能力，并定期进行应急处理能力培训和演练。

9. 严格掌握医学影像检查适应证和注意事项，熟悉各种医学影像科设备特性及对患者的风险，尤其要加强 MR 检查前的安全评估。

10. 制定辐射故障应急预案和停电停水应急处理预案，防止意外伤害。

11. 制定网络信息故障应急预案，保证医疗信息资料完整性以及网络信息故障修复过程中的正常工作。

12. 对医学影像科的医疗质量、医疗安全管理做到经常性的检查督导，随时发现医疗安全隐患并及时整改。

四、设备维修保养制度

1. 由设备使用人员进行维护和保养。专职人员负责对设备进行定期校正与维护，每台设备的维护

与保养落实到人。要求设备的运行完好率＞95％。

2. 每日开机前确保机房环境条件(温度、湿度等)符合设备要求。开机后先检查设备是否正常,有无提示错误等,如有异常或报错必须先排除。

3. 严格遵守设备操作规程,使用中遇到异常情况应立即切断电源,请机修人员检查和维修。

4. 在使用 CT 前应先预热球管后才能工作。在使用 MRI 前应先查看液氦和氦气存储情况。

5. 每日工作完成后,及时清洗设备上的脏物和血迹等。

6. 每日记录设备运行状况。

7. 待维修的设备应放置警示告知,以避免误操作;维修好后做好详细记录,包括维修原因及是否更换配件、维修人员、修复时间。

8. 设备定期维护要记录,设备供应商对设备的检修维护有备案。

五、设备故障、网络故障和停电应急预案

设备故障、网络故障或停电等均会严重影响医学影像科的正常工作,甚至危及患者安全,引起医患纠纷,所以应制定相应应急预案。

(一)设备故障

1. 发生医学影像科检查设备故障时,立即告知正在接受检查的患者,MRI 检查中发生故障应立即将患者移出检查室,以保证患者安全,同时做好解释工作。介入治疗过程中发生设备故障时,应立即停止治疗,有多台设备者,可移至另一台设备继续进行介入治疗。

2. 通知维修人员,同时向科主任汇报。如果短时间内无法修复设备,科主任要向医院报告。根据排除故障所需时间长短,合理安排检查。

3. 设备修复后,按操作规程恢复设备正常运转并做好相关记录。

4. 通知患者来科室检查,优先安排原已预约待检的患者做检查。

(二)网络故障

目前医院和放射科信息化发展很快,一旦发生故障,将影响正常工作,必须做好应急预案。

1. 医学影像科 PACS 最好有系统双机热备份机制,一旦主系统遇到故障或受到攻击,保证备用系统能及时代替主系统提供服务。

2. 医学影像科 RIS/PACS 必须配有不间断电源(UPS),以防停电造成数据丢失。

3. 当 RIS/PACS 故障时,要采取措施,采用电脑单机登记并及时检查和出具诊断报告。也可采用手工登记和记账,及时检查和出具诊断报告。不能因为 RIS、PACS 发生故障而停止患者的检查,尤其要优先保证急诊患者的检查。RIS、PACS 故障排除后,将手工记录的信息完整准确地输入计算机。

(三)停电

1. 发生各种意外停电时,首先要保证正在检查的患者的安全,如 CT、MRI 检查中停电,要协助患者离开检查床。

2. 立即电话咨询医院当班电工,了解何时恢复。

3. 根据停电时间的长短,妥善做好等待检查的患者的安置工作。

4. 确认供电恢复正常后,按操作规程恢复所有应正常运转设备的电源。

5. 发现因突然停电引起设备故障时,通知维修人员,同时向科主任汇报。若短时间内设备无法修复,科主任应向医院报告。

6. 接到停电预告,做好相应准备,以保证患者和设备的安全。

第七节　放射师的管理

一、技师长职责

1. 在科主任领导下,负责和指导科室医学影像技术工作(医疗、教学、科研和防护)。
2. 制定开展新技术、新项目和科学研究,指导下级技师开展科研。
3. 主持技术读片,讲评影像学检查质量,指导解决疑难问题。
4. 制定各种技术参数,做好质控,提高放射检查工作质量。指导全科机器的安装、调试、保养及检修工作。
5. 指导下级技师和进修实习人员培训、教学工作。
6. 督促下级技师认真贯彻执行各项规章制度和技术操作规程。
7. 加强与临床科室联系,不断提高检查质量。
8. 认真履行医德医风服务承诺。

二、技术组长职责

1. 在科主任、技师长的领导下,制定并组织实施技术专业组工作计划,经常与医生组取得联系,密切沟通协作,不断改进工作。
2. 合理调配本专业组人员,组织完成日常业务技术工作。
3. 组织本组业务学习、技术研讨、阅片、评片及差错事故的讨论。
4. 负责管理本组人员的考勤、技术考核、值班及休假等工作。
5. 负责安排有关规培生、进修生、研究生、实习生的工作、学习、考核及鉴定。
6. 负责科内胶片、药品及其他物品等的领取和保管。
7. 协助技师长负责某一方面的工作。
8. 认真履行医德医风服务承诺。

三、主任技师职责

1. 在科主任领导下,协助技师长负责和指导科室医学影像技术工作(医疗、教学、科研和防护),尤其是处理疑难技术问题和高精密设备的技术工作。
2. 制定和主持开展新技术、新项目和科学研究,指导下级技师开展科研。
3. 定期主持技术读片,讲评影像学检查质量,指导解决疑难问题。
4. 指导制定各种技术参数,做好质量控制,提高放射检查工作质量。指导全科机器的安装、调试、保养及检修工作。
5. 担任对下级技师和进修实习人员培训、教学和指导工作。
6. 督促下级技师认真贯彻执行各项规章制度和技术操作规程。
7. 加强与临床科室联系,不断提高检查质量。
8. 认真履行医德医风服务承诺。

四、副主任技师职责

1. 在科主任领导下,协助技师长和主任技师负责、指导科室医学影像技术工作(医疗、教学、科研和防护),尤其是处理疑难技术问题和高精密设备的技术工作。
2. 积极开展新技术、新项目和科学研究,指导下级技师开展科研。

3. 不定期主持技术读片,讲评影像学检查质量,指导解决疑难问题。

4. 参与指导制定各种技术参数,做好质量控制,提高放射检查工作质量。指导全科机器的安装、调试、保养及检修工作。

5. 担任对下级技师和进修实习人员培训、教学和指导工作。

6. 督促下级技师认真贯彻执行各项规章制度和技术操作规程。

7. 加强与临床科室联系,不断提高检查质量。

8. 认真履行医德医风服务承诺。

五、主管技师职责

1. 在科主任领导及技师长、主任技师或副主任技师指导下,负责科室一定范围的医学影像技术工作(医疗、教学、科研和防护)。

2. 定期主持技术读片,讲评图像质量。

3. 学习和运用国内外先进医疗技术,开展新技术、新项目,参与科研。

4. 认真执行各项规章制度和技术操作规程,经常检查技术质量,严防差错事故。

5. 担任对下级技师和进修生、实习生的培训、教学和指导工作。

6. 负责本科机器的保养、维护和管理。

7. 参加制定各种技术参数,做好质量控制。

8. 其他职责同技师。

9. 认真履行医德医风服务承诺。

六、技师职责

1. 在科室主任领导及技师长、主任技师、副主任技师、主管技师指导下进行工作。

2. 负责放射科常规 X 线摄影、CT、MRI、DSA 等放射技术工作,并帮助和指导技师、进修生、实习生开展工作。

3. 负责本科机器的保养、维护和管理。

4. 认真执行各项规章制度和技术操作规程(查对制度、患者防护制度),严防差错事故。

5. 做好进修生、实习生的带、教工作。

6. 开展技术革新和科学研究,担任一定的教学工作。

7. 参加集体技术读片,讲评图像质量。

8. 认真履行医德医风服务承诺。

七、技士职责

1. 在科室主任领导及技师长、主任技师、副主任技师、主管技师、技师指导下进行工作。

2. 负责放射科常规 X 线摄影、CT、MRI、DSA 等放射技术工作,并协助技师等帮助和指导进修生、实习生开展工作。

3. 负责本科机器的保养、维护和管理。

4. 认真执行各项规章制度和技术操作规程(查对制度、患者防护制度),严防差错事故。

5. 做好进修实习人员的带、教工作。

6. 开展技术革新和科学研究,担任一定的教学工作。

7. 参加集体技术读片,讲评图像质量。

8. 认真履行医德医风服务承诺。

八、工程技术人员职责

1. 在科主任、技师长的领导下,负责科室设备管理工作。
2. 负责全科机器的安装、调试、保养、检修、大修工作,并及时记录在册。
3. 参与制定各种技术参数,做好质控。
4. 定期做大型设备的调试、校正。
5. 负责设备常用零配件的保管。
6. 协助科主任、技师长督促设备维修保养制度的落实。

九、登记员职责

1. 在科主任的领导下,负责本科各项检查的登记、预约、编号、索引、划价和记账工作。
2. 负责各种影像报告登记,编制索引,报告发送、归档工作,做到及时准确。
3. 负责影像资料的归档和管理,定期核对、清理影像资料,办理影像资料的打印、发送,按授权管理的影像资料拷贝。
4. 负责向患者说明有关影像检查的准备要求和注意事项,指导患者做好检查前准备。
5. 负责全科医疗、技术的统计、报表等工作。
6. 每日下班前与值班人员办理交接班。
7. 严格执行影像检查的管理制度。

十、医学影像技术实习生规范化管理

(一)实习生守则

1. 遵守国家法律法规、医院院规、学校校规,发扬救死扶伤的人道主义精神,忠实履行《医学生誓词》及《医学教育全球标准》。
2. 努力强化事业心、敬业心及竞争意识,不断提升学术素养,丰富、完善人文理念,以高昂的斗志和坚强的毅力全身心投入工作、学习与生活中去。
3. 尊重师长,团结同学,关爱患者,充分尊重患者隐私,耐心、细致解答患者提问,不接受患者及其家属的馈赠,仪表端庄、礼貌待人。
4. 严格按照医院作息时间上下班,在岗在位,工作时间不得进行与工作无关的活动,不得迟到、早退、串岗、换岗。
5. 服从领导,关心集体,积极参与科室举办的各项活动,在实践中强化基础理论、基本知识和基本技能训练。
6. 医疗中认真执行请示报告制度,严格遵守带教老师的指示,认真听从带教老师的指导,努力完成带教老师交给的各项工作。
7. 按规章、程序操作医疗仪器设备,爱护医疗仪器设备,并进行合理的维护、保养及机房清洁。
8. 认真履行请销假制度,因病请假需出具相应诊断证明,凡弄虚作假者均作旷课处理,视情节严重程度进行实习延期、终止实习等。
9. 注意维护患者生命安全,以及机房、科室安全和自身人、财、物的安全。

(二)实习生要求

1. 每天按实习生排班表进行岗位实习。
2. 认真参与医学影像学科及全院各级病例讨论、读片等,勤做笔记。实习生每天至少完成1例病例总结,并书写工作日志,采用实习记录本记录每天实习情况。将自己学到的知识、碰到的问题、解决的方法以电子文档形式做成每月小结并上交20份医学影像技术学病历。

3. 认真参与医学影像科及全院各级授课等,勤做笔记,并完成每日学习日志。

4. 实习中期、出科时,实习生必须用 PPT 向全科老师汇报学习情况,具体包括实习期间已学到的内容、存在的不足、改进的措施,并进行实习中期、出科的理论和操作考试,不合格者进行实习延期。

5. 实习结束前必须完成 1 篇实习论文(或根据所在院校相关规定),并作为优秀实习生的评定标准向学校推荐、参评。

(三) 实习生考核成绩评定表

实习生具体考核,理论占 30%,操作占 40%,PPT 演讲占 30%,详见表 3-1,目的是打造实习生的一双手、一张嘴、一支笔,培养和造就具有专业知识,又有发展潜能的医学影像技术学人才,努力培养其专业素养、敬业精神、人文理念。

表 3-1　实习生考核成绩评定表

项目	评价指标		满分	实得分
面试	PPT 制作		5分	
	演讲才能		5分	
基本素质	遵规守纪	坚守岗位	5分	
	态度端正	勤奋好学	5分	
	尊师重教	医德养成	5分	
基础知识	知识应用能力		5分	

第八节　值班的管理

一、值班、听班制度

1. X 线、CT 严格执行 24 小时值班制度,值班工作人员必须坚守工作岗位,不得擅离职守;保证为患者提供及时的医疗服务。

2. MRI、介入严格执行听班制度,根据医院及科室规定时间内准时到达(一般为接到听班电话 30 分钟内),保证为急诊患者提供及时的检查、治疗服务。

3. 尊重患者,耐心细致地进行疏导,建立医患间友好关系,做到百问不厌。

4. 急诊报告应及时发出,疑难病、罕见病、复杂疾病通知上级医师共同处理。

5. 必须严格落实"危急值"报告制度,将"危急值"在第一时间报告临床医生和通知患者,并按要求及时做好报告、处理、登记等工作。

6. 自觉遵守各项规章制度、操作规程。应保证工作区域和值班室的整洁。

7. 值班时间不得会客和做与工作无关的事情,不得留宿非值班人员。检查门窗、水、电安全,注意防火、防盗。

二、夜班制度

1. 放射科执行 24 小时值班制度。

2. 夜间实行医师、技师值班制,值班人数可根据医院具体情况而定。

3. 值班医师、技师做好值班记录,做好交接班工作。

4. 下班前应尽量完成值班时的工作,未完成的工作需与接班人员交班后下班。

5. 值班医师在值班期间发生应急事件,如疑难问题、大型车祸等,及时上报上级医师或听班医师,上级医师或听班医师无法处理,上报科主任。

6. 值班医师、技师值班期间负责完成急症患者的接诊工作,认真填写值班登记本。

7. 值班期间如使用科室备用急救药品、对比剂等,需作好记录,并在交接班登记本备注。

8. 值班期间如遇危重患者,做好危急值报告、危重患者抢救记录。

9. 值班技师值班期间,注意检查设备运转是否正常,如有设备故障,做好记录并上报科主任。

10. 值班医师、技师值班期间,注意检查各个消防设施是否完好,并做好登记工作。

11. 值班人员需坚守工作岗位,兼管安全保卫工作,特殊问题随时请示科主任处理。

三、交接班制度

1. 科室实行 24 小时值班制度,严格按时交接班。值班人员必须坚守工作岗位,履行职责,保证科室的检查、诊断工作不间断进行。

2. 值班人员应负责值班时科室所有的检查、诊断工作,为患者提供及时的医疗服务。遇有特殊、重大问题要及时向上级医师、技师请示报告。

3. 交接班人员必须当面交接,需要接班医师和技师继续工作才能完成的检查和报告要详细记录、说明、交接清楚,不能因工作交接延误患者的检查、诊断。

4. 接班时应检查设备工作是否正常,如遇各种不能及时处理的问题,应及时上报并记录。

5. 值班过程中应严格遵守各项规章制度、操作规程。

6. 值班人员应保证工作区域和值班室的整洁,不留宿非值班人员。检查门窗、水、电安全,注意防火、防盗。

7. 值班人员按规定在交班前应巡视机房,检查设备设施,记录设备故障及其他重大事项,并填写好交班记录。接班人员接班后签字。

8. 值班期间做好各项文字记录及交接班记录(表 3-2)。

表 3-2　医学影像科交接班记录表

设备运行情况	良好	异常情况说明	水电、防火、安全情况	良好	异常情况说明
患者交接情况（人数）	患者总数	危急值报告	绿色通道	欠费情况	
交班人:	接班人:			时间:　年　月　日	

四、应急替代总体预案

为了有效防范、及时控制和消除因各种紧急因素和异常情况对医疗业务工作造成的不良影响,保证医疗质量,为患者提供满意、放心、优质的服务,特设应急替代措施如下:

1. 影像检查中突然停电时,立即利用各设备上的 UPS 电源存储患者已检查但未保存的检查资料,并立即通知电工房启动备用电源。

2. 检查设备故障时,启用能替代的设备继续完成检查,通知设备科紧急维修,尽快修复故障设备。

3. 科室应准备好抢救药品和物品,如遇患者在检查过程中病情突然危重,应立即终止检查,采取相应的抢救措施,并按就近原则通知患者所在科室或相关临床医生抢救患者。

4. 当班医务人员因生病或其他意外情况不能坚持完成工作时,应报告技师长或科主任,委派相应的医务人员替代完成。

5. 如因患者突然增多或其他突发事件致工作繁忙、人员不足时,当班医务人员应报告技师长或科主任,增添相应的医务人员完成工作,如有必要可报告院总值班或院领导,予以协调解决。

第九节 "危急值"登记管理制度和报告流程

一、"危急值"定义

"危急值"是指某项或某类检查、检验异常结果。当这种检查、检验异常结果出现时,表明患者可能正处于有生命危险的边缘状态,若临床医生及时得到检查检验信息,迅速给予患者有效的干预措施或治疗,就可能挽救患者生命;否则就有可能出现严重后果,失去最佳抢救机会。

二、"危急值"报告制度的意义

实施"危急值"管理的意义在于:① "危急值"信息,可使临床医生对生命处于危险边缘状态的患者采取及时、有效的治疗,避免患者发生意外,出现严重后果。② "危急值"报告制度的制定与实施能有效增强医技工作人员的主动性和责任心,提高医技工作人员的理论水平,增强医技人员主动参与临床诊断的服务意识,促进临床、医技科室之间的有效沟通与合作。③ 医技科室及时准确的检查、检验报告可为临床医生的诊断和治疗提供可靠依据,能更好地为患者提供安全、有效、及时的诊疗服务。

三、"危急值"报告制度和流程

1. 必须严格落实"危急值"报告制度,将"危急值"在第一时间报告临床医生或通知患者,并按要求及时做好报告、处理、登记等工作,科室应及时检查制度落实情况。

2. "危急值"报告方式

(1)结合医院数字化医院建设特点,已经完成系统建设并运行的科室,"危急值"报告采用电话通知和电脑网上传输两种方式同步进行;没有完成系统建设并运行的科室,执行电话通知方式。

(2)电话通知实行"Read Back"程序,即在接受口头检查或检验结果时,要写下听到的、读出所写的、确认口头信息无误,借此以确保信息接收者接收到正确的信息。

3. "危急值"确认程序 检查人员发现"危急值"情况时,检查者首先要确认设备和检查过程是否正常,核查检查对象是否有错,操作是否正确,设备传输是否有误,在确认临床及检查或检验过程各环节无异常的情况下,才可以将检查结果发出。

4. "危急值"报告程序

(1)门、急诊患者:检查出现"危急值"情况,应及时通知门、急诊医生,由门、急诊医生及时通知患者或家属取报告并及时就诊;一时无法通知患者时,应及时向门诊部、医务处和科室主任报告,值班期间应向总值班报告。必要时门诊部应帮助寻找该患者,并负责跟踪落实,做好相应记录。

(2)住院患者:应立即电话联系患者所在的临床科室,告知临床医务人员患者的危急值结果,询问相关医务人员该结果是否与病情相符。如该结果与病情不相符,立即核查放射检查、操作过程是否符合要求并重新进行阅片,确认检查结论是否客观正确,有放射检查史的患者应复查历史检查记录。必要时应及时请示上级医生,确定是否要重新复检。

立即电话通知病区医护人员"危急值"结果,同时报告本科室负责人或相关人员,并做好"危急值"详细登记。

(3)"危急值"登记:将"危急值"电话通知临床科室值班医务人员后,要将"危急值"患者的姓名、科室及床号、检查结果、报告时间(精确至分钟)、报告人、报告科室、报告接听人(姓名和/或工牌号)等记录在"放射科危急值报告登记本"上。

四、"危急值"报告督察与管理

放射科医师必须掌握"危急值"报告程序,"危急值"报告遵循"谁报告,谁记录"原则。科室建立检查"危急值"报告登记本,对"危急值"处理的过程和相关信息做详细记录,科室各组长负责各组"危急值"报告制度的日常检查,科主任负责本科室"危急值"报告制度实施情况的督察,确保制度落实到位。"危急值"报告制度的执行情况,将纳入个人和科室质量考核内容。

五、医学影像科"危急值"报告范围

1. 中枢神经系统
(1) 严重的脑内血肿、挫裂伤、蛛网膜下隙出血的急性期。
(2) 硬膜下/外血肿急性期。
(3) 脑疝、急性脑积水。
(4) 颅脑 CT 或 MRI 扫描诊断为颅内急性大面积脑梗死(范围达到一个脑叶或全脑干范围或以上)。
(5) 脑出血或脑梗死复查 CT 或 MRI 出血或梗死程度加重,与近期片对比超过 15% 以上。

2. 骨骼系统
(1) 脊柱骨折伴脊柱长轴严重成角畸形。
(2) 椎体粉碎性骨折压迫硬膜囊致椎管狭窄、脊髓受压。
(3) 急性寰枢关节半脱位。

3. 呼吸系统
(1) 气管、支气管异物。
(2) 大量胸腔积液。
(3) 重症肺炎。
(4) 急性肺栓塞、肺梗死。
(5) 急性肺水肿。
(6) 多发肋骨骨折伴重度肺挫裂伤或液气胸。
(7) 液气胸,尤其是张力性气胸。

4. 心血管系统
(1) 急性主动脉夹层。
(2) 患者有急性心肌梗死的症状,CT 血管造影(CTA)显示冠状动脉斑块形成,管腔重度狭窄。
(3) 心脏压塞。

5. 腹部
(1) 肝脏、脾脏或肾脏等内脏器官急性出血。
(2) 急性消化道穿孔。
(3) 急性肠梗阻。
(4) 急性出血坏死性胰腺炎。
(5) 食管异物。
(6) 宫外孕破裂并腹腔内出血。

6. 其他
(1) 急性外伤眼眶内异物。
(2) 眼眶及内容物破裂、骨折。
(3) 颌面部、颅底骨折。
(4) 患者病情较重,需要紧急处理。

六、常见危急值

1. 彩超检查（表 3-3）

表 3-3　彩超检查

序号	项目	备注
1	急诊外伤见腹腔大量积液，疑似肝脏、脾脏或者肾脏等内脏器官破裂出血的危重患者	
2	急性坏死性胰腺炎	
3	宫外孕	
4	大动脉夹层动脉及血栓形成	
5	室壁瘤破裂	
6	急性大面积心肌梗死	
7	心脏压塞	
8	心功能明显减低	

2. CT 检查（表 3-4）

表 3-4　CT 检查

序号	项目	备注
1	严重的脑内出血（包括血肿形成）、挫裂伤；脑干出血、损伤	
2	硬膜下/外血肿急性期；蛛网膜下隙出血急性期	
3	脑疝、脑水肿、脑肿胀	
4	大面积脑梗死（范围达到一个脑叶或全脑干范围或以上）	
5	液气胸，尤其是张力性气胸（除外复查患者）	
6	急性肺栓塞	
7	急性主动脉夹层；动脉瘤破裂出血；心脏破裂及心包积液、积血	
8	消化道穿孔；急性肠梗阻；外伤性膈疝	
9	急性坏死性胰腺炎	
10	严重的肝脏、脾脏、胰腺、肾脏等腹腔脏器挫裂伤、出血	
11	眼眶内异物；眼球破裂	
12	严重的脊柱骨折伴椎管变形；多发肋骨骨折伴肺挫裂伤或液气胸；骨盆骨折	
13	严重颌面部外伤骨折；喉部水肿、积血	
14	其他影像科医生认为危及患者生命的情况	

3. 磁共振检查（表 3-5）

表 3-5　磁共振检查

序号	项目	备注
1	严重的脑内出血（包括血肿形成）、挫裂伤；脑干出血、损伤	
2	硬膜下/外血肿急性期；蛛网膜下隙出血急性期	
3	脑疝、脑水肿、脑肿胀	

序号	项目	备注
4	大面积脑梗死(范围达到一个脑叶或全脑干范围或以上)	
5	急性肺动脉栓塞	
6	急性主动脉夹层;动脉瘤破裂出血	
7	急性坏死性胰腺炎	
8	严重的肝脏、脾脏、胰腺、肾脏等腹腔脏器挫裂伤、出血	
9	眼眶内异物;眼球破裂	
10	严重的脊柱骨折伴脊髓损伤或椎管变形;多发肋骨骨折伴肺挫裂伤或液气胸;骨盆骨折	
11	严重颌面部外伤、骨折;喉部水肿、积血	
12	其他影像科医生认为危及患者生命的情况	

4. 放射科检查(表 3-6)

表 3-6 放射科检查

序号	项目	备注
1	脊柱骨折伴脊柱长轴成角畸形;多发肋骨骨折伴肺挫裂伤或液气胸;骨盆环骨折	
2	一侧肺不张;气管、支气管异物;液气胸尤其是张力性气胸(大于50%以上);急性肺水肿;心脏压塞;纵隔摆动	
3	食管异物;胃肠道穿孔;急性肠梗阻(包括肠套叠);外伤性膈疝	
4	其他影像科医生认为危及患者生命的情况	

第十节 医学影像诊断管理

一、报告室工作制度

1. 按时上下班,交接班清楚。

2. 观察要认真、仔细、全面,并注意核对患者姓名等一般资料和照片与申请单是否无误。

3. 报告单应按规范认真全面书写,不得随意涂改和改变格式。一般项目完整,重点描述影像表现及特征,诊断明晰、准确,有针对性解答临床问题。

4. 协助解决检查室发生的技术和医疗意外问题。

5. 热情接待患者,耐心解释。保持室内整洁。

6. 做好科室内规定的登记工作(结核登记、教学片和疑难病例登记)。

7. 做好阅片室设备普通保养工作。

二、综合读片和疑难读片讨论制度

1. 设立专用的读片室或兼用读片室,最好配有投影设备或大屏幕显示器。

2. 医学影像科医师在日常诊断工作中遇疑难病例应提交科室进行疑难病例讨论,博采众长,体现科室综合诊断水平。

3. 科主任或高年资医师每天组织全科医师、进修医师和实习医师进行读片;疑难病例讨论需由科主任或副高及以上职称医师主持,一般每月不少于 2 次。

4. 读片的医师提前收集病史,准备读片内容。

5. 读片医师应汇报病史,分析影像,得出初步结论,并提出需解决或存在的疑问。

6. 参会医师由低到高逐级进一步分析病例,综合各种影像信息,结合临床资料,作出统一诊断结论。如诊断有较大分歧,由科主任或高年资医师作归纳,提出科室讨论后的诊断意见。

7. 记录读片讨论结果,诊断报告要体现科室综合读片意见。疑难病例应进行随访,随访结果可以在下一轮疑难读片时公布。

8. 对疑难介入手术病例应术前全科讨论,必要时应多科室讨论,以便制订最佳手术方案,保障介入治疗患者的安全。

9. 推荐定期或不定期与相关科室联合读片,以提高诊断水平。

三、医学影像科急诊检查及报告制度

1. 医学影像科全年提供 24 小时全天的急诊检查服务。

2. 急危重症患者来科就诊,优先以紧急模式办理登记手续,同时快速安排在相应的检查室检查,并在申请单上标明"急诊"字样。

3. 急诊患者检查时应密切观察患者的生命体征,发现异常应立即停止检查并进行相应处理,同时立即通知临床抢救,特危重患者应要求临床医师陪同。

4. 检查结束应立即处理图像,确认图像满足诊断要求即通知患者先返回临床科室处理。告知患者或家属取报告地点及时间。

5. 床边急诊摄影由患者所在科室电话通知医学影像科。

6. 报告医生收到急诊检查信息(患者列表呈红色显示)后,应认真、迅速书写诊断报告,危急情况立即向临床通报检查结果。有疑难问题应及时报告上级医师或科主任协助处理。

7. 急诊报告时间,普通 X 线检查不超过 30 分钟,常规急诊 CT 检查不超过 60 分钟(根据所在地区相应规定执行)。

8. 所有急诊报告均由具有执业医师资格的医师书写;在正常工作时间均需复核医生审阅签字。其他单人上班时间,待复核医生上班后在工作站中审签。

四、医学影像科追踪随访与反馈制度

医学影像检查与诊断是一门经验性临床医学,必须不断积累经验、总结教训。因此,在日常工作中应建立病例追踪随访制度,以提高放射诊断符合率。

1. 医学影像科病例追踪应由科主任统一管理,并指定住院医师进行追踪(在条件成熟后,病例追踪按系统划分)。分别由副主任或主治医师以上人员负责督促检查。

2. 追踪病例主要包括疑难病例、诊断不明或存在争议的病例、具有教学参考价值的病例、具有一定学术价值的病例等。

3. 追踪病例的确定可由报告医生、审核医生和读片主持者确定,并由指定医师负责登记。

4. 追踪病例每月集中追踪 1 次。

5. 追踪记录应规范完整(要求提供其他诊断、手术结果、病理诊断和最终转归)。

6. 追踪结果定期以多媒体方式在科室业务学习上反馈、交流并保存。

五、与临床联系制度

医学影像科是一特殊科室,工作开展、业务进步等均需要临床科室的支持与配合,因此要经常性地与临床科室交流、沟通,以促进工作。

1. 每半年至少与临床科室举行 1 次联席会议。

2. 会议方式灵活多样，可以邀请相关科室的主任、住院总医师到医学影像科座谈、授课交流，也可以深入到临床科室座谈，还可以与临床科室举行业务交流等。

3. 会议主要内容：就医学影像科的服务质量、医疗质量以及检查周期等方面征求临床科室的意见。与临床科室间进行业务交流。

4. 对临床的意见要认真听取，积极整改。对因客观因素限制而解决困难的，要做好解释工作。

5. 每次的联席会议情况要认真做好记录。

六、与临床联系的方式

1. 利用发送报告时间征求意见（每周征求1个科室意见），并做好记录。

2. 每周查看1个科室的科间质控本，收集本科存在的质量问题。

3. 每月至少与1个科室进行1次座谈交流，征求意见或建议。

4. 每月参加医院组织的业务研讨会，听取科室意见。

5. 日常工作中遇到问题及时电话交流。

6. 发放调查表（目前由医务科等相关科室组织）。

7. 相互参加科室的业务学习（包括新知识新技术交流会）。每半年组织1次影像联席会。

8. 通过现代信息工具建立交流群（如QQ群、微信群等），邀请各临床科室主任、亚专业组长等加入，可随时沟通交流。

七、医学影像科紧急意外抢救应急预案

各检查科室在检查或治疗过程中，患者发生心脏骤停、晕厥、药物过敏等紧急情况时，即由在场医务人员启动本预案。

1. 立即停止正在进行的检查或治疗，就地进行初步抢救（吸氧、建立静脉通道、抗过敏、心肺复苏等）。

2. 及时通知急诊科（或院内"120"），共同进行抢救工作。

3. 抢救工作结束后，对病情抢救经过及各种用药要详细进行交接，做好相关记录。所用药品的空安瓶经2人核对后方可弃去。

4. 安排专人向患者家属或单位讲明病情及预后，并在病历上签字。

5. 如遇特殊情况及时向相关职能部门报告，同时上报不良事件。

八、与临床科室紧急呼救的机制与流程

1. 各临床科室送检患者应病情稳定，危重患者应由临床医生、护理人员陪同送检，以便意外发生时紧急抢救。

2. 无临床科室医生和护理人员陪同送检的患者，在放射科发生紧急意外时，在场工作人员立即启动应急预案，并通知所属科室或急诊科人员参与抢救，或根据情况就近将患者送往急诊科进行抢救。

3. 特殊情况及时报请医务科或总值班，以便组织有关科室共同进行抢救工作。

医学影像科危重患者急救流程图详见图3-1。

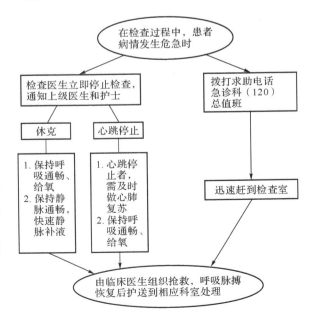

图3-1 医学影像科危重患者急救流程图

第十一节　机房与操作室管理

一、登记室管理制度

1. 上班后,先打开登记电脑、收费电脑及排号叫号器,做好准备工作。

2. 根据疾病、摄片要求和患者情况正确评价,对检查有不明确之处,应及时与技师联系。

3. 核对患者姓名、性别、年龄、科室、床号、住院号、摄片部位及检查方式,核实收费情况,并将所有信息输入电脑。

4. 正确登记编号,准备片袋,以利保管。

5. 对申请特殊造影的患者,应详细交代检查前注意事项。

6. 坚守岗位,主动热情接待患者,有问必答,树立影像科良好的窗口形象。

二、X 线机房与操作室制度

1. 每日上班后应先开机、开空调。患者检查前先作球管预热,不许在未预热状态下检查患者。机器出现故障时,应记录在案,维修情况也应记录。

2. 进行检查前,应仔细核对患者姓名、性别、年龄、科室、床号、住院号、门诊号、摄片部位和会诊单,是否准确,严防错号、重号以及患者重名重姓。除去患者身上金属、膏药等物品。对检查有不明之处及时请示本科医师或上级技师,或与临床取得联系。

3. 操作时注意周围有无障碍物及诸附件有无固定。危重患者或怀疑脊椎骨折患者应有临床医师陪同,协助移动患者和定位,以免因摄影操作而加重病情,发生意外。

4. 患者检查结束后,应填写检查条件、日期;特殊摄影应记录摄影体位,最后签名。

5. 非本机操作人员未经许可严禁操作使用。

6. 保持机房内整洁,下班前要及时关机、关灯并关空调,在机器复位后进行清洁卫生工作。

三、CT 机房与操作室制度

1. 开机的步骤是闭合电源总开关→闭合稳压器总开关→开启变压器电源→开启 UPS→开启重建计算机,按开机按钮直到绿灯亮起。开机顺序是从上到下,等待"SERVER1"(最下)的"DISK ACTIVITY"灯熄灭。

2. 关机

步骤 1:关闭扫描架和主计算机。确认扫描已结束,打印及图像传输已完成,将扫描控制盒上的钥匙旋至关机位置→单击"HOME"窗口上的"LOGOUT",应用软件退出→选择"Shutdown",点击"OK",主计算机关闭。

步骤 2:关闭重建计算机。分别按住每个计算机的开关按钮 5 秒,直到绿灯熄灭。

步骤 3:关闭变压器电源(警告:在扫描架没有关闭之前不能关闭变压器电源)。将变压器开关旋至关闭位,UPS 将发出鸣叫,提示电源被切断。重新开启电源前最少等待 2 分钟。保持机房温度、湿度始终在允许范围内。

3. 每天扫描之前必须进行球管训练。

4. 每周空气校准 1 次。

5. 建议机器平时保持常开状态,计算机主机定期(2~3 天)重启一次,机架每周重启一次。

6. 机房温度保持 18~22 ℃,湿度保持 40%～60%。

7. 做好日常维护保养,清洁防尘处理,定期清洁机架、CT 床,定期清洁过滤网。

8. 做好设备使用记录,维护保养维修记录。

四、磁共振成像机房与操作室制度

1. 开机　设备间 GMDU 电源→操作台主机电源→附件柜电源。

2. 关机　退出应用程序到登录界面→关闭"Shutdown"主机,并关闭附件柜电源→关闭设备间 GMDU 电源。

3. 设备间、扫描间温度保持 18～22 ℃,湿度保持 40%～60%。

4. 常见故障检查与排除

(1) 不能扫描:确认梯度风机是否打开;尝试更换其他线圈,排除线圈问题;全部关机并重新开机;确认水冷机是否故障;设备间机柜显示是否正常,有无报错灯指示。

(2) 床面没有通讯:操作台附柜电源是否打开;全部关机并重新开机。

(3) 冷头不工作:检查水冷机是否故障。

(4) 液氦消耗过快:检查冷头是否工作;检查水冷机是否故障。

(5) 电脑主机死机:重启主机;全部关机并重新开机。

5. 每个工作日早晨检查冷头是否工作。

6. 每个工作日测量液氦液面(%)并记录。

7. 定期检查水冷机水压,及时补水。

8. 定期清洁 RF 放大器、梯度放大器及数据采集柜过滤网。

9. 定期检查扫描室灯泡、门锁情况并及时维修更换。

10. 做好日常维护保养,清洁防尘处理。

11. 做好设备使用记录,维护保养维修记录。

五、数字减影血管造影机房制度

1. 保持检查机房、控制室室内温度 18～22 ℃、湿度 40%～60%。

2. 一键式开关机。主电源常规不关,关闭后等待 1 小时再开机,设 3D 工作站用户名密码(Clinical)。

3. 开机后观察控制台、显示屏、床面、工作站是否处于正常状态。

4. 将高压注射器、相机连接好,观察状态是否正常。

5. 严格按照操作规章熟练操作,满足诊断、治疗目的。

6. 术后及时传输病例图像至 PACS 保存。

7. 操作时应集中精力,密切观察仪器工作状态,若发现异常情况及时向科主任及维修人员反映,及时解决问题。

8. 术后清洁高压注射器、主机等,将各台机器复位、遮盖。

9. 定期清洁、保养、维护,做好使用及维修记录。

六、超声机房制度

1. 按时上下班,工作期间衣、帽等穿戴整齐。

2. 向预约检查的病员详细交代注意事项及检查时间。

3. 检查前详细阅读超声申请单,了解患者准备情况及病情。

4. 工作认真负责,遇到问题及时请教上级医师。

5. 尽可能及时、准确报告检查结果,必要时请上级医师复核填写报告。

6. 注意安全操作,下班前检查电源开关后方能离去。

7. 加强科内仪器、物品的保养,节约水电等。

8. 注意各种记录、照片的保管,不随便外借。

9. 搞好科室内外卫生,换鞋进入机房。

七、核医学机房制度

(一) 仪器管理、操作、保养和维修制度

1. 科室仪器设备应建立账册,专人负责,做到账物相符。

2. 每台仪器均应有操作规程,使用时严格按照规定步骤操作。新进或进修人员在未掌握使用方法前,不得独立操作仪器。贵重仪器应专人使用,指定专人负责仪器的保养工作。

3. 建立仪器技术档案(使用说明书、线路图、故障及维修记录)。

4. 仪器发生故障,应及时报告维修人员,尽快修理。

5. 做好"五防"(防寒、防热、防潮、防尘和防火)工作。

6. 每日清洁仪器外壳,保持仪器清洁。

7. 每 3 个月清除机内积尘 1 次,做到定期保养。

8. 在非空调室内,高温季节开机时间不得过长,如工作需要,应采取散热措施,必要时可停机散热后再继续使用。

9. SPECT 室、PET 室、γ 照相机室应保持恒温(温度范围可定在 18～25 ℃),温度梯度不超过 3 ℃/h,相对湿度范围为 40%～60%。

10. 检查结束后,必须认真搞好室内整洁工作。

11. 未经科室批准,仪器设备不得外借。

12. 有计划地做好仪器设备更新工作。

(二) 查对制度

1. 接受检查申请单时,做到"三查"(查申请单填写是否符合规范、查临床诊断及检查目的是否清楚、查是否交费)。

2. 收集检测标本时,除做到上述"三查"外,还应检查样品是否符合检测要求。

3. 放射免疫分析时,检查试剂盒种类是否相符,有无超过有效期。

4. 标记放射性药物时,要查药物种类是否与检查目的相符,查注射放射药物的剂量是否符合检查要求,查注射方法是否符合检查目的。

5. 查对检查报告是否符合规范,图片与报告是否一致,PET-CT、SPET、CT、PET-MR 报告有无主治医师以上人员审签。

(三) 机房安全管理制度

1. 工作人员应妥善保管科室大门及房门钥匙,防止丢失,一旦不慎遗失,应及时报告,并作应急处理。

2. 科室设有病房者,在大剂量放射性核素治疗的患者住院治疗期间,每日应有专人值班,病房内不得接待非住院患者,不得会客。

3. 工作人员下班前必须检查仪器、水、电、煤气及关窗锁门。全科(室)人员应熟知总电源开关位置,灭火器置于醒目地点,工作人员应熟练掌握灭火器的使用方法。

4. 非工作需要,在科室内不得使用电炉。

5. 室内无人时,工作人员应随手关门,高活性区(室)无关人员不得入内。

6. 放射性核素及放射免疫试剂盒应有专人负责妥善保管,不得遗失。

7. 未经科室同意,本科工作人员不得在科室留宿。

8. 提高警惕,发现非本科(室)就诊人员应及时查问,发生重大事故应及时向领导汇报。

9. 专人负责安全管理,应定期检查,发现问题及时改进。

（四）机房消毒清洁卫生制度

1. 进入贵重仪器检查室（SPECT 室、PET 室、γ 照相机室及药物制备室等）时，应换穿工作鞋。

2. 传染病及可疑传染病患者检查后，应立即更换检查床单，有关物品要严密消毒。

3. 机房应经常保持整齐清洁，墙壁不得随意张贴，物品用后归还原处。

4. 清洁工作应由专人负责，具体实施办法视单位实际情况决定。

5. 每日下午清扫机房 1 次，并定期组织进行清洁卫生，集中处理仪器清洁、室内外清扫、物品换洗等事宜，结束时应有检查。

八、放射治疗科机房制度

（一）放射物理室工作制度

1. 严格遵守医院及科室的各项规章制度，持证上岗，并佩戴工作牌。

2. 放疗计划的设计，由医生填好"治疗计划单"并经上级主管医师确认靶区签字后方可执行，并实行三签字制度："治疗计划单"上有计划设计者（放射物理师）、计划组负责的上级物理师和主管医师的签字。

3. 特殊照射，应由放射治疗医师与放射物理师和技师共同制定治疗方案。

4. 放射物理室人员必须明确其工作职责和工作任务并保证完成，如应尽量满足临床需要，按时、准确地完成治疗计划的设计工作、放射治疗技术的质量保证和质量控制以及放射防护监督等工作。

5. 操作各放射治疗设备，必须严格按操作规程进行，做到严肃、认真、负责，保护设备。

6. 每周做一次机器维护，保养；各机器负责人必须认真完成好维护、保养工作，认真填写工作记录。

7. 做好患者资料、治疗计划、储存数据的管理工作，未经科室同意不得个人复制、外借。

8. 保持放射物理室工作环境整齐、清洁。

9. 注意防火防盗，下班时应关闭用电设备，关好门窗。

（二）模拟定位室及体模室工作制度

1. 负责模拟定位室、体模室设备器材的保管及常规维护。

2. 掌握模拟定位机、CT 模拟定位机等设备的性能，并能熟练应用。

3. 熟练掌握和应用各种患者的模拟定位技术。

4. 定位必须在放射治疗医师指导下进行。

5. 熟练掌握体模室各种体模的制作技术和应用，严格按操作规程进行。

6. 开机后，密切观察机器情况，如遇问题随时停机，及时请维修人员检修。

7. 每天保持机器及机房整洁，及时更换床单，保证定位用具（钡剂、定位尺、胶布、定位金属丝等）齐全。

8. 加强周围环境管理，减少意外照射事故的发生。

9. 加强模拟定位室、体模室的防火、防盗等安全工作。

10. 搞好模拟定位室、体模室及周边环境的清洁工作。

11. 工作完毕，关掉总闸，机器复位"0"。

（三）医用直线加速器室工作制度

1. 每日上午 8:00 以前维修人员严格按有关规定开机检查机器各项指标，物理师检查输出剂量。各项指标有关数据填写清楚，签字确认后交技师。

2. 放射治疗技师在照射过程中，严格按照"放射治疗技师守则"及"加速器操作规程"进行工作，严格按照放射治疗中如发现机器任何异常应禁在机器不正常时开机治疗的要求执行。

3. 为保证机器正常运行，维修人员除每日开机前的例行检查外，患者治疗使用期间应对机器经常巡视,需离开加速器应向科室领导报告,经常及定期维修均严格按照维修工作规程办理。

4. 未经批准,严禁无关人员进入加速器机房及控制室,严禁在上述场所吸烟,各类人员必须实事求是填写各项记录,严禁在交班不清的情况下接机操作。

5. 加速器除常规治疗外,开展新技术或使用特殊摄影方式,应经科主任批准,首次治疗必要时放射治疗医师应与放射治疗技师共同进行体位设计。

6. 改良服务态度、防止过失事故,提高医疗质量,做到"三对""三正确"("三对":对照射野、对治疗方式、对治疗角度;"三正确":体位设计正确、剂量正确、时间正确)。

九、后处理工作站的制度

1. 做好原始图像的处理,它是各种图像后处理的基础。
2. 对控制台曝光后得到的图像做第 1 级处理。
3. 判断摄影体位或扫描部位是否准确,发现问题及时重拍或重扫。
4. 做图像翻转、标记和剪裁,剪裁图像注意大小一致,使胶片美观。
5. 选择适当窗宽、窗位,需在满足层次丰富的基础上强调图像对比。

十、医用激光相机管理制度

1. 将处理好的图像发送至 PACS 的图像存储服务器、诊断医生工作站和胶片打印工作站。
2. 打印胶片的技师对工作站图像进行第 2 次处理,将对比度、黑化度调至最佳水平。
3. 加强管理,专人负责,依据申请单打印,避免重打、多打等浪费胶片现象。
4. 准确无误地使用机器,发生故障时应立即向科主任报告。
5. 打印好的胶片必须随时整理,"三查"核准后按患者姓名、影像检查编号、检查部位等,归入片袋。
6. 每天工作完毕,有专人对当天照片进行核对,确保数据库中患者影像的准确。

(冯楠、王骏、王俊杰、刘衡、郭晋纲、陈占勋、汤万鑫、李伟、黄燕涛、姚志峰)

第四章 X线成像质量控制

第一节 X线成像机房的质量控制

X线成像设备工作时会产生大量 X 线,由于 X 线具有放射性,机房就成为局部区域的放射源。因此,X 线机房的设计与建造,不同于一般建筑,而有其特殊要求。

一、机房的位置

机房的位置选择要适当,否则不仅影响 X 线机的使用寿命,而且影响工作效率。一般来说,确定机房应遵循以下原则:

1. 机房应设在地势干燥、通风良好的环境里。干燥的地势可避免设备因受潮而造成的各种故障,保证设备的正常运行;良好的通风既有利于散发设备工作产生的热量,又可保持室内空气新鲜,减少交叉感染。

2. 选择机房要符合防潮防尘防震原则。

3. 有利于工作和方便患者就诊。X 线机房应靠近与工作密切相关的科室,如外科或急诊科,可使患者尽快得到检查,减少痛苦;同时,机房的位置,应与后处理、阅片室、片库等密切关联,方便工作。

4. 有利于设备的安排和射线的防护。机房应尽量设在一楼。X 线机一般比较笨重,体积较大,对地面的负重有严格的要求,机房设在一楼搬运安装都比较方便,地面的负重无需特别考虑。从防护的角度,在一层对周围影响较小,且可少考虑一个面(地面)的防护要求。若因条件所限,需要在其他楼层安装时,必须考虑楼板的承重能力和防护要求。

5. 根据医院整体规划选择 X 线机房地址,然后上报,环保部门和卫生监督部门到现场进行环境评估,经其确认许可后方能确定所选地址,完成建设并进行射线防护装修。

二、机房的面积与高度

1. 机房的面积 机房面积的确定应考虑两个方面的要求:① 机房必须能使全部设备得到合理的布局,留有一定回旋空间,方便工作人员工作和患者、担架、推车等出入。② 有利于工作人员和患者的防护。一般以设备容量的大小、结构特点、机件的多少确定机房的面积。

单球管设备使用面积不得小于 24 m²;双球管设备使用面积不得小于 36 m²;机房墙壁、天花板、地面、门、观察窗要有 2 mm 厚的铅当量,相当于双路红砖墙(抹灰后总厚度约 30 cm);原发射线朝向墙壁或地面(地面下有人)要有 3 mm 铅当量,相当于三路红砖墙(抹灰后总厚度约 40 cm)。乳腺 X 线机房最小有效使用面积 10 m²,机房内最小单边长度 2.5 m;牙科 X 线机房最小有效使用面积 5 m²,机房内最小单边长度 2 m。各机房应有合适的控制室和配套设备辅助用房。

2. 机房的高度 由于 X 线机机械结构不同,所要求机房的高度也不一样,应根据设备的具体情况而定。机房横梁底平面距地面大于 2.8 m,一楼窗口下缘离地面大于 2 m,即能满足各种类型 X 线机的安装需要。

三、机房的防护

X线对人体具有一定的伤害,为防止和减弱X线对人体的危害,完善和加强X线机房的防护措施是非常重要的。机房防护措施是否得当,不仅影响着工作人员和患者的受线量,也影响着周围人群,包括候诊患者及其家属,机房周围房间、通道以及上、下楼层房间里人员的受线量,因此必须加强机房各个环节的防护措施。

1. 机房的墙壁 机房的墙壁一般为砖墙或混凝土墙,只要达到一定的厚度就可以实现对邻室或室外的防护目的。其厚度应根据X线机管电压的高低而定,管电压越高,X线的穿透力越强,其厚度应越厚;反之,管电压越低,X线穿透力越弱,其厚度可以减薄。如管电压为125 kV的X线机房,其墙壁应有2 mm铅当量的防护能力,若用砖墙其厚度应为24 cm,若用混凝土墙其厚度应为16 cm。对于一般的X线机房,其墙壁用24 cm厚的砖墙,砖缝要用混凝土灌实,墙内外涂上1~2 cm厚的水泥墙皮就可达到防护要求。对X线投射方向,主要是胸片和立位滤线器摄影时所对方向的墙壁应适当加厚,或用含钡石灰粉刷。

2. 地面 X线机房的地面要求平坦、光洁、无尘,一般用水泥或水磨石地面即可。若条件许可,木质地面更为理想,可防潮、防电击,有利于保护设备及人身安全。地面应预留电缆槽,便于布线。对X线机的诊断床体部分,其地面应有足够的负重能力,并能够对床体基座进行固定,防止立位时床体倒下造成对人员的伤害。

3. 操作间 操作间是操作场所,通常是由墙、门、观察窗等构成一个封闭的工作间。隔墙可根据具体情况采用砖或XF防护板等,门通常由铅皮包裹,而观察窗镶有铅玻璃,它们都应根据X线机的最高千伏达到相应铅当量的防护能力。观察窗的高度和大小应以方便操作人员观察机房内主机工作情况为原则。

4. 机房防护门 机房的防护门应有良好的防护性能,由于门是经常活动的,它与防护墙之间不能留有防护空隙,这就要求门框也要有良好的防护性能,且门框与门之间、门框与墙之间的防护材料都应有适当重叠,目的是保证X线不向外扩散。此外,应设有门机联锁曝光指示灯。

四、机房的通风

机房的通风是X线机房在设计、建造时必须考虑的重要方面,X线机工作时会产生大量的热量,如果不能得到及时散发会影响连续工作效率,甚至影响设备的使用寿命,这在夏季显得尤为突出;另一方面,X线与空气作用产生的臭氧和氮氧化物等有害气体,超过一定浓度对人体是有害的。在设计建造机房时,必须充分考虑机房的通风设施,良好的通风能使温度较高的污浊空气及时排出室外,同时补给新鲜空气,改善工作环境,有利于工作效率的提高和设备的保养。常用的通风方法有自然通风、电动抽风和换气空调。

五、X线机在机房中的位置设计

X线机在机房中的位置设计,不仅决定着安装成败,也影响着日后的工作效率,必须做到计划周密、反复斟酌,以求得最佳方案。

1. 位置适当、布局合理 要充分利用机房面积,在有限的空间内将各机件布置得整齐美观,操作方便,不存在因位置不当影响设备正常发挥的因素。设计时应掌握下列基本原则:① 以检查床为中心布置其他机件的位置。检查床的位置决定了患者的进出路径,决定了X线管支撑装置的位置,以及X线可能的投射方向。② 便于患者的检查。若条件许可,患者上下检查床一侧应留有足够大的面积,有一定活动空间,使担架车能顺利进入机房,方便患者上下。③ X线投射方向应有利于防护。投影应尽可能选择空旷或无人的方向,以减轻X线对周围环境的影响。④ 操作、维修方便。一是机组各部分位置安排合理,避免操作人员往返过多;二是机件不宜布置得太紧密,以免影响维修人员的维护和修理。⑤ 有利于合理布线。X线机各电气部件间都有导线连接,设计机件位置时不仅要考虑其长度,也要考虑走线的合理性。走线应尽量整齐,避免过多的交叉,因为过多的交叉走线不仅增加了设备信号传递中相互干扰的可能性,还影响机房内布局的整齐美观。

2. 机件定位准确 X线机的组件按照安装要求可分为"变距"部件和"定距"部件两类。"变距"部件如高压发生器油箱、控制台和某些辅助装置等,它们的位置可根据连接导线的长度在一定范围内变动。"定距"部件如天地轨、悬吊装置、诊视床等,自身及相互间的距离都有严格限制,必须根据设备的规定数据准确定位,做出地面和天花板的安装施工图,避免安装失败。

3. 机房内走线合理 在设计设备布局的同时要考虑各电器组件间连接线的走线方式。常用的走线方式有:① 地槽式,电气组件的连线敷设于地槽内,将地面上的组件一一连接起来。适用于连接导线较多的设备组件间的连接,优点是地面平整,无明显盘绕,机房内显得整洁,无杂乱感,但要求定位准确,最好在建造机房时一并做出。② 板槽式,用木板或塑料板做成一定尺寸的槽。该槽沿机房墙边固定,将连接线敷设于槽内,顶面加盖,这种形式用于连接线较多又无法开凿地槽的机房。③ 明线式,一般用于中小型X线机。要注意将各连接导线尽量集中捆扎,在适当的位置分路,连接活动件的导线应留有一定的长度,其他导线应加以固定,过长的导线应盘结好放在隐蔽处。④ 天棚式,是利用天棚上面的空间走线,将架空活动组件连接起来的一种方式。如接到X线管头上的高压电缆、旋转阳极的启动线、缩光器电源线等,以及影像增强器、X线电视系统、点片设备等的连接线。需要注意的是,该方式要求天棚有一定的负重力,且天棚上面有一定的高度。

第二节　X线机安装调试质量控制

一、X线机的安装

X线机的安装是在选好的机房内,根据X线机说明书的要求并结合机房的实际情况,将X线机正确地组装起来。这是一项十分细致的工作,必须进行认真的准备和制定周密的计划,以保证安装顺利进行。目前各级医院使用的X线机类型众多、档次不一、差别较大,不同X线机的安装有不同的具体要求。

1. 安装工具及物品准备 安装前要准备好搬运、开箱、吊装、装配、测量、电气连接等工具,主要包括液压搬运车、撬棍、螺丝刀、电烙铁、各种钳子和扳手以及万用表等,另外备好乙醚或无水酒精、高压硅脂或无水凡士林等,用于清洁机件和涂抹高压插头表面。

2. 开箱检验 一台X线机由许多部件组成,大的有控制台、窗台、吊架等,小的有螺钉、螺帽等,缺少任何一件,都会给机器的安装工作带来困难。设备到货后必须认真细致地检查,确保机件无缺、无错和无损。

3. X线管支持装置的安装 X线管支持装置是X线机主要的机械结构,它不但起到支撑X线管的作用,还能使X线管在一定范围内做多维空间运动,从而灵活地改变X线的照射方向和角度,以满足不同部位、不同距离和不同角度的摄影需要。

X线管支持装置的主体在中、小型机中多采用立柱式,通常是由天地轨、立柱和横臂等组成;在大型机中多为悬吊式,通常由天轨、滑车和X线管横臂等组成。从某种意义上讲,诊断床也是一种X线管支持装置。

二、X线机的调试

当X线机安装结束后,需将各部件做电路上的连接,进行通电试验。通电试验是一项重要的工作,它关系到机器能否正常投入使用。一台新安装的X线机出厂时虽经厂方调整检验,但经搬动、运输,到用户手中可能因震动造成接线松脱、部件松动脱落,甚至破碎、损坏等故障。对于因机房迁移重装的

X线机和因故障而修理过的X线机,也必须经过重新调试才能投入使用。通电试验的目的就是按照设计要求,对X线机的接线、部件质量、工作性能及工作时序等做一次全面的检查,为以后主要参数的检测和调整排除障碍。通电试验应该先进行低压空载试验,后进行高压试验。低压试验包括电源电路、控制电路、X线管灯丝电路、辅助装置电路试验;高压试验包括高压电路的空载和负载试验。由于目前X线机向着大型化、智能化方向发展,计算机技术已经在X线机得到广泛、充分的应用,所以较先进的X线机都带有计算机软件自检、调试功能,不同类型的X线机在具体的调试方法上有较大的区别。通常情况下,应根据X线机厂家提供的调试方法、步骤和工艺进行调试。调试的一般原则:

1. 熟悉机器　详细阅读说明书,理解电路原理图和接线图,会操作并掌握整机的工作程序,核实各连接线的编号和标记。

2. 仔细检查　仔细观察电路元件是否有松动、脱落、变形及损坏等现象,各接线有否松脱,若有异常需进行更换和修理。只有做好静态检查,确认无短路、断路后方可进行通电试验。

3. 有条不紊　通电试验应分步骤进行,应将整机分成若干单元进行接线和试验,以防通电时某电路或某元件的故障造成其他电路及元件的损坏。通电试验应先进行低压,后进行高压,在完成低压试验前,绝对不能接上高压初级连线,以防高压电击或在控制电路未正常时严重损坏X线机。X线管灯丝变压器初级也应在试验电路时才接上。凡未接导线,通电前均需做好绝缘处理,避免导线短路损坏机器。

4. 低压调试　低压调试是指针对系统的低压控制部分进行调试。调试包括机械控制,如诊断床运动及其保护装置的检查与调试;X线管支持装置的运动、锁定的检查与调试;定位灯的准确性检查与调整;活动滤线器动作检查等。对于有分割摄影装置的X线机,应对其分割摄影的动作进行调整。有些X线机带有自动传片装置,应认真仔细进行调整,降低使用过程中的卡片率。

5. 高压调试　高压调试是指对X线机的高压发生装置及其控制电路的调试,包括对旋转阳极的转动检查,对灯丝供电和毫安测量电路的调试,对X线管联锁保护电路的调试,对高压控制、千伏值指示及计时时间的调试等。双焦点X线管应检查其大、小焦点是否准确。对于带有X线电视系统的X线机,还应对其电视系统进行相应的调试。在做高压试验时,应有一定的曝光间隙时间,使X线管能得到一定的休息,避免曝光累积的热量超过球管热容量而损坏X线管。

6. X线管的高压训练　新X线管或长期存放而未使用的X线管,在使用时应首先进行高压训练,这样可提高X线管性能的稳定性,并可检查X线管的真空度是否良好。高压训练步骤如下:机器通电,技术选择至透视,透视千伏值、透视毫安值置最低位进行透视;缓慢调节透视毫安,使透视毫安值显示2 mA处,观察毫安值指示是否稳定;若无异常,松开脚闸,然后保持毫安值不变,逐渐升高千伏值,每次增加5 kV,断续曝光1～2 min,间歇3 min,直至最高标定千伏值。全部训练过程中,若毫安值指示始终保持稳定,说明X线管真空度良好,性能稳定。若出现毫安指示不稳定现象,应立即切断高压,然后调节透视千伏值回最低,重新开始训练。若多次训练下,毫安值指示越来越不正常,说明X线管严重真空不良,应予以更换。

7. 记存数据　X线机的原始调试数据对X线机的故障分析和检修有着重要意义,应将通电调试过程中测得的一些重要数据一一记录下来,存档备查。

第三节　计算机X线摄影质量控制

计算机X线摄影(CR)的图像是X线穿过被照体后作用于成像板(IP),由图像读取装置的激光扫描IP,再通过光电转换,经电子线路放大及计算机处理后获得的。其成像路径比较复杂,影响因素较多,总体上有IP本身、读取系统和外界环境的影响。

一、影响 CR 图像质量的因素

（一）量子噪声

1. **X 线量子噪声**　是 X 线作用于成像板使光致发光物质产生光电转换时产生的噪声。X 线量子的数量和分布影响量子噪声的程度。X 线量子数量多，IP 的转换效率高，量子噪声小；反之，量子噪声大。也就是当 X 线量子少时，存在统计涨落现象，X 线光子的概率出现，导致影像斑点的产生，量子噪声加大。

2. **光量子噪声**　为光致发光物质受到 X 线作用转换成光电子（第一次激发）过程和成像板受激光激发转换为光信号（第二次激发）过程所产生的量子噪声。产生噪声的原因与成像板对 X 线的吸收、荧光转换效率、被激发的能力有关。

（二）固有噪声

1. **IP 的结构**　IP 的主要物质是荧光体，它是氟卤化钡晶体涂布在支持体上，其晶体颗粒的大小影响 CR 图像的像素和分辨率。晶体颗粒大，像素大，图像分辨力低，这也是早期 CR 图像质量差的原因。晶体颗粒的分布是随机性的，理论上存在分布不均导致图像产生斑点。

2. **激光噪声**　由激光束的直径和激光器的发光光谱造成的噪声。IP 受激光激发转换为光信号（第二次激发）过程中，激光束的直径越大，激光能力大，光致发光物质受到激发后产生的光量子就越多，但图像清晰度下降。光致发光物质受激发后产生波长为 390～400 nm 的蓝紫光，激光激发光致发光物质的光谱应与该光谱有一定的间隔，一般采用波长为 600 nm 的红色氦-氖激光进行 IP 影像的读取。否则，将导致激发光谱与发射光谱混合，影响图像质量。

3. **电路噪声**　激发后的光通过光导纤维转送到光电倍增管进行光电转换，经电子线路放大，并经 A/D 转换，进入计算机处理。在这个过程中，由于电路杂波、放大器漂移等引起的图像噪声即为电路噪声。

4. **胶片与打印的噪声**　CR 的图像最终需要通过胶片打印成照片图像，作为影像诊断的依据。胶片的质量、打印机的技术参数对图像质量的影响是不可忽视的。

（三）其他

1. **环境影响**　CR 的 IP 内的积尘、激光扫描的激光头的积尘所产生的伪影是 CR 应用中常见的伪影。这要求放射师及时对 IP 进行清理，对扫描仪定期保养，确保 CR 图像质量的稳定。

2. **IP 伪影**　IP 在扫描过程中一般不会出现破损现象，但在机器出现故障时，就容易导致 IP 的划痕甚至脱层，这是软性板的最大缺陷。IP 的划痕和脱层导致的伪影，最容易造成影像诊断的误诊。

二、CR 系统性能检测

CR 是医学影像科最为常用的数字摄影设备，现已经普及。但目前，还没有产业标准规范这些设备的性能。由于不同生产商之间的测量程序缺乏一致性，故在系统性能参数的含义上存在着不确定性。近来，用于计算机 X 线摄影（CR）数字化摄影系统性能测试的推荐方法，在美国医学物理师协会第 10 工作组（AAPM TG10）的努力下得以提高。国家市场监督管理总局也提出为计算机射线照相检测系统制定国家标准。江苏省质量技术监督局完成了医用数字化 X 线摄影检测装置研究，使 CR 系统的性能检测达到一个完善的水平。对 CR 性能检测的内容包括暗噪声、一致性、曝光响应、激光束功能、空间分辨力、低对比分辨力、空间精度、擦除完全性和流通量等方面的测试。这些推荐方法可用于新 CR 设备的验收、检测和临床应用中的日常性能评价。

（一）暗噪声

采用均匀的 X 线对 IP 进行照射，应获得均匀一致的、清洁无污染的影像。若输出的影像存在明显的伪影、密度不均的斑点,则 IP 有噪声存在。

（二）一致性和重复性

所有的曝光在一种恒定的方法下进行测量:准直器设定为对整个暗盒进行曝光,且在垂直于阴—阳极轴的方向上,每一侧留有 7 cm 的空白边缘。电离室放在线束中心(三野取平行的两个测量野)的位置。测量 5 种连续的曝光量,取平均值。同一 IP 所得照片的平均密度值与每一个象限测量的密度值误差在 ±10% 内,表明 IP 的一致性好。3 块同一尺寸 IP 所得照片的中央密度值与 3 块的平均密度值误差在 ±10% 内,表明 IP 的重复性好。

（三）曝光响应

在读取 CR 显示器时,几乎所有的 CR 系统都提供一个反映影像采集过程中显示器获取的平均曝光量的指数。这个曝光量指示器可以用于限定和监测患者的曝光量。不同厂商的表达方式不同。生产商以系统固有感度为依据的推荐指数,以及实践中的适用标准,都是用户在临床运作中建立、监测和执行曝光指示器数值可接受范围的依据。然而要注意,在 CR 系统中用于曝光量校准的滤过与生产商所建议的不同时,曝光量指示器数值的可接受范围应在两种滤过条件相比较的基础上获得。真实的照射量与生产商所建议的数据误差应在 ±20% 范围内。

（四）激光束功能

使用像质指示器[由厚度≤0.5 mm(≤0.02 in)的带有锐利边沿的黄铜或铜箔板制成,呈"T"形,截面宽度为 0.5 mm,大小为 50 mm×70 mm]经 X 线曝光 IP 扫描,图像显示的 T 形边沿情况来评定,即在计算机显示屏上看到的放大 10 倍以上倍数的扫描线图像或复印的放大一定倍数的照片的"T"形边沿是平直和连续的,均匀性好,激光束稳定。当扫描线的射出过低或过高,以致"T"形边沿有从亮到暗的转换时,则激光束调制有问题。

（五）空间分辨力

在照射细栅格网时,整个图像区域的栅格应均匀一致;采用测试卡进行测试时,所测的空间分辨力 f_m 在水平方向、垂直方向及 45°方向上应保持一致,与厂方提供的空间分辨力 f_0 相比,f_m/f_0 应在 10% 内。

（六）空间精度

图像无畸变,纵向及横向上测量的距离与实际物体距离误差在 2% 以内,不超过 3%。

（七）擦除完全性

在第 2 次曝光的图像中不存有第 1 次曝光留下的图像,称为 IP 擦除完全,否则,称为 IP 擦除不完全,需作进一步擦除处理。

（八）滤线栅效应

在正常使用滤线栅摄影时,CR 图像不应出现栅条影或波纹影。只有在使用滤线栅摄影时才出现该现象,即为滤线栅效应。

（九）流通量

为 IP 在扫描仪的通过量,计算每小时的流通量 T_m,在多通道的 CR 中采用 4 块 IP 连续扫描所需的时间 t 乘以 60,即 $T_m=60×4/t$。与厂商提供的流通量 T_0 进行比较,应满足 $[(T_0-T_m)/T_0]<10\%$。

理论上说,CR 系统的分辨力和噪声特性能更客观地对 CR 的特性进行评价,但更应测量以频率为根据的调制传递函数、噪声能量谱和量子检出效能(DQE)。评价 CR 成像性能时,噪声等价量子数(NEQ)和量子检测效能(DQE)是两项重要的评价参数,理解和掌握 NEQ 和 DQE 评价技术对提高工作质量起到积极的作用。许多研究者运用这些指数,已能成功可重复地完成 CR 系统分辨力和噪声特性的测定。当然,这些测量的质量控制还有待于测量方法的进一步标准化以及自动化质量控制产品的发展。

三、CR 系统辐射剂量优化

1. CR 性能指标与图像质量的关系

（1）CR 系统噪声分析：CR 的噪声分为系统噪声和量子噪声，量子噪声又分为 X 线量子噪声和光量子噪声，其中 X 线量子噪声占近 90%。影像噪声表现为随机的密度涨落，而影像的颗粒性是均匀曝光的射线探测器密度随机分布不均匀的视觉印象。噪声与颗粒性都是一个主观量，应该用心理物理学方法来测量，但是这种方法既烦琐复杂，又精度差、重复性差。均方根（Root Mean Square，RMS）颗粒度是根据显微光密度计测出的数据，按一定方法求出的所谓探测器黑度涨落的客观量值。通过 RMS 测定可以近似地定量描述影像的颗粒性或噪声的大小。在适当的观察条件下，按定义测量的颗粒度值与主观感觉的颗粒性大小有良好的相关性。所以采用客观物理量 RMS 来描述影像材料的颗粒性或噪声是可行的。当管电压一定时，CR 影像的 RMS 与辐射剂量成反比，也就是曝光量越高，RMS 越小。因此，增加曝光剂量可提高图像的信噪比。

（2）空间分辨力与 IP、像素大小的关系：空间分辨力是图像中可辨认的邻近组织空间几何尺寸的最小极限，即对影像细微结构的分辨能力，以单位距离内多少线对（LP/mm）表示，或采用最小孔径（mm）表示。它与图像矩阵的大小相关，与单位面积内含有的像素数目成正比（像素是 IP 在数字化成像中的最小单元），几何尺寸不同，其空间分辨力和密度分辨力也不同。空间分辨力主要由像素大小决定，像素越小，空间分辨力越大。另外，空间分辨力随着 IP 尺寸的增加而逐渐减少。由于激光阅读器在识读 IP 时，将大小不同的 IP 划分为相同数量的矩阵，小 IP 像素小，在相同面积内像素数量就多。小 IP 显示清晰的图像，改用大 IP 图像就表现为曝光过度，若调整照射野，图像又会变清晰。

（3）曝光剂量与空间分辨力的关系：人眼在明视范围内的最大空间分辨力是 5.5 LP/mm，其值随着毫安秒的增加而增加。当千伏值一定时，增加毫安秒可提高空间分辨力，但达到 CR 的极限空间分辨力后，再增加毫安秒空间分辨力不会增加。当毫安秒一定时，随着千伏值的增高，空间分辨力下降，对组织微细结构显示不足。说明过量噪声会使数字 X 线成像技术的空间分辨力降低，适度的噪声水平对空间分辨力影响不明显。

（4）曝光剂量与密度分辨力的关系：过量噪声妨碍人的视觉对所要接收信息的理解，淹没病灶信息，干扰影像诊断的同时，对图像的密度分辨力也有显著的影响，使低密度微小病变的显示困难。但适度的噪声对密度分辨力的影响不大。

2. 影响 CR 图像质量的因素及抑制方法

（1）曝光条件：曝光条件是取得优质 CR 图像的基本因素。曝光条件过低会使量子噪声加大，在图像中表现为斑点、细粒、网状或雪花状的异常结构，使影像不清晰，降低某些影像细节的可见度，就有可能遗漏诊断信息。曝光条件过高，会使一些轻微病变很容易被穿透，各组织间对比度减小，不利于对病变做出正确诊断；而且也不利于工作人员及患者防护，且会缩短球管寿命。因此，合理的曝光条件是获得优质 CR 图像的基础。

（2）散射线：散射线也是影响 CR 图像质量的重要因素，通常把一切离开原发射线方向的辐射都称为散射线。产生散射线的主要因素有 3 个：照射面积、管电压、肢体厚度。照射面积越大散射线越多，管电压越高散射线也越多，同一条件下被照体厚度增加散射线也随之增多。前两者可以通过缩小照射野和尽可能地降低管电压抑制，但人体厚度无法控制，可以使用滤线栅来最大限度地减少散射线。

（3）图像后处理：图像后处理是得到优质 CR 图像的必要环节。工作人员要认真阅读检查申请单，了解诊断要求，确认摄影部位是否正确。为提高诊断的准确性及扩展诊断的信息量，可通过动态范围控制处理、协调处理、空间频率处理和能量减影功能使图像内容的显示更加丰富。动态范围控制处理可以良好显示临近皮肤边缘部分的结构；协调处理能把读出的影像调节为符合诊断要求的图像；协调处理和空间频率处理结合起来应用，可充分显示正常组织或病变的结构。

（4）IP 的清洁：IP 上的灰尘污点及探测器表面的致密污物是影响获得优质图像的一个方面。其会造成 CR 影像上出现小点状和小片状高密度影。必须定期对 IP 和探测器表面进行清理,IP 擦拭应用专用清洁剂和柔软的棉布。

(5) CR 系统本身的因素:包括激光束在 IP 显示器上的散射、电子系统的响应特性、光量子噪声和固有噪声。因此,定期对 CR 扫描仪的校准是必要的。理论上每张 IP 约能曝光 3 万次,达到这一次数后应及时更换,否则它的老化将出现不同程度的伪影和噪声,影响图像质量。临床工作中,应记录每张 IP 的使用期限,定期检查受损程度,对严重变形的 IP 必须及时更换。

3. CR 曝光剂量的优化

(1) 曝光指数与曝光量的关系:曝光指数(Exposure Index,EI)作为使用剂量高低的指示,间接代表了噪声水平。由于各个厂家 EI 的算法不同,其值代表的意义也存在差异,各个厂家均有 EI 推荐值。Kodak CR 体系的 EI 是根据 IP 所获得的曝光信息的平均值自动计算出的指数,它反映了 IP 在该次影像信息获取中接受射线量的大小,并储存图像数据码的平均值。EI 主要控制、设定激光扫描器的激光强度,直接影响影像信息量的采集,与摄影部位的厚度成正比。

(2) 曝光剂量与病变检出的关系:根据临床实际应用经验,可将 EI 值分为 3 个组别范围:低剂量 1 000~1 400,中剂量 1 500~1 800,高剂量 1 900~2 100。用这 3 个曝光剂量组进行体模实验比较曝光剂量、EI 及病变检出的关系。实验证明,在相同管电压时,曝光量越大,EI 越大,CR 影像的噪声水平越低,模拟病变的检出率越高,尤其是微小低对比病变显示更好。总体关系是高剂量组产生的 CR 影像噪声水平低,图像质量好,对模拟病变检出高;中剂量除微小结节(6 mm 以下)显示不清除外,其他模拟病变的检出没有显著性差异;低剂量组的图像噪声大,分辨力低。显而易见,低噪声和高对比度对于影像质量和检测目标的可视性同样重要。

(3) CR 成像千伏值与毫安秒的匹配:在 CR 胸部成像千伏值与毫安秒匹配方面许多学者做了研究。Oda 等报告采用低千伏值 CR 摄影技术,肺实质和肋骨的密度差(对比度)增加(80 kV 与 140 kV 比较)。Chotas 等报道,CR 胸部前后位成像时,低 kV 与相应剂量匹配具有较高的图像信噪比。Tingberg 等研究了 CR 系统管电压对胸部和骨盆体模前后位图像质量的影响,认为较低电压(70 kV)的胸部和骨骼图像均有较好的质量。

(4) CR 系统辐射剂量优化总体评价:通过实验研究和临床应用,可对 CR 系统剂量优化做出以下评价:① 在满足临床诊断要求的条件下,CR 成像曝光量接近或略大于屏-片系统,降低幅度有限。② 推荐 CR 系统最适宜的 X 线摄影参数,胸部采用 90~100 kV,其他部位采用 70~85 kV,5~30 mAs 组合。③ 柯达 CR 系统可有条件地使用 1 550~1 750 范围的 EI 值进行 CR 胸片检查,如体检、床旁胸片和胸片复查等。④ 随着 IP 使用次数增加,荧光体的发光特性降低,获得相同 EI 所需的曝光剂量会增加。⑤ 随着设备使用年限增长,CR 扫描仪光学部件的老化,CR 系统对 X 线的响应能力大大降低,量子检测效能下降,对病变的检出能力降低。

第四节　数字 X 线摄影质量控制

数字 X 线摄影(Digital Radiography,DR)是利用计算机直接进行 X 线成像的一种技术,它是在具有图像处理功能的计算机控制下,采用 X 线探测器把 X 线影像信息转化为数字信号的技术。近年来,该项技术已在临床得到广泛应用。DR 成像感应介质主要包括平板探测器(FPD)、电荷耦合器件(CCD)、多丝正比室 X 线扫描等,平板探测器又包括非晶硅、非晶硒 X 线数字摄影系统。

DR 的应用优点有:① 具有更高的动态范围、量子检出效能(DQE)和 MTF 性能。② 能覆盖更大的对比度范围,使图像层次更加丰富。③ 患者受照剂量小,曝光宽容度大,曝光条件易掌握。④ 时间分辨力高,在曝光后几秒内即可显示图像,可即刻进行网络传输和远程会诊。然而,任何事物都有两面性,它也有不足的一面,DR 在信息采集、信息处理、信息输出等成像过程中,每一个环节都可能对成像质量产生影响。所以,DR照片质量控制是影像科质量管理和质量控制的重要环节。

一、影响DR图像质量的因素

(一)摄片技术参数

DR的摄影条件比常规平片剂量要低,但准确的X线曝光量仍是正常发挥图像后处理功能的基础和保证。曝光剂量过大或过小,都会使后处理技术的调整范围缩小,出现噪声甚至斑点及对比度下降,使图像质量下降。有人认为数字摄影系统曝光宽容度大、后处理强,可以随意使用DR的摄影条件,这是错误的。曝光条件过高或过低,均会影响DR照片的质量,如曝光条件太低,X线探测器未能接受足够的X线,产生的数字化图像噪声较多,影响影像的清晰度,从而影响诊断。因此,DR摄影条件同样需要优化,对于被照体厚度差别较大时,可以应用球管阳极效应和分段摄影,以获得高质量的图像。

(二)X线机的工作性能

数字化X线成像设备的成像感应介质与常规的屏—片方式有本质的改变,其材料结构不同,导致影像质量产生差异。除一般X线机共有的X线管焦点的大小、机器结构的精确等因素影响图像质量外,又与矩阵大小、图像基础模糊度及噪声有直接关系。图像矩阵小,数字影像的分辨力低;反之,矩阵大,分辨力高。一般数字X线机成像的矩阵大小以256像素×256像素、512像素×512像素、1024像素×1024像素、2048像素×2048像素较为常见。

构成图像矩阵的单元是像素,像素数量少,尺寸大,观察到的原始图像的细节就少;像素多,尺寸小,观察到的图像细节就多。像素大小小于图像基础模糊度时,图像模糊度超出标准。像素中结构的平均密度决定灰度值,而像素密度由不同位数的二进制数位深表示,即2N决定,N就是位深。

(三)量子噪声

X线照片斑点通常被认为主要是由X线量子斑点形成的(或称量子噪声),占92%。量子斑点是X线量子的统计涨落在照片上的反映。X线量子冲击某种介质的受光面时,会像雨点一样激起一个随机的图案,没有任何力量可以使它们均匀地分布在这个表面上。假若X线量子数无限多,单位面积内的量子数就可以看成处处相等;若X线量子数很少,则单位面积里的量子数就会因位置不同而不同。这种量子密度的波动(涨落)遵循统计学的规律,称为X线量子的"统计涨落"。

在X线摄影中,越多的光子被俘获,相对的量子噪声就小,图像看上去就越平滑,细小物体特别是低对比物体的可见度就会提高。这就意味着减低量子噪声的一个办法是提高影像接收装置俘获X线光子的效率;另一种方法就是通过增加照射剂量,使穿过患者被接收装置俘获的单位面积光子数增加,从而降低量子噪声。这两种方法最重要的区别是前一种方法不会增加患者受照剂量。

由于量子噪声无法避免,在选择曝光时需要兼顾噪声和曝光剂量。在不影响诊断的前提下,应选择较小的X线剂量,减少患者和医务人员的辐射,保护X线球管、发生器等设备。而当需要看对比小的组织时,在X线设备容许范围内选择较大的曝光剂量以降低噪声,提高细小组织的可见度。

(四)图像后处理技术

影像数字化后可对图像进行调节,如反转、放大、缩小、调节窗位、窗宽以及长度和角度的测量、对兴趣区进行标注、边缘增强、正像与反像的切换等。图像处理调节时,不同的摄影部位的处理曲线各异,所以,首先要在控制站正确的选位,其次图像生成后应按不同的检查目的选择合适的处理手段,必要时应将感兴趣区用遮蔽功能独立出来后再进行处理。如胸部图像后处理时,要慎用边缘增强和大、中、小参数,参数增加会造成肺纹理增多的假象。大、小部位悬殊时,不要过分要求高对比度,以免使小体积较薄部位黑化,甚至没有该部位的影像,如膝关节后处理时若过度调节,正常的髌骨下缘会被处理得犹如缺口。再者,在处理图像时要详细阅读患者的病史,找出临床需要摄影的目的,然后按需要打印照片,供临床医生参考。打印照片时尽可能使被照部位最大显示,避免较大部位打印在较小的胶片上;无用部位显示较多,需要观察的部位显示较小,影响诊断。

(五)其他

除了以上几点外,对 DR 图像质量影响的因素还包括 X 线摄影体位、X 线中心线的应用合理性、胶片保存温度、机器保养及技术人员业务水平等。标准的 X 线体位作为影像检查的基础一直起到重要的作用,它对正确反映人体标准组织解剖结构起到关键的作用。X 线中心线应该从病变中心射入,这样才能使获得的影像与标准影像相比不会出现偏差,不至于造成假象,影响诊断。胶片应保存在温度 10～15 ℃、湿度 40%～60%,无辐射、无有害气体环境中。对于干式激光胶片,无论是否曝光都应该注意温度对胶片的影响,过高的温度(＞25 ℃)会使胶片失效或图像受损,影响图像质量。

二、DR 的质量控制

(一)正确的操作流程

1. 前台登记室负责患者信息输入,确保患者资料正确,避免重复编号。

2. 放射师根据申请单,在 DR 操作系统上选中患者,并根据临床要求选择好摄影体位。

3. 在摄影前,确保球管前后、左右、角度及摄影距离等处于正常状态,根据申请单要求,正确设计患者摄影体位,然后曝光,图像满意后进行确认。

4. DR 放射师在工作站上根据诊断或临床要求,调整 X 片图像的窗位、窗宽、大小、黑白反转等。

5. 调整后的图像信息选择合适的胶片尺寸,分格后发送到激光相机,打印胶片。

(二)DR 操作规程

1. DR 放射师正确设计患者所摄体位,叮嘱患者配合,确保所摄部位不产生位移。

2. 选择合适的摄影条件,虽然 DR 摄影条件宽容度大,但偏差超出规定范围时,通过图像后处理也无法进行补偿。

3. 选择合适的照射野,同一部位在不同体位时,所选择的照射野要一致,否则图像将出现放大率不一致。

4. DR 操作平台上所选 AP 位、PA 位等方位,一定要与患者实际设计的方位一致,否则,所摄图像将会出现左右标示错误。

5. 定时对 DR 探测器进行校准,保证计算机能正确处理图像。

6. 图像后处理是关键,虽然 DR 具有强大的后处理功能,但不恰当的图像后处理仍会产生废片。DR 放射师要逐渐养成在计算机荧屏上鉴定和阅读图像的习惯,根据诊断和临床要求对原始图像进行处理和完善。

(三)质量监督

在 DR 的使用过程中,要充分利用数字化图像的存储和检索优势,定期组织放射师进行阅片和质量评比,查找存在的问题,总结经验,不断提高图像质量,以便更好地为患者服务。

三、DR 的质量保证

1. 配备高素质的放射师,不仅熟练掌握 X 线摄影技术,也具备一定的计算机操作基础,更重要的是工作责任心强。

2. 放射师必须严格遵守 DR 操作规程,用科学的管理制度保证图像质量。① 设备的正确开、关机程序;② 正确的患者信息输入;③ 精确的摄片体位选择;④ 适合的照射野选择;⑤ 图像后处理标准;⑥ 图像传输和打印格式正确。

3. DR 设备维护

(1)每日维护:保持机房的干燥和清洁,进行除尘工作,特别是电脑工作台,确保开、关机正常。为确保整个计算机处于初始值状态,DR 系统在 24 小时内必须重启 1 次。建立"每日使用情况"登记簿,记录当天发生的声音、曝光、软件等的异常情况,及时反馈给工程师。

(2)每周维护:DR 探测器上的像素电容,经一段 X 线照射后,电荷数量会发生差异,导致图像质量下降。因此,每周需对探测器进行校准,以提高图像分辨力。

(3)每月维护:清洁 DR 系统的外围设备,如 DR 胸片机和床下滤器摄片系统,检查设备的完整性,确保开关、指示灯等正常运转。

四、DR 系统辐射剂量优化

1. DR 平板探测器的特性

(1)平板探测器尺寸:按照放射诊断学的标准,平板探测器(FPD)至少需要 43 cm×35 cm 的尺寸。大视野需要 1 次以上成像,如全脊柱和全长腿的成像,所以就有了图像拼接技术。

(2)像素尺寸和空间分辨率:FPD 的空间分辨力由于构建不同使得其与 CR 比较有优势。FPD 的空间分辨力由像素单元的尺寸决定。典型的空间分辨力在 2.5~3.6 LP/mm,特殊的临床应用如乳腺摄影,需要更高的分辨力。FPD 的像素尺寸仅仅代表最大空间分辨力,但 DR 系统的有效空间分辨力很接近 FPD 的最大空间分辨力。

(3)填充因子:具有 TFT 读出装置的 FPD 的几何填充因子是指像素区被像素存储电容量占有的分数。像素越小,几何填充因子越低,对于像素的电子晶体管存在最小尺寸。因此,高的分辨力意味着较低的几何填充因子和低的 DQE。

(4)FPD 的效率:DR 系统的效率通过 DQE 以检查 X 线量子数来描述。这是一个 FPD 系统在较宽范围可接受的物理量。DQE 依据许多因子,其中有探测器自身、放射线质量,以及空间频率检测。X 线光子的检测不完全,DQE 总是低于实际量。X 线摄影应用高剂量时,无论是直接和间接 FPD 都会有比屏—片系统和 CR 系统高的 DQE。

(5)附加噪声:最佳的 DR 系统内附加噪声是主要噪声源,包括 TFT 自身的热噪声、前置放大器噪声和线路噪声。减少基于 TFT 平板探测器系统的噪声,如传入若干例非响应性像素,以减少内部线路噪声。

(6)数字图像的大小:FPD 的图像大小决定于灰阶分辨力和像素矩阵尺寸。1 幅图像一般在 8~18 M 之间,数据量巨大。

2. DR 系统的技术性能　DR 系统采用平板探测器技术,明显改进了散射线抑制效果和对 X 线能量的响应,具有更高的空间分辨力、DQE 和动态范围,与 CR 系统比较有明显的技术和性能优势。

(1)噪声:由于 DR 系统成像的中间环节少,其系统噪声较低。因此,对 DR 系统的噪声分析主要考虑 X 线量子噪声。临床应用证明,无论是高对比信号或低对比信号,DR 的检测能力都好于 CR。数字 X 线成像系统中有一定量的噪声存在时,并不影响对病变信号的检测,其性能不应只以噪声水平衡量,SNR 也可作为一个评价参数。SNR 越大,噪声对有用信号的影响干扰越小,信息传递质量越高。DR 系统的 SNR 高于 CR 系统。因此,DR 可提供的信息量更大。

(2)FPD 感光度:由于 DR 系统直接成像,减少了成像链过程的 X 线能量损失,故 DR 的 FPD 感光度可达 400,甚至达 1 000,而 CR 系统为 200。DQE 是目前数字 X 线成像技术中 FPD 感光度最高的,可达到 60%,约为 CR 的 2 倍,其对 X 线敏感性极高,很低的 X 线量就能成像。

(3)辐射剂量与空间分辨力:DR 系统探测器的空间分辨力由像素单元决定,由于其构建优势,DR 系统的空间分辨力高于 CR 系统。辐射剂量与空间分辨力的关系是:在低剂量范围,剂量越低,空间分辨力越小;当曝光剂量到一定程度,空间分辨力达到最大值,曝光剂量再增加也不会改变。这一结论从空间分辨力角度为数字 X 线成像技术推行接受适度噪声这一理念提供了理论依据。

3. DR 曝光剂量

(1)DR、CR 曝光剂量与病变检出的关系:由于 FPD 对毫安秒的响应特性良好,因而 DR 和 CR 系统对病变征象检出存在差异性且具有以下特点:① 剂量越低,对病变的检出差异越大。② 随着曝光剂量的增加,这种差异性越来越小。③ 相同高剂量曝光成像,小的低对比结构显示 DR 优于 CR。④ 检出相同的病变信息量,DR 只需要 CR 的 2/5 左右的曝光剂量,即 DR 较 CR 剂量降低 60%左右。

(2)DR 能量响应特性与辐射剂量的关系:在不增加辐射剂量的情况下,DR 能够提高细微病变的显示能力。DR 低辐射剂量形成的图像质量明显好于 CR。FPD 对千伏值的最佳响应值为 100 kV 左右,对千伏值的响应具有阶段性,在选择摄影条件时必须注意合理的组合。

(3)DR 成像中千伏值与毫安秒的匹配:有关胸部摄影 DR 管电压与图像质量关系的研究报告较多,大多数学者认为非晶体硒和非晶体硅探测器 X 线吸收效应对千伏值的依赖程度不同。实验表明,检出相同病变信息时,对于不同管电压,两种 DR 系统的辐射剂量不同,非晶体硅 FPD 略低于非晶体硒 FPD。但无论何种 DR 系统,过分低的管电压会增大患者的辐射剂量。

(4)DR 系统辐射剂量总体评价:① 获得相同的影像信息,DR 较 CR 降低剂量 60%左右。② 柯达 DR 系统,EI 值 2 000 左右的曝光剂量可获得稳定的诊断影像。③ 胸部摄影时,非晶体硒探测器 DR 推荐使用 90 kV,非晶体硅探测器推荐使用 125 kV,既可使图像质量最佳又可降低剂量。

第五节　X 线机维护保养

随着科学技术的发展,医用 X 线机已从单一的机电产品发展为集计算机、电子、机械、光学、材料学等技术于一体的结构复杂、功能广泛、价格较高的大型贵重精密医疗设备,因此加强对设备的维护,做好日常保养,是非常重要的。正确的使用和合理的维护保养是保障 X 线机使用性能的主要手段,也是 X 线机少出故障的重要保证。X 线机在使用过程中,随着机件的磨损和元器件的老化,不可避免地会出现大大小小的故障,这是正常的现象,需要避免的是由于保养得不好造成的使用寿命缩短,或由于操作上的失误和使用不当造成的设备异常或损坏。为了更好地保证设备的正常运转,延长使用寿命,提高使用效率,应做到正确使用、保养得当、定期检查。

一、X 线机的正确使用

任何设备要想维护保养好,必须做到正确的使用,对于 X 线机这类大型贵重医疗设备更应如此。有时一个错误的操作,轻者达不到使用目的,造成药品器械浪费,并对患者产生不良影响,重者造成设备损坏。

(一)使用原则

1. 操作人员必须经过培训上岗,并具有一定的专业知识,熟悉机器结构性能。

2. 操作人员必须严格遵守操作规程。

3. 每日开机后给予适当的预热时间,以防止室温较低,机器预热不充分,突然进行大容量曝光损坏 X 线管。

4. 曝光时注意观察控制台上各参数变化,密切注意各电器部件工作情况,以及时发现故障。

5. 曝光过程中不得调节或切换任何旋钮、按键和开关,禁止超容量使用。

(二)操作规程

1. 开机前首先检查控制台面板上各指示、仪表、调节器、开关等是否处于正常位置。

2. 合上电闸接通机器电源,调节电源电压指示至标准位置,进行机器预热。

3. 根据诊断需要进行技术选择,如台次选择、摄影方式选择、透视或摄影条件选择、自动曝光选择等。

4. 在透视或摄影曝光时,操纵脚闸或手闸动作要迅速,用力均衡适当。

5. 机器使用完毕,先关机器电源,再将各调节器置于最低位置,最后切断电源。

二、X线机的日常维护保养

1. 保持机房干燥　X线机中有机电、电子、光学等多种器件,受潮后轻者造成电路参数改变或机械部件活动不灵,重者会使电气元件发生霉变而烧坏机器,甚至由于绝缘强度降低造成电击等事故。所以,保持机房的干燥不仅是为了保证机器正常运转,也是安全措施之一,必须高度重视。

2. 做好清洁卫生　保持机器清洁,防止灰尘侵入机器内部,是保证机器正常运转的重要措施。灰尘会使某些电气元件接触不良或造成电路短路,影响机器正常工作,甚至损坏机器。清洁外部灰尘时最好使用吸尘器,对机器内部的灰尘最好用电吹风和细毛刷清理,不能用湿布擦拭。

3. 谨慎操作　操作机器动作宜轻,避免强烈震动,特别是影像增强器、电视显示器、液晶显示屏、X线球管支持装置和显示器架等需要移动时应谨慎操作。

4. 注意安全检查　X线机使用过程中由于器件老化或某些客观因素,会产生安全隐患,应注意检查,防患于未然。日常检查重点包括操作键、仪表及指示灯、参数显示、图像情况、接地情况、X线管套、球管温升、机器运转、钢丝绳、操作台各旋钮、声音、气味等,一旦发现异常,立即切断电源,进行修复或更换。

5. 防范计算机病毒　计算机正越来越多地应用于X线机中,计算机病毒的蔓延对其正常使用造成很大影响。要注意禁止外来软件的进入,平时做好重要软件、文件的备份,给计算机安装杀毒软件并注意及时升级。

6. 观察电源情况　大多数X线机对供电电源的电压波动范围及频率有严格要求,电源不能满足条件时,有些X线机不能开机,因此应严格按要求供电,必要时可加交流稳压电源。当电源条件不能满足时,应切断电源,待电源稳定后再开机,强行开机会损坏电气元件,减少机器使用寿命。

三、X线机主要部件的保养

（一）机械部件的保养

1. 应经常检查诊视床、立柱、天轨、滤线器等活动部分轴承的灵活度,观察有无摩擦过大的现象,常在轴承轨道上涂以润滑油以减少摩擦和磨损。

2. 应经常检查吊挂用的钢丝,看有无因磨损出现"断股"的现象,若有应立即更换,确保安全。

3. 应经常检查电动诊视床的各限位开关,特别注意垂直及负角的限位,以免在床运行时发生意外。

4. 应经常检查各部件间的紧固件,如螺丝、螺母、销钉等有无松动或脱落现象,及时加以紧固。

（二）控制台的保养

1. 控制台应置于空气流通、整洁干燥、无高温及日光曝晒处。

2. 工作中注意电源电压、千伏值、毫安或毫安秒的指示数值是否正常,有无偏高或偏低、抖动、急冲等现象,若有应立即停机检查,排除故障。

3. 应定期打开控制台,对内部进行检查、除尘。检查继电器接点有无氧化、烧熔、弯曲变形及接触不良等现象,连接导线有无松动、断开、移位,接插件接触是否紧密,元器件有无异常或老化现象等,如有上述情况,应立即进行处理。

4. 应经常检查控制台的接地是否良好,如果地线电阻增大,应立即进行处理。

（三）高压发生器及球管的保养

1. 曝光时注意观察高压发生器或球管内有无异常声音,如有异常的声音立即停止使用,进行检修。

2. 高压发生器的高压插座内要定期更换凡士林或硅脂,一般凡士林半年更换1次,硅脂1年更换1次。更换时,需将原填充物清除干净,并用乙醚或四氯化碳擦拭高压插头和插座,再涂抹脱水凡士林或硅脂。

3. 定期检查高压发生器和球管外壳的接地情况,应始终保证其接地良好。

4. 如不是木板地面,最好将高压发生器置于木制底座上,以便防潮防锈。

5. 球管应避免剧烈振动,以免损坏里面的 X 线管。

6. X 线管内要保持足量的绝缘油,定期观察 X 线出射窗口,发现气泡立即排出,发现渗油、漏油立即处理。

7. 要经常通过窗口观察 X 线管灯丝焦点是否在窗口的中心,若不在会影响摄影或透视的效果,可将 X 线球管打开,修正球管焦点的位置。

8. X 线机在连续工作中要有休息和冷却时间,管套表面温度不宜超过 50～60 ℃。

9. 在高压发生时,若有放电声音,应立即停止使用,经处理后再用。

（四）高压电缆的保养

1. 高压电缆应保持清洁,切忌受潮、受热、受压和过度弯曲。受潮会使水分渗入内部而降低绝缘强度,可能造成击穿;受热易使其吸收水分而膨胀变形;受压和过度弯曲可能导致电缆受损。一般而言,电缆的弯曲半径应＞30 cm,否则易使芯线折断,另外,由于弯曲处芯线与金属网间形成的电荷相对集中而容易被击穿。

2. 要避免变压器油侵蚀电缆,因为变压器油对橡胶有较强的腐蚀作用。

3. 因 X 线管管套是通过高压电缆的金属屏蔽网接地,所以应经常检查电缆两端的插头固定环是否拧紧,若有吱吱的静电放电声,应首先检查此处。

四、X 线机的定期检查

X 线机在使用过程中,除了一般的日常维护和保养外,还应进行定期的全面检查,以便及时排除故障隐患,防止重大事故的发生,延长设备的使用寿命。

定期检查通常 1～2 年 1 次,主要包括机械部件的检修和电气部分的检修两个方面。

（一）机械部件的检修

X 线机的机械部件较多,如各种床的机械部分、X 线管的支撑装置和悬吊装置、显示器吊架、天地轨等。在这些部件中,有些长期工作在承重状态,如钢丝绳、滑轮等;有些工作在长期频繁活动中,如轴承。它们的故障往往是逐渐形成的,从局部的损伤渐变为整件的损坏。因此,对机械部分的定期检查,不仅要检查有明显损伤的部件,更重要的是把已有潜在故障的部件检查出来。检查的重点是:

1. 活动及传动部件的检查 检查并清洗所有的滑轮、轴承、齿轮变速装置、传动装置和各种轨道。发现损坏或将要损坏的部件应予以更换,并重新加注润滑剂,使之传动平滑,活动自如,机械噪声小。

2. 钢丝绳的检查 检查各种平衡用及传动用钢丝绳,发现有断股或严重折痕的都应更换,并清除锈斑,用机油润滑。更换钢丝绳要注意安全,新更换的钢丝绳要松紧适度。

3. 紧固螺钉的检查 检查各紧固螺钉,尤其是那些影响设备稳定安全的螺钉,如立柱调节紧固螺钉、各限位开关的固定螺钉、立柱限位块固定螺钉、平衡砣固定螺钉等,若有松动的应重新拧紧固定。

（二）电气部分的检修

1. 电源线的检查 主要检查电源线绝缘层有无老化、碎裂现象,有无过负荷痕迹。若绝缘层老化变脆,必须更换。

2. 接地装置的检查 接地装置是否完好关系到人员安全和设备能否正常运转,因此应重点检查。一是检查接地线是否完好无损,各接触点是否良好;二是测量接地电阻有无变化。若发现接地线有局部断折应更换或焊接好;若接地电阻明显增大超过规定值,应进一步检查各连接点,必要时应对接地电极进行检查。

3. 限位的检查 应检查电动诊视床限位开关的限位是否准确,立柱式和悬吊式装置的电磁锁定是否良好。

4. 控制台电路的检查 随着科学技术的发展,X 线机的电路越来越复杂,尤其是计算机控制的 X 线机,其以微处理器为核心,配以大量的集成电路和数字、模拟电路。检查时首先应除尘,特别是接触器接点、断电器、自耦变压器等;检查连接线有无松动,绝缘层有无老化,有无过热元件,电解电容有无漏液等。检查时要仔细认真,绝对不能由于检查而引起新的电路故障。

（三）性能测试

X线机经过一段时间的运行,其性能有可能发生变化,主要性能参数可能出现不正确或不稳定,因此应对反映X线机性能的一些主要参数进行测试。调节方法应根据具体的X线机,参考设备说明书或有关标准进行。

定期检查之后,应对检查中发现的问题、更换的元件做详细记录,以方便以后的检修。

第六节　医用激光相机质量控制

图像质量的好坏与激光相机性能有很大的关系,激光相机的质量控制是得到优质图像的重要环节。要做好激光打印机的调试和校正,激光打印机与主机显示器图像的一致性尤为重要,注意图像的输出与激光相机匹配的问题,力求做到所见即所得。应建立激光打印机验收检测及质量控制概念,调整好激光打印机背景密度、灰阶响应、图像几何结构等指标,调整好最大密度值,而且还应注意激光相机的密度调节与胶片的感光相协调。总之,应严格执行设备安装后的验收检测和设备正常运行后的状态检测及稳定性检测。

一、医用激光相机工作环境

医用激光相机应放在通风良好、清洁明亮的地方,为了确保通风良好,相机与墙及其他障碍物之间的距离至少为0.6 m。激光相机定位后,需根据地面状况调整防震垫脚,使设备台面与地面平稳接触,并呈水平状。激光相机的工作条件如下所示:工作温度18~22 ℃;相对湿度<70%;供电条件为单相两线,220 V,10 A。

设备安装处应具备接地电阻<4 W 的接地点,以确保设备使用的安全。

加工场所应具备吸烟抽风管道设备,用来排除工作过程中产生的烟尘和废气。

二、医用激光相机日常维护保养

（一）湿式激光相机

1. 机房内湿度宜保持在20 ℃左右,并保持适当的通风和干燥。

2. 根据洗片量和药液的衰减程度定期更换药液,每次更换药液时应彻底清洗显影、定影及水洗槽,清除各处的结晶物。认真清洗、擦拭各液面探头,使其保持良好的工作状态。认真仔细地刷洗各洗片滚轴,注意避免损伤齿轮和滚轴表面。更换药液或清洗时应使用专用挡板挡在显影槽上,以免药液沿胶片进口溅入打印机。每次更换药液时可手工将显、定影槽加满药液,以防探头工作不良时烧毁热棒。水洗槽的进水用过滤棒过滤,防止水中的杂质污染胶片而影响照片的图像质量。

（二）干式激光相机

1. 干式激光相机维护的安全指导

（1）电气或机器故障只能由有经验的人员进行维修。

（2）切勿替换或拆卸集成的安全装置。

（3）切勿遮盖通风口。

（4）不可给打印机加润滑油。

（5）进行维护工作前,关闭设备并从插座中拔下电源线。

2. 干式激光相机的表面清洁

（1）关闭设备。

（2）从插座上拔下电源插头。

（3）用干净、柔软的湿布擦拭表面。如果需要，可使用适量的肥皂水或洗洁剂清洗，但切勿使用氨基清洁剂。清洁时要小心谨慎，切勿使任何液体进入电源线端 El 或流入相机内部。

（4）插上电源后开启设备。

3. 激光头的清洁

（1）关闭电源。

（2）按照相机说明书打开设备。

（3）用浸有少量酒精、不起毛的布，沿同一个方向轻轻地擦拭，不可将布抬起，切勿对激光头施加任何压力，以免造成损坏。

（4）安装好设备，开启电源。

4. 激光相机卡片　激光相机发生卡片时，一般有故障提示。造成卡片的原因很多，因此，需要认真分析，准确判断卡片位置，对症下药，清除被卡的胶片。

三、医用激光相机的注意事项

1. 安装及更换工作地点时，应注意电源相序，使水泵正常工作。

2. 激光相机不工作时，将工作舱门关好，防止灰尘进入激光器。

3. 激光相机工作时，电路呈高压状态，非专业人员切勿随便在开机时检修，以免发生触电事故。

4. 激光相机出现故障（如漏水、拉电源、烧保险、激光器有异常响声等）应立刻按下急停按钮，切断电源。

5. 连续工作时须外接合适温度的循环水。

6. 内循环冷却水视水质情况一般 3～6 个月更换 1 次。

7. 冬季或长期不用设备时，需将内部冷却水排尽。

四、医用激光相机常见故障及解决方法

（一）未能达到预期打标深度的原因

1. 激光输出功率是否达到要求。

2. 光路调整是否准确。

3. 扩束镜位置、方向调整是否准确。

4. 透镜表面有无污染。

5. 工件表面是否在焦平面上。

6. 输出直流 28 V 电压是否下降，导致激光输出功率下降。

7. 速度是否过快。

（二）D/A 出现的问题

1. 第 8 脚没有出光信号（5 V），导致无激光输出。

2. 模拟信号输出不能准确反映设计内容，即出现乱码现象。

3. AD 7237 工作不正常，表现出来的现象为打印线条为虚线。

4. 第 18 脚没有信号（0～10 V）导致激光器无激光输出。

（三）振镜扫描头出现的问题

1. 标准的正方形打印成梯形或菱形。

2. 正方形边框发生枕形或桶形变形。

（四）振镜扫描头打印失真的解决方法

产生枕形或桶形失真是振镜打标的一种固有现象，它是由振镜扫描方式所决定的。解决的方法是对失真进行信号校正。

校正的方法有两种：一种是硬件校正，目前用得较少；另一种是软件校正，这是目前用得较多的一种。

硬件校正的方法是将 D/A 卡输出的模拟信号通过一块校正卡按照一定的规律改变其电压值，再将信号传送到振镜头。

软件校正的方法是使用打标软件本身附带的校正功能，在打标过程中，先将数字信号按照一定的方法进行处理，然后再将信号传送给 D/A 卡。

（五）激光打标机信号干扰问题

若激光打印线条成虚线状，则表示激光打标机有信号干扰的问题，解决方法如下：

1. 信号线是否连接好，有没有虚焊。

2. 振镜头驱动板至电机连接线是否有问题。

3. D/A 卡插入 ISA 插槽时位置是否正确。

4. AD 7237 工作是否正常。

（六）扩束镜调整问题

1. 扩束镜的调整要求：入射光要在扩束镜进光孔中心，出射光要在出光孔中心。

2. 扩束镜调整的好坏对激光打标效果有很大影响，若不正确调整会出现以下问题：

（1）激光功率下降；

（2）打标幅面内激光强度不均匀；

（3）计算机软件设计中心偏离振镜头出光物理中心；

（4）不能起到扩束效果。

（七）PROLASE 软件调用"PLT"文件时需注意的问题

1. DWG 文件转化为"PLT"文件时要注意打印机的设置。

2. 调用后的图形尺寸要重新进行调整。

3. 放大、缩小要用固定比例，以免造成设计图形产生。

五、柯达相机常见故障现象及维修

1. 柯达 160 型故障现象及维修

（1）机器不能开机。检测时，发现相机的供电电源正常，拆开机器后盖，用万用表测量机器的电源盒，发现只有输入电压而没有输出电压，更换一个新的电源盒，开机后，机器恢复正常。

（2）机器出现代码 7330 的报错提示。打开机器前门检查，发现胶片卡在相机出口和收片盒连接处，原因在于相机长期使用，使得左侧传片的两个胶棍轴老化，表面光滑，传片无力，导致频繁卡片。更换胶棍轴后，故障排除，机器恢复正常工作。

（3）开机后，无法完成自检，并出现代码 7333 的报错信息。把相机的胶片盒设为关闭状态（图 4-1），将机器后盖打开，拆下曝光箱的 4 个螺丝，并从后面取出，打开激光头，用干净的蘸水棉签擦拭所有的镜面，直到干净为止，反向将机器恢复，将电脑与相机相连，在联机软件中进行激光头功率自动调整。开机试验，机器恢复正常。

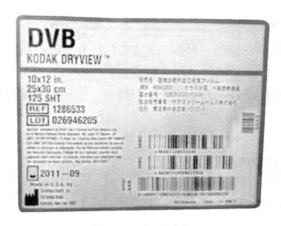

图 4-1　柯达胶片

2. 柯达 1120 型故障现象及维修　激光相机不能正常工作,显示错误信息"10:Film Jam-Supply",意思是有胶片卡在供片盒中。取出供片盒与收片盒,打开机器的左右侧板,检查机器的传片机构,未发现卡片。重新装好并开机,机器自检时,错误代码 10 仍然存在。初步判断故障原因是供片机构中传感器老化或损坏,或者驱动板 BH8-1275-06 损坏。打开机器左侧板,找到供片机构的传感器组 P513,用万用表测量传感器接收端的 A、K 端电压,发现电压异常;再测量传感器发射端两端电压,正常。打开机器的后盖板,在驱动板上找到电位器 VR14,逆时针调到最小,并用万用表监测 A、K 两端电压,电压异常。找到另一组传感器 P512,此传感器组与 P513 相同,可将两者接插件互相对调,通电后,机器自检,显示错误信息"11:Film Jam·Print",说明传感器组 P513 损坏。向厂家定购同一型号传感器并换上,故障消除,机器恢复正常工作。

3. 柯达 8100 型故障现象及维修(图 4-2)

(1) 开机后不能通过自检,或者虽然通过自检,但胶片抓片臂无法从胶片盒中抓取胶片,并显示"S04 Stopped:P121 Printer Error;P116 Pickup Fail"状态信息。打开相机后盖,手工将门控开关闭合,发现抓片臂有动作,胶片能到达胶片进给轴,但不能到达胶片进给区域,而是顺着传动轴落回到胶片盒,机器便停止工作。能抓取胶片,可排除真空泵故障。该机工作量大,机械磨损的可能性大。调整胶片进给轴的位置,上述现象仍然发生,将吸盘吊架拆下,发现吊臂横向间隙较大。将吊臂轨道拆下,适当收紧吊臂横向轨道,重新装配调试,故障排除。

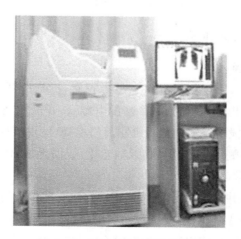

图 4-2　柯达 8100 型激光相机

(2) 机器显示正常,但打印胶片后停止工作,胶片卡盒不能关闭,并显示"P117 Feed Nip Open:P178 Rback Not Home:P177 Crtg Close Er"状态信息。维修手册上没有该代码,打开相机后盖,手工将门控开关闭合,可见抓片臂有抓取动作,胶片能到达胶片进给轴,前一张胶片能到达胶片进给区域,但后一张胶片不能到达,而是落回到胶片卡盒。相机吸盘每次吸取 2 张以上的胶片,在分片器的作用下,只有 1 张到达胶片进给区域,其余的胶片则落回胶片卡盒。初步估计是分片器发生故障,用专用工具将其拆下,发现分片器已严重磨损变形,急需更换。联系厂家更换后,故障消除,机器恢复正常工作。

(3) 自检程序进入到 Warm Up 后,出现代码 P551 的信息提示。根据机器操作手册,P551 可解释为"The imager is unable to print because the processor did not warm up",即激光相机的"processor heater"没有达到预定操作温度便中止操作程序。大致判断故障有:加热鼓故障、加热鼓与主板间的接口电路故障、主板故障等 3 种情况。打开机盖,找到加热鼓,发现加热信号由主板通过一接口电路传输到加热鼓,使 K1 继电器工作,然后 120 V 的加热电压通过 K2 继电器加到鼓的加热线圈,用万用表测其电阻值正常。打开鼓的侧板,有一热保护开关,当鼓温度过高时,断开主板与鼓间的加热信号。用万用表测其两端,电阻无穷大,说明开关已跳开,进行了热保护。复位热保护开关后,再开机,激光相机能进到"warm up"程序,但不到 10 min,再次停止,报错误代码 P551。打开机箱,发现鼓的热保护开关没有进行过热保护。一般"warm up"大约进行 20 min,而此时热保护未断开,加热只进行了 10 min,表明鼓没有过热。初步判断相关电路中有元器件出现性能下降,使主板检测到其输出的负载过大,进行过热保护。检查终端加热鼓和接 VI 电路,正常;在 121 电路上,发现 K2 继电器的温度高,且 1 只脚端颜色发黑。更换一同型号继电器后,机器恢复正常工作。

(4) 开机自检通不过,提示错误代码 P921。打开前门,发现吸盘组件不在原始位。打开机器后盖,将吸盘组件的固定螺丝及各连线拆下,并把组件从后面取出,将吸盘组件向上恢复到原始位,检查各传感器工作正常,反向将其安装回原位。开机后,机器恢复正常工作。

(5) 开机自检通不过,提示错误代码 P119。打开前门,将前门关闭开关用螺丝刀卡住,在微光下观察开机自检过程,发现胶片盒不能打开。取出胶片盒观察,见有 1 张胶片粘在胶片盒边上,取出故障胶片。开机后,机器恢复正常工作。

(6) 机器开机后,打印多张测试片,在测试片上,21 个灰阶模糊不清。重新开机,故障仍然存在。用笔记本电脑连接相机,对密度计进行调整,并没有解决故障。拆开曝光箱,发现卡有胶片 1 张,将胶片取出,机器恢复正常工作。

(7) 激光相机气味比较大,提示错误代码 P550。对机器进行保养:① 清理曝光滚筒;② 清理前门的空气过滤器;③ 更换最下面的木炭过滤装置;④ 清理鼓;⑤ 清理热挡板和滚轮;⑥ 将相机保养计数清零。相机异味清除,机器正常工作。

(8) 机器显示错误代码 P913。初步判断可能是软件故障,导致传输至激光头的数据不全;或者激光头故障,导致接收数据不全。先更换已预装软件的硬盘,发现故障依旧,可以判断是激光头故障,更换激光头后问题解决。

(9) 机器在使用过程中不时出现"Jam at Area 2"状态信息。打开前门把胶片放好后再打印胶片,正常,但一段时间后,又出现同样故障。用笔记本连接相机,进行传片测试,大部分走片正常,但经常会出现抓片臂将胶片放到辊轴时,没靠在辊轴上,判断抓片臂有问题。拆开其组件,发现有一组轨道由于使用时间长,磨损严重,导致吸片位置不对,不能将胶片正确地放到辊轴上。更换轨道后,经过几个月的使用,相同故障再未出现。

(10) 频繁卡片在 2 区,片子往往出片盒四分之一时卡住。现场观察发现抓片组件中 S5 的一条腿断,更换该传感器,故障排除,机器恢复正常工作。

(11) 开机后自检无法通过,在激光模块检测时,提示错误代码 P602,后续机械自检部分停止,机器无法工作。初步判断,在检测激光头时,测得的激光能量值超出设定范围(过大或过小),导致图像无法打印。主要有两种情况:① 激光值偏出不多,可能是激光通路上的某一个棱镜上有灰尘,为使胶片感光,激光管要发出更大的能量,导致 P602 出现;② 该值偏移很多,可能是激光管老化,激光值无法达到需要的范围。采用故障处理用软件检测激光值为 1 560,偏出不多,判断是棱镜不洁。拆开激光模块,用蘸水棉签轻微擦试每个棱镜。重新装上后,开机自检顺利通过,打印出的胶片较以前更加清晰。

4. 柯达 8150 型故障现象及维修(图 4-3)

(1)卡片发生在 1 区,并显示错误代码 21-116。故障原因可能是前门关闭后,片盒未能正常打开,或是吸片装置未能检测到片盒。检测打开片盒的电动机和片盒打开的位置传感器是否出现故障,或者检测吸片装置负责上下运动的电动机和负责探测片盒表面的传感器是否出现故障。

(2)卡片发生在 2 区,并显示错误代码 21-119。故障原因主要有:① 吸片装置吸住胶片向上运动时,未能将胶片完全放到辊轴上,此时吸盘的负压丢失,片子掉落并粘在片盒上,导致无法再次吸上去;② 吸片装置将片子送入传送辊轴时,下面的辊轴转动正常,上面的辊轴不转或转得很少,或者一对辊轴转动都不正常;③ 吸盘使用时间过长,压在胶片上时不平,抽负压时漏气,导致无法将胶片吸上去。可以检查下列部件:① 在吸片装置上,检测吸片位置的传感器;② 检查上面的辊轴;③ 检查驱动辊轴的电动机;④ 检查吸盘。

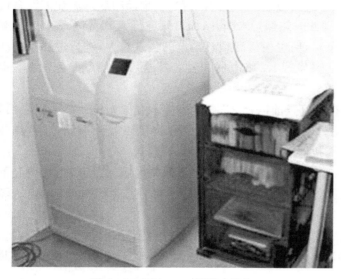 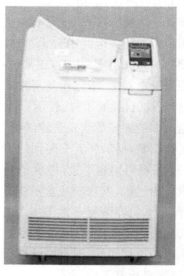

图 4-3　柯达 8150 型激光相机　　　　　　　　图 4-4　柯达 8200 型激光相机

5. 柯达 8200 型故障现象及维修(图 4-4)　开机自检不过,显示错误代码 P554。观察加热鼓不工作,查其电源无输出。检测发现供电电源的过流保护开关已跳开。手动恢复后开机,过流保护开关仍保护性跳开。用万用表检测加热鼓电阻,发现一组连线已短路。更换新加热鼓,机器恢复正常。

6. 柯达 8700 型故障现象及维修(图 4-5)　开机后,激光相机初始化自检,在完成的同时显示错误代码 P601,面板按键不起作用,无法正常工作。初步判断由激光系统在自检过程中激光束强度不够引

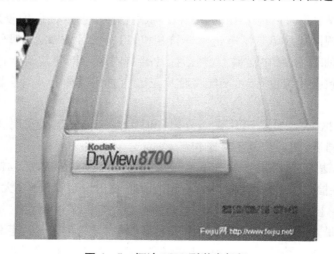

图 4-5　柯达 8700 型激光相机

起,与厂家工程师会诊意见一致,需要更换整个光学控制部分。打开激光控制器上盖,拆下激光头,发现激光头和弧形透射镜上有灰尘,采用专用擦镜纸,蘸无水酒精擦拭干净后安装,开机仪器自检通过,工作正常。使用4个月后,故障重新出现,估计是由激光发射管老化所致,直接调整光学控制的总增益电位器,在增益电位器初始位置做好记号,顺时针调节,试机故障依旧,将此电位器恢复原位,继续调整激光头上的增益电位器(在电路板上靠近激光头标有增益电位器,注意调整此增益时,角度越小越好,以免造成激光头的损坏),调整毕,试机自检通过。

7. 柯达8900型故障现象及维修(图4-6)

(1)在1区发生卡片现象。先更换抓片臂中的吸片组件,发现为10 in×12 in的片子均卡片,其他尺寸的正常。检查发现,在抓片臂上有两个软管,可防止同时吸取2张胶片。将这两个软管去除后,故障解决,机器恢复正常工作。

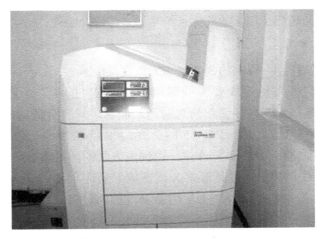

图4-6 柯达8900型激光相机

(2)显示错误代码27-645,激光传动部件失败。重启机器,激光传动部件初始化仍失败。打开激光组件,发现有1张胶片卡在其中。取走胶片,将激光头移到激光通道中央,重启机器,故障消失,机器恢复正常工作。

(3)显示错误代码27-646,初始扫描位置错误。将激光组件打开,仔细检查发现初始扫描位置传感器板接口有松动,将接口拔出,再插紧。重启机器,故障消失,机器恢复正常工作。

(4)打印CT胶片时,在6×5格式胶片上第3行图像中部水平位置有1条横向暗条伪影。先更换1盒不同批次的新胶片测试,故障依旧。初步判断故障可能是光学系统方面的问题。打开相机面板,将激光系统组件打开,用无水乙醇棉签擦拭激光头和光学通道镜面,清除上面的浮尘后,再开机打印胶片,故障消除。

(5)胶片用完后,更换新的胶片,相机不打印,并出现错误代码21-119,提示胶片拾片器错误。发现相机的拾片器及吸盘等机械部位没有变形和损坏的情况。更换1盒新的胶片后试机,相机恢复正常打印。初步判断可能是片盒本身的问题。将出现故障的片盒拿到暗室,打开后发现第1张胶片有明显折痕,不平整。取出损坏的胶片,再用此盒胶片试机,相机恢复正常工作。

(6)装入胶片后,相机不打印,状态显示"就绪"信息,无任何传输胶片的动作。关机重新启动激光相机,仍不能打印胶片,也无故障提示。更换1盒新胶片,进行打印,打印出的全是无任何影像的白片,且连续不断。终止打印后关机,再次开机时,打印出1张只有部分图像的胶片,图像无压缩变形,此时相机出现错误代码10-003,提示重新启动相机,重启后问题依旧。初步判断是软件程序问题,经厂家工程师重新安装软件系统后,故障现象消失,相机恢复正常工作。

第七节　X线影像质量评价

一、优质片的条件

一张优质的X线摄影图像能给医师正确诊断带来便利,如果X线影像质量差,医师纵有再高的诊断水平,也难以做出正确的判断。对于不同等级的医院,国家给予相应的标准。如三级甲等医院,采用屏—片系统,优片率应大于75%,数字化摄影优片率应大于95%。这就要求放射师在实际工作中尽量摄出优质的X线图像。优质X线影像应具备以下几个条件:

（一）符合诊断要求

能清晰显示诊断需要的病灶及相邻的其他组织与器官的细微结构。

（二）符合摄影技术要求

即适当的密度、良好的对比度、鲜明的锐利度和无斑点及伪影。

1. 适当的密度　照片上的密度是观察X线照片影像的先决条件。密度不能过高或过低:过高,影像失去对比;过低或无密度,照片将是一张无信息的透明胶片。只有合适的密度,人眼才能分辨影像的细节,才能满足诊断要求。一般来说,低于0.15的密度,人眼不能辨认;高于2.0的密度,人眼不能区分。良好的照片密度值范围应在0.3~1.5,在这一范围内人眼的反差感最好。

2. 良好的对比度　X线照片对比度是形成X线影像的基础,而密度是对比度形成的基础。一张照片如果虽然有适当的密度,但缺乏对比即无密度的差异,也会无法分清组织或器官的层次,严重影响人们对影像的诊断。照片对比度依存于被照体不同组织吸收X线所产生的差异:组织密度差异大,形成的照片对比度高;组织密度差异小,形成的照片对比度低;组织或器官缺乏天然对比,则需要引入对比剂,改变组织或器官的对比,或采用适当的方式,如乳腺摄影采用软X线摄影达到提高对比度的目的。在X线摄影中,应尽量使照片产生明显的、恰当的对比度,显示出人眼容易识别的组织间密度差异,以使观察组织内部的异常变化,满足影像诊断需要。

3. 鲜明的锐利度　两种相邻的组织或器官影像边界清晰的程度称锐利度。设两种组织的密度为D_1和D_2,则其对比度K为D_1-D_2。由于X线的影像是通过几何投影产生的,影像边界存在模糊值H,则锐利度S为:

$$S = \frac{D_1 - D_2}{H} = \frac{K}{H}$$

从公式分析,当密度差很大,模糊值很小时,锐利度很高;当密度差很小,模糊值很大时,锐利度很低。实际上人眼观测的情况并不与之一致。也就是说,当K增大,H也增大时,虽然S基本保持不变,但人眼感觉的锐利度却变差了。从公式也可以看出,锐利度是建立在对比度的基础上的,没有对比度,也就没有锐利度。

4. 照片斑点　在一定的区域内有密度不均匀、分布不规则的颗粒,称为照片斑点。形成斑点的原因有以下几项:

（1）屏斑点:因增感屏结构方面引起的斑点。分荧光物质加工因素导致的分布不均、厚度不一等和荧光物质量子吸收、转换导致的斑点。CR的IP也存在这种斑点。

（2）胶片斑点:感光物质(溴化银)分布和感光效率发生引起的斑点。

（3）量子斑点:X线的发生与吸收是一个无规则的现象,遵循概率法则,也就是说,X线量子作用于某种介质时,会像雨点一样随机下落,不可能均匀分布。当X线量子无限多时,单位面积内的X线量子数可以认为处处相等;当X线量子很少时,单位面积内的X线量子数分布因位置的不同而有所不同。这种量子密度的不均匀性,称为 X 线量子的统计涨落,这种主要由量子分布不同导致的斑点称为量子斑点。照片上的斑点越多,一些微小的病变就容易被淹没,照片质量就越差。

5. 伪影　伪影是指被照体本身没有的阴影,比如项链、耳环等金属物体在 X 线照片上形成的影像,还有一些半透性物体导致的,如玻璃、硬塑料等。

在 X 线摄影中应尽量去除被照体上的异物,定期检查各项影像设备,严把质量关。只有这样,才能为影像诊断提供有力的保证。

二、影像质量评价方法

影像质量的评价是影像质量管理的主要内容之一,也是确保影像诊断质量的重要环节。国际放射学界将影像质量的评价分主观评价法、客观评价法和综合评价法。

（一）主观评价法

主观评价法是以人眼观察影像细节的能力来评价影像质量,对影像质量的判断存在个人心理因素。具体评价方法有:

1. Bureger 评价法　也称对比度清晰度曲线图法,1949 年由伯格(Bureger)提出。通过观察影像对比度、清晰度的量值,用曲线的形式来判断影像的质量,这是一种主观的数值评价法,存在人为因素的影响。与之相类似的还有金属网法、解像力法。目前对影像质量的评价常采用分辨力测试卡进行评价。分辨力测试卡有星形测试卡和矩形波测试卡。通过测试卡的测试,观察测试卡影像的线对数(LP/mm),确定影像的空间分辨力。分辨力是人眼分辨影像细节的能力。虽然是通过实物测试,但人眼对测试卡的细节分辨能力存在个体差异。

2. ROC 曲线(Receiver Operating Characteristic Curve)　又称为受试者作业特性曲线。其试验方法是选出几张图像,分成 2 组,对每一组图像,主试者使用一种信号的先定概率,然后按此先定概率呈现给被试者一定数量的图像,要求被试者把它们当做“信号”记住。作为信号的图像呈现完毕之后,与此组作为噪声的图像混合,然后随机地逐张呈现给被试者。这时,每呈现一张图像,即要求被试者判断此图像是“信号”还是“噪声”,并要求被试者把结果记录在实验纸上。最后,根据不同先定概率下的击中概率和虚惊概率,就可在图上确定各点的位置,把各点连接起来就绘成一条 ROC 曲线。这种方法是以通讯工程学中的信息检出理论为基础,以受试者心理评价和数据处理为手段的一种评价方法,也属于人眼观察影像细节能力的主观评价法。

3. 模糊数学法　1965 年,美国学者扎德(Zader)提出由模糊集合代替经典集合的新型数学方法。用数学的方式进行影像质量的评价,具体方法是分组对优质影像的各个参数分别进行评级并采用百分制进行打分,把各个参数所得的总和除以参评人数,获得平均值,再把每个参数的平均值除以评级的分类数,得出该影像的最终评价值。若评价值大于 85%,就视该图像为优质影像。这种方法始于 20 世纪90 年代。虽然用数字实现对影像质量的评价,但也是以人眼观察影像细节的能力作为评价影像质量的标准,也属于主观评价法。

（二）客观评价法

客观评价法通过测定构成影像的一些物理属性的特性量来评价影像质量。具体方法有两种:

1. 调制传递函数(Modulation Transfer Function,MTF)评价法　医学影像信息随空间位置的不同而变化,把以亮度分布的信息转换为数学形式,通过对数学函数的运算,获得图像的数学计算值,精确评价影像。1962 年国际放射学界将光学传递函数(OTF)引入 X 线成像系统,作为评价影像质量的主要方法之一。光学传递函数是以空间频率为变量的函数,它分调制传递函数和相位传递函数(PTF)。把以空间频率为变量的绝对值部分称为调制传递函数。设调制传递值为 $H(\omega)$,它是物体影像的对比度($M_{像}$)与物体的对比度($M_{物}$)的比值:

$$H(\omega) = \frac{M_{像}}{M_{物}} \qquad 0 \leqslant H(\omega) \leqslant 1$$

通过调制传递值的计算,获得影像的对比度值的大小,确认影像的质量。

2. 威纳尔频谱(Wiener Spctrun,WS)评价法　采用精密的显微密度计测量照片的粒状度(照片斑点),通过威纳尔频谱表达随机分布的密度函数,计算该函数值可获得照片斑点所占的比例,以评价不同条件下照片斑点对影像质量的影响。

(三)综合评价法

主观评价法和客观评价法各有其优缺点,但都不能对影像质量进行全面的分析。为了进一步提高影像质量控制的精度,更好地发挥影像设备的作用,完成各种医学检查,避免或减少人为造成的各种错误,减少人力、物力的浪费,降低废片率,给影像诊断提供一个摄影部位正确、影像清晰分明、影像信息丰富的 X 线照片,对影像质量进行综合评价。

影像质量综合评价是将主观评价和客观评价进行有机结合,再根据诊断要求及患者受检时的 X 线剂量进行综合评价的方法。世界卫生组织(WHO)倡导建立的放射科质量保证体系(QA)和质量控制体系(QC),推动了放射影像学的发展。我国放射界为与国际接轨,于 1992 年提出了实施 QA、QC 原则。卫生部于 1993 年颁布《医用 X 射线诊断放射卫生防护及影像质量保证管理规定》,明确要求各医疗单位和 X 线诊断科室按照医院管理分级标准要求,建立科室质量保证组织(科室建立质控小组),实施质控方案,建立质控档案。

质量管理是对传统管理手段的更新与改善,是以质量为中心,使之向科学化、系统化和现代化迈进的现代管理理念。

(冯楠、李伟、郭晋纲、罗来树、王骏、刘衡、谢冉冉、钟鸣)

第五章 CT 成像质量控制

近年来,CT 成像技术得到了迅速发展,并在医学领域得到广泛应用。优质的成像质量必须能如实地反映人体组织的解剖结构,提供足够的诊断信息,CT 图像的质量对 CT 诊断是否准确有着至关重要的作用,因此对 CT 图像的质量控制是大家关注的问题。

第一节 CT 采购应注意的问题

选购螺旋 CT 除价格外,还应关注空间分辨力、最薄扫描层厚、扫描速度、重建速度、千伏值、毫安、球管热容量及散热率等与图像质量和工作效率相关的参数。

一、基本配置和高端配置的区别

CT 的排数相同,但型号不同,价格相差几十万,主要有新老型号、标配及选配问题。系统的主要硬件部分包括:① 球管,螺旋扫描需长时间连续曝光,要求球管的散热率高,采用热容量大的球管,能延长曝光时间,新型号的球管可增大球管散热率;② 探测器,气态与金属陶瓷探测器已被淘汰,现普遍为高效稀土陶瓷探测器,探测器性能指的是每秒采集的数据量而不是物理个数;③ 图像质量,是衡量 CT 机性能的核心指标,主要包括空间分辨力、密度分辨力、时间分辨力、失真度等参数。

二、合理选择临床需求配件

螺旋 CT 机除了常规扫描功能外,还附带后处理功能,这些功能能更好地辅助诊断,包括曲面重建、骨密度测量功能、多层面重建、仿真内窥镜、表面阴影遮盖、最大和最小密度投影、肝脏脂肪含量测定、肝脏体积测定等,部分后处理软件是需要付费的,医院可根据临床需求,进行选购。

三、密码的开放与操作手册

现在进口的 CT 机一般没有维修资料,只有简单的安装和操作手册,但对螺旋 CT 机来说,很容易因为误操作或其他原因导致系统故障,所以应将安装软件和临床应用软件列入合同中。还有 CT 生产商经常对机器进行免费软件升级,一旦升级,机器之前附带的软件就没用了,因此需要将及时升级软件这一内容写入合同中。绝大部分的螺旋 CT 维修依靠机器自带的维修程序进行,但各生产商为了获取保修利益,会对维修程序进行加密,使得机器出现故障时,只能依赖厂家检修,用户受其"宰割",因此,还需要在采购合同中明确规定永久提供维修密码,并要求厂家提供维修培训服务。

四、DICOM 3.0 接口

目前不少大型综合性医院具有 PACS、HIS,条件好的影像科室具有 RIS,就连一些小医院也开始使用 PACS,所以在采购 CT 机时,要充分考虑信息系统的要求。目前全球的医学影像传输标准是 DICOM 3.0,所以考虑到 CT 机接口的兼容性,要求具备 DICOM 3.0 接口。

五、附属设备的购置

考虑到各地供电质量问题，大多数 CT 机都需要配置稳压电源，所以应要求销售公司提供系统稳压电源，以免电压不稳定引起 CT 机损坏。螺旋 CT 控制系统一般是在基本的操作系统基础上开发的，硬件主要由 CPU、主板、内存、硬盘、图像卡等组成，是工作站模式，为避免在扫描中因突然停电造成系统或硬件损坏，应根据临床要求配置在线式 UPS 电源。对高压注射器、干式激光相机等配件，医院可根据实际情况进行采购。

六、同类 CT 的比较

目前 CT 机生产的第一梯队主要在欧美国家，代表是美国 GE 公司、德国西门子公司及荷兰飞利浦公司；第二梯队主要在日本、以色列等，代表是日本佳能医疗；第三梯队主要在中国，代表是联影、东软等。它们各具特色，这就需要根据自己单位的经济实力、患者人数与要求综合确定硬件与软件配置。

七、维修方便性

维修性也称可修性、易修性，维修性直接关系到设备维护和管理的费用与工作量。在选择设备时，要考虑设备供方的资质、技术水平、配件供应的能力和维修的技术力量、反应时间等售后服务能力。

第二节　CT 成像机房的质量控制

一、CT 机房布置

1. 机房环境　CT 机房应建在周围震动小、无严重电磁场干扰、噪声低、空气净度较高的环境中，可能的话还应考虑离配电房较近，以及患者进出和机器安装方便等。

2. 部件位置　CT 基础和各大部件在机房的安放位置，要兼顾机器运行安全、维修留有空间、患者进出通畅、技师操作方便和通风换气良好等几个方面，要尽可能地减少各个工作区域的相互干扰。

3. 地面和线缆铺设　机房的地面支撑，要满足机器的载荷要求。要抗静磁场（变压器、电感器、马达等），且信号线和电源线应屏蔽、分路铺设。必要时需要做有白铁皮衬里的电缆暗沟，上面加盖，且有防鼠害措施。电缆线若太长，必须波形铺设，不可来回折叠或圈缆。

4. 安全紧急装置　扫描室和控制室要装紧急断电开关，以便工作人员一旦发现机组情况异常，可就近立即进行断电操作，防止意外事故的发生。安全紧急开关，应安置在离地面 1.6～1.8 m 的墙上，防止人员靠墙而引起误触碰。在扫描室、控制室离地面 0.3 m 的墙壁上，需设若干个单相三线的电源插座，以便之后机器维修、保养、局部照明和其他辅助用电设备或仪器的使用。每组插座旁最好能有单板空气开关控制保护。

5. 机房选址　根据医院整体规划选择地址，然后上报，环保部门和卫生监督部门到现场进行环境评价，经其确认许可后方能确定所选地址，完成建设并进行射线防护装修。

6. CT 机房　CT 机房使用面积不得小于 36 m²，机房高度，横梁底平面距地面大于 3.0 m，不宜设置窗口，除非窗口外 20 m 内是无人区，机房四面墙壁、地面、天花板六面体的射线防护要达 3 mm 铅当量，包括门及铅玻璃观察窗，观察窗铅玻璃要大于 1 m²；操作控制室的使用面积要大于 10 m²。如果砖墙厚度不足或使用空心砖，应使用重金属砂抹灰 3 cm 以上厚度。各机房应有合适的控制室和配套设备辅助用房。

二、空气要求

除非另有说明,否则,CT 扫描装置的空气环境工作条件应满足:环境温度 18～22 ℃;相对湿度 40％～60％;大气压力 700～1 060 hPa。

三、电源要求

1. 供电要求　CT 电源电压值的允许范围为额定值的 90％～110％;电源频率为 50 Hz 或 60 Hz,频率值的允许偏差为±1 Hz;电源容量由各企业标准规定。CT 机所需的电源应尽量由配电室专用电缆引来。切不可和空调、电梯等感性负载设备共用同一变压绕组。

为了确保 CT 机的供电稳定,抑制脉冲浪涌干扰,一般需加接交流稳压器。若条件许可,建议每相再安 1 个滤波器。系统计算机若没配置 UPS,应配备 1 台,以保证计算机系统正常工作,防止突然断电造成数据丢失和程序损坏。

2. 功率要求　CT 系统电源干线容量应大于机组额定总功率的 10％～20％,并接地,要求具有足够小的内阻。CT 机必须有良好的接地装置,其电阻<4 Ω,每隔半年需检查 1 次。接地端到所有被接地保护的金属零部件间的电阻必须<0.1 Ω。

第三节　CT 机安装质量控制

机器安装调试与校准的好坏直接影响 CT 图像质量。首先,要保证 CT 机房的设计与布局合理,除严格按照防护原则设计射线的防护外,既要考虑能充分发挥 CT 机各部件的功能,又要合理利用有效的空间开展日常的检查工作。其次,要有一个较好的机房工作环境。CT 机属贵重精密仪器,内含计算机和大量精密的元器件,因而必须保证 CT 机房和计算机房的温度在 18～22 ℃,湿度以 40％～60％为宜,电源的功率要足够大,工作频率要稳定,同时为了保证元器件的散热和磁盘机的稳定,必须防尘,保持一个清洁的工作环境。此外,CT 机的安装必须注意以下几个问题:一是开箱检查时必须对照装箱单清点装箱的内容,核对名称和数目,有无元器件损伤;二是避免多次搬动造成损坏,各部件的放置应事先安排,尽量一次到位;三是必须检查电源电压、频率和功率是否符合设备的要求,电缆槽和各联线的安排是否合理。

CT 机的调试与校准工作基本上是由软件来完成。调试与校准的内容包括:X 线的产生、探测器信号的输出、准直器的校准、检查床的运行、图像显示系统和照相机的调试等。所有的调试内容完成后,再利用测试体模进行水模测试,其目的是测试横断面照射野范围内射线剂量的均匀一致性和 CT 值的准确性。照射剂量一致性的测试目前通常是由 CT 机附带软件来完成,在圆形水模的图像中间和四周(中心及偏离水模边缘 1 cm 的 12、3、6 和 9 点钟位置)各设一个测试区。照射野范围内射线剂量不均一的原因是机架扫描圆孔范围内处于中间部分的射线路径较长,导致扫描过程中 X 线束的硬化,通常由 CT 机内的软件来校正。在扫描过程中,应尽可能将患者置于机架扫描孔的中间。

CT 图像由于其突出的低对比分辨力、横断面的解剖图像以及可以观察脏器与周围组织的关系等,为临床诊断提供了更多的信息,使其成为临床诊断中必不可少的手段。近年来,由于 CT 机价格的下降,国内装机数量快速增长,许多中小城市及县级医疗单位也有了购置装备的条件。在机器安装过程要进行严格的质量控制,安装以后进行严格的验收检测。验收检测是指设备安装以后按照一定的标准、手段、方法和条件对其有关参数的测定。CT 机的验收检测在我国目前尚未有国家标准,国际电工学会(IEC)至今也尚未有 CT 的验收标准,仅有稳定性检测标准。目前一般都是按照具体机器型号,由供货方提供给用户的技术参数来进行验收,这对用户及厂家都是合理的,也是双方能够接受的。从用户来说机器是根据技术参数来购买的,而厂方提供用户性能符合技术参数的产品也是必需的。全国大型医用设备评审委员会初步拟定的检测项目一共有 10 项。

1. 定位光的精度 是指扫描部位激光定位线的精确度。定位光不准,势必影响扫描部位的准确性。一般可以用胶片刺孔的方法来进行测定(图 5-1)。

2. CT 剂量指数(CT Dose Index,CTDI) CT 扫描时的 X 线剂量很重要,它是影响图像质量的一个重要参数,也是对患者辐射剂量的评价。一般说剂量高图像质量会相对好一些,但是剂量高了会增加 X 线辐射剂量,对患者不利,另外也增加了机器、球管的负担,对机器不好。因为剂量的测定非常重要,应在保证图像质量的基础上给出所需的剂量。X 线剂量是由众多因素决定的,但是对同一台设备则主要取决于毫安秒值。厂家常会在检测图像质量参数时用较大的毫安秒值,而在剂量检测时用较低的毫安秒值,这是在检测时需要注意的。剂量的检测一般要用专用的模体(图 5-2)、笔形电离室及剂量仪,也可以用热释光片(TLD)来进行测量。

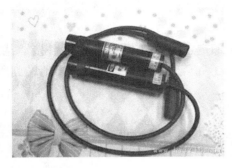

图 5-1 CT 红外线定位灯

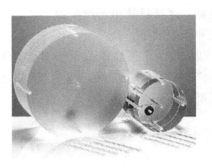

图 5-2 CT 剂量指数模体

3. 水的 CT 值 CT 值的单位是 HU(Hounsfield Unit),是以水的 X 线吸收系统来定义的。对一台 CT 机来说,水的 CT 值准不准是至关重要的。一般可以用水模来测定,但是要注意的是水模内灌的水一定要是新鲜的或加有符合要求的防腐剂的蒸馏水,水中不能有杂质,特别是水模中灌注的水时间久了可能会有滋生的菌类或藻类而影响测量的准确度。另外,一定要避免水模中的空气泡。

4. 噪声 CT 机结构复杂,很多过程都可能产生噪声,我们一般注意的是影响图像的噪声。可以测量一定范围的水,用该范围内水的 CT 值的标准差(S.D.)来表示。

5. 水模的均匀性 检水模的均匀性也就是检测 CT 扫描野中 CT 值的均匀性。可以用测定水模周边几个点与中心点的 CT 值进行比较(图 5-3)。

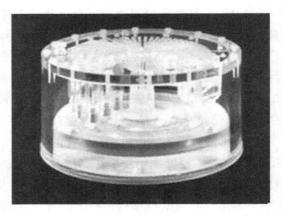

图 5-3 CT 专用水模

(以上 3、4、5 三项可以用同一个水模来完成。)

6. 层厚 层厚是指扫描层的厚度,一般机器均有多种层厚可供选择,因此也要对不同的层厚分别进行测定,不同的层厚有不同的精度要求。

7. 空间分辨力 空间分辨力又称高对比度分辨力,这是 CT 机影响图像质量的一个很重要的参数。

它的定义是在两种物质密度相差在 100 HU 以上时,能够分辨最小的圆形孔或黑白相间(密度差相间)的线对(LP/cm)值(图 5-4)。可以直接用肉眼观察孔径的大小或线对的多少,也可以用点扩散函数方法来计算。目前一般机器采用的大多是后者,其能自动计算并画出调制传递函数(MTF)曲线,由此判断 MTF 在不同百分比时的线对值。一般厂商在技术参数表上给出的常常是截止频率的数据,即 MTF= 0%,以显示其较高的空间分辨力。但是截止频率的线对值是没有实际意义的,一般采用 MTF 为 2% 或 5% 时的数据来判断该机器的空间分辨力。

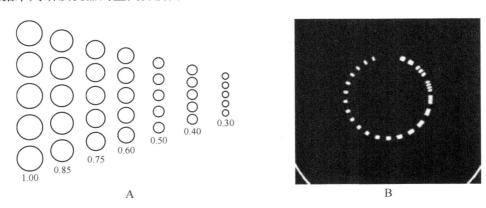

A 为孔径测试;B 为线对测试

图 5-4 空间分辨力测试

8. 密度分辨力 密度分辨力又称低对比度分辨力,这也是影响 CT 图像质量的一个重要参数。它的定义是能够分辨两种低密度差的物质(一般相差仅为几个 HU)圆孔的孔径大小。密度分辨力与射线的剂量有很大的关系,当剂量大时密度分辨力会有所提高,在评估密度分辨力时一定要了解使用的剂量,一般厂商在提供这一指标时也会说明是在什么剂量条件下测定的(图 5-5)。

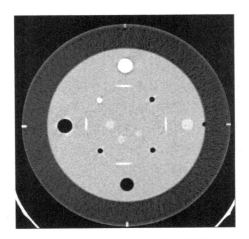

图 5-5 密度分辨力检测模块

9. CT 值的线性 CT 值是否准确不能仅仅观察水的 CT 值,还要观察其他材质的 CT 值是否准确。一般可分别测定尼龙、聚乙烯、聚苯乙烯、有机玻璃等材料的 CT 值,以确定该机器 CT 值的线性是否良好(图 5-6)。

10. 检查床的移动精度 通常在检测这一指标时,在床上一定要加荷载(可参考厂方给出的重量),再进行移动精度的测定(图 5-7)。

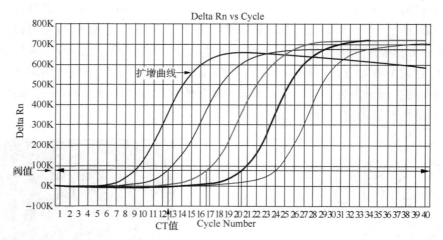

图 5‑6　CT 值的线性趋势图

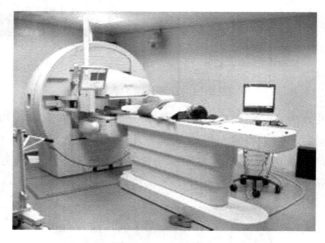

图 5‑7　CT 检查床

　　以上 10 项检测项目是目前国际和国内常用的。这些项目在判断机器性能中的权重是不完全相等的,但作为验收一台新购置的 CT 机来说,原则上这些项目都应该测定。假如有某一项或多项指标达不到时,用户有权要求供应商进行调整以达到指标。很多情况通过重新调整是能够达到标准的。这种情况除了机器本身的质量以及运输的影响外等,常与安装工程师的责任心、技术水平、工作态度有关。一般验收检测可以由供应商、用户和有关的技术检测部门共同进行。假如存在的问题最终不能解决时,就需要通过商检和其他有关部门正式向供方提出索赔。

　　验收检测的结果以及有关的数据和图片等应该保存好,它一方面代表了机器安装以后的状态,可作为验收的依据,更重要的是作为一种基准值(Base Line Value,BLV)供日后进行定期的稳定性检测参考,从而了解机器的运行情况和状态。当设备的一些重要部件进行更换或修理后,应该进行一次状态检测,状态检测的结果将成为机器新的基准值,作为今后稳定性检测的参考。

　　机器通过验收检测说明机器的性能已满足购机时的要求,为今后正常工作奠定了基础。但不能满足于此,还应该做好 CT 机的质量控制(QC),以期机器始终处于良好的性能状态,能够获得最佳图像质量和延长机器的使用寿命。这就需要进行定期的稳定性检测和实施厂家对机器要求的维修保养计划(P. M. Schedule)。CT 机的稳定性检测是在验收检测的基础上实施的。检测所得的数据要和基准值(BLV)进行比较,观察有否偏离基准值或超过允许的偏离值,以判断机器的状态。以下分别介绍德国标准研究所(DIN)和国际电工学会(IEC)的两个 CT 机稳定性检测的标准及检测频率(表 5‑1、表 5‑2)。

表 5－1　DIN 6868/6 规定的参数偏离基线值的允差

项目	允差	检测频率
水的 CT 值	±3HU	无明确规定
均匀度	≤8HU	同上
噪声	±10%	同上
空间分辨力	−30%	同上
密度分辨力	±10%	同上
层厚	±25%	同上
床的移动精度	3 mm/30 cm	同上

表 5－2　IEC 1223－2－6 规定的参数偏离基线值的允差

项目	允差	检测频率
噪声	±10%	每月至少 1 次
水的 CT 值	±4HU	每月至少 1 次
均匀度	≤2HU	每月至少 1 次
空间分辨力	±15%	每月至少 1 次
层厚	2 mm 以上 ±1.0 mm	每月至少 1 次
层厚	2 mm 或以下 ±50%	每月至少 1 次
床的移动精度	±2 mm	每月至少 1 次
CTDI	±20%	每半年 1 次

　　这两个标准由于制定的时间、背景、条件等不同,有一定的差别。DIN 标准制定较早,有些参数显得较低,在具体实施过程中我们还应当参考设备生产厂的规定来确定。一般来说,对于新安装的设备应该严格,对使用多的设备可以适当地放宽。当检测结果超过了标准就应该检查其原因并给予纠正,这对新的设备尤其重要,不应忽视。

　　除此之外,各个公司对机器的维护保养也均有具体的要求和规定。有的公司称为计划性维护保养(Planned Maintenance),有的称为预防性维护保养(Preventive Maintenance),均简称为 PM 计划。其中,包括维护保养的内容、方法、使用的工具、材料、工作条件以及每一项维护保养内容的操作频率、所需时间等。其实施频率大部分项目为每季度 1 次,也有的为每半年 1 次。整个 PM 计划的实施,每次所需时间不会太多,一般来讲,1 天时间足够。作为医院,对这样一台价值昂贵的高、精、尖设备,每季度用 1 天的时间进行这项工作,从质量保证的角度来看是完全必要和值得的。这些工作在保修期内一般应由机器供应商的工程师负责,过了保修期的,医院技术人员应该按需要去做,这对保证图像质量和延长机器使用寿命是十分有益的。

　　总的来说,作为一家医院投入几百万元甚至上千万元购置一台设备是非常不容易的,因此就技术的角度来看,验收检测和日常运行过程中的维护保养、稳定性检测就显得十分重要和必要。作为科室的领导应该重视这一工作,医院的有关领导要支持这一工作,以保证设备始终处于良好的运行状态,并为临床诊断提供良好的图像质量。

第四节　CT成像质量控制

医学影像质量控制在我国已广泛开展多年,取得了一定成效。CT图像的质量控制应从以下几点着手。

一、机器的维护与保养是患者检查的基础

CT机是复杂而精密的成像仪器,不同类型的CT机其性能不同,一般通过以下主要技术性能指标对CT机的性能进行检测:

（一）水模平均CT值测试

1. 测试工具　直径20 cm的水模,一般CT机都随机带有水模。

2. 测试方法　采用非螺旋扫描方法扫描水模,重建图像。根据重建后的图像,在水模的中心部分设置一个兴趣区,大小为2～3 cm²,约包含200～300个像素,然后测量平均CT值。空气的CT值可从图像全黑处获得,或作空气扫描后直接测量。

3. 参考值　水的平均CT值应该接近于0 HU。空气的CT值应该为－1 000 HU。

4. 正常值　水的平均CT值正常波动范围≤±3 HU,空气的平均CT值正常波动范围≤±5 HU。

5. 测试频度　每天1次。

（二）水模CT值标准偏差测试

1. 测试工具　直径20 cm的水模。

2. 测试方法　同水模平均CT值测试方法。

3. 参考值　水模CT值正常标准偏差范围应在2～7 HU,实际的CT值与兴趣区处的剂量及重建算法有关。另外,CT值的标准偏差与兴趣区所处的位置有关,如兴趣区位于水模的边缘处,标准偏差可能会稍低。

4. 正常值　从理论上说,标准偏差越小越好,但最后的取舍需根据以前的测试结果和CT机的工作情况。如果标准偏差变大,则意味着图像的噪声增加。其原因可能是扫描剂量不够,也可能是成像系统中探测器、放大电路和模数转换器的原因。

5. 测试频度　每天1次。

（三）高对比度分辨力的测试

1. 测试工具　高对比度分辨力体模,对比分辨力要求≥10%,也可采用分辨力测试线对板。该测试体模由有机玻璃制成,每排有5个大小直径相等的孔,直径依次缩小排列,孔内含水的体模对比度大约是20%,孔内含空气的对比度大约是100%。

2. 测试方法　选用适当参数扫描分辨力体模,观察体模图像中能分辨的最小孔径。标准要求是所有5个孔都能清晰显示,5个孔未全部显示则不能计算在内。

3. 参考值　采用头颅标准扫描模式时,高对比分辨力约在1 mm以内;采用高分辨力扫描模式时,其分辨力可达0.25 mm。

4. 正常值　应该根据不同CT机的情况,设定分辨力的正常值范围。方法是在该CT机最佳工作状态时做高对比分辨力测试,所测得的最高分辨力数值即为该机的正常值。另外,厂家所标称的分辨力参考值,也可作为测量的正常值范围。分辨力衰退往往是由于球管使用日久焦点变大、机架内的机械结构磨损和颤动、探测器老化等。

5. 测试频度　每月1次。

（四）低对比度分辨力测试

1. 测试工具　低对比度分辨力体模，上面分别钻有直径 2～8 mm 不等的小孔，孔内注满水或其他液体(酒精或糖水)，使 CT 值的差保持在 0.5%。另一种方法是将塑料薄膜(或胶片)中间钻孔置于水模中，利用部分容积效应测试。扫描时，X 线大部分通过水，少部分由塑料薄膜吸收，形成模糊的、低对比度图像。但在质控测试中，上述两种方法都很难定量，通常的做法是记录正常情况下所测得的结果，作为以后质控测试对照。

2. 测试方法　根据结果所得的 CT 图像，寻找能看到的最小孔径，必须一整排孔都看到才能作数。能看到的孔径越小，CT 机的密度分辨力越高。一般而言，扫描剂量越高，噪声越小；反之则噪声越大。剂量增加，密度分辨力也随之增加。

3. 参考值　一般低对比度分辨力约在 5%，也就是说应能分辨直径为 4～5 mm 的小孔，随着设备使用年限的增加，密度分辨力会有所降低。

4. 正常值　密度分辨力的高低与扫描剂量等其他因素密切相关。如使用薄模水模，密度分辨力则与薄模的厚度和扫描的层厚有关。增加剂量，会使密度分辨力增加。另外，改变扫描算法，也会影响密度分辨力。一般密度分辨力的测试，常以头颅扫描条件为准，以后每次测试都以此参照不再变化。

5. 测试频度　每月 1 次。

（五）距离测量标尺的精确性

1. 测试工具　距离测量体模。体模由塑料制成，内有等距、已知数值的标尺。

2. 测试方法　将体模扫描后，在显示器上用 CT 距离标尺测量外周测量点的距离，通常是测量上、下、左、右四个点。

3. 参考值　标尺所显示的数值应和体模上的实际尺寸相符。

4. 正常值　一般误差范围在 1 mm 以内。若误差>2 mm，应采取措施纠正。

5. 测试频度　重建算法可影响距离标尺的准确性，如出现误差，应由工程师校正。每年 1 次。

（六）视频显示器图像测试

1. 测试工具　测试体模同距离测量体模。

2. 测试方法　体模扫描后，在显示器上用透明塑料尺测量测试图像上、下、左、右的孔距。

3. 参考值　显示器上任何位置孔的大小和距离应与体模相同。

4. 正常值　显示器上测得的实际距离可允许有些误差，但上、下、左、右的测量结果应相等，其误差范围≤1%，也就是说，体模直径如为 170 mm，那么实际的误差不能超过 1.7 mm。如上部 3 个孔距实际测得为 30 mm，而下部 3 个孔距为 25 mm，即可视为显示器显示图像有变形。显示器四周的图像显示要求应略放低，因为通常显示器四周的图像质量都不及中心部分。显示器图像的畸变大都是由于电压波动或非线性造成，应请工程师调整。

5. 测试频度　每月 1 次。

（七）CT 值的均匀性

1. 测试工具　直径 20 cm 水模。

2. 测试方法　水模扫描后，用 CT 机上的兴趣区测量水模图像的上、下、左、右部位，兴趣区大小 2～3 cm²。

3. 参考值　正常情况下，四个部位所测得的水的 CT 值都应为零。

正常值：所有部位测得的 CT 值平均差值≤5 HU，>5 HU 说明 CT 图像的平滑度降低。如果水模 CT 值中心高四周低，称为"帽状"现象；相反如四周高中心低，则称为"杯状"现象。

4. 测试频度　每年 1 次。

（八）检查床定位精确性测试

1. 测试工具　定位装置测试体模。该装置在塑料体模上钻有两个互相垂直的小孔道,与成像平面成 45°,并交错通过体模中心。

2. 测试方法　首先确定层厚,对体模中心孔道交叉点进行扫描,重建后的图像上应能看到两个小孔道。如果定位装置精确,两个孔道应并行排列。该测试方法也可定量,即测试图像显示两条孔道错位,可将该图像照相后用尺测量错位的距离,两孔道错位的距离应等于射线束中心与定位装置中心的偏离距离。

3. 参考值　正常情况下,两个孔道应整齐排列。

4. 正常值　两个孔道排列偏差＞3 mm,应由维修人员调整。

5. 测试频度　每月 1 次。

（检查床定位误差多见于检查床定标误差,偶尔也由软件因素引起。）

（九）床移动指数的测试

1. 测试工具　10 in×12 in X线胶片 1 张。

2. 测试方法　将装有胶片的暗盒置放于检查床上,其尺寸较长的一端与检查床平行。CT 扫描程序设定为 10 次,层距为 10 mm,层厚＜5 mm。为模拟实际扫描的情况,另给检查床加负载(≥50 kg)。结果,照片应为整齐排列的条带状。然后,用一把尺测量每两条曝光带之间的距离。

3. 参考值　每两条曝光带之间的距离应该等于测试所选的层距,即 10 mm。

4. 正常值　10 次扫描结果应该有 10 条曝光带,并且从第一条曝光带中心到最后一条曝光带中心的距离应该是 90 mm。如果总长度的误差＞1 mm,应视为床移动指数有误差。

5. 测试频度　每年 1 次。

（误差多见于床移动的滚动部件配备太多,或床位指示标志有误。）

（十）床移动后复零

1. 测试工具　有色胶带、尺。

2. 测试方法　将检查床移动到常规检查位置并复零,模拟实际扫描的情况,给检查床加负载(≥50 kg)。在床面和床基座之间各粘贴有色胶带 1 条并对齐。然后将床以 10 mm 的层距进机架移动至 200 mm 并回到起始点零位,再反方向移动检查床重复上述操作。正常情况下,每次进出检查床均应回复到零位,然后将床移动至 300 mm 测试 1 次。

3. 参考值　正反方向测试检查床均应回复到零位。

4. 正常值　检查床的复零误差≤1 mm。

5. 测试频度　每年 1 次。

（床运动的传动部件问题均可使复零产生误差。）

（十一）定位线指示灯的精确性

1. 测试工具　10 in×12 in X线胶片 1 张。

2. 测试方法　纸包片放置于检查床上,并将检查床升高至常规检查位置,约相当于机架孔中点,进床后打开定位指示灯,在指示灯相当于扫描线的位置处,用大头针在胶片的两侧边缘处钻 2 个小孔,然后用最小的层厚扫描。

3. 参考值　照片上的扫描线应该与针眼的位置一致。

4. 正常值　正常误差范围≤2 mm。

5. 测试频度　每年 1 次。

（产生误差的原因一是定位线指示灯二是球管。）

（十二）层厚的测试（非螺旋扫描）

1. 测试工具　嵌有金属丝或钻有小孔并与射线成45°的塑料体模。不要简单地直接用胶片扫描。

2. 测试方法　选择层厚，通常测试最小、中等和最大三种层厚已足够。扫描后在显示屏上测量金属丝或小孔的距离，一般显示的孔距应该等于所用层厚的大小。

3. 参考值　屏幕上测得的层厚应该等于标称层厚。

4. 正常值　如用 7 mm 标称层厚扫描，误差范围应在 2 mm 以内；如选择 1 mm 或 2 mm，误差可达标称层厚的 1 倍。一般，层厚的误差都要超出标称层厚。

5. 测试频度　每年 1 次。

（层厚的误差主要是由于准直器影响密度分辨力，见图 5-8。）

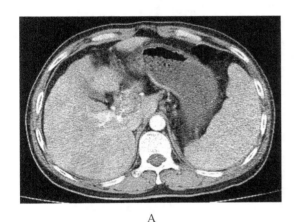 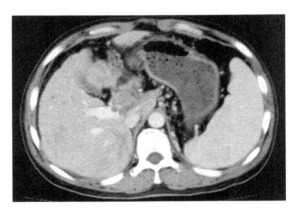

A 图层厚为 0.625 mm；B 图层厚为 5 mm，随着层厚增加，密度分辨力增加。

图 5-8　层厚对密度分辨力的影响

（十三）扫描野范围内的 CT 值误差

1. 测试工具　直径 20 cm 的水模。

2. 测试方法　每次测试，同样的条件需扫描 5 次，即将水模置于扫描野中心、上、下和左、右各扫描 1 次。CT 值测量的兴趣区大小为 2～3 cm²，每幅图像测量水模中心而不是图像中心的 CT 值。

3. 参考值　各个位置水模扫描和测量的 CT 值均应为零。

4. 正常值　CT 机扫描野中心处的 CT 值平均误差应<5 HU。

5. 测试频度　每年 1 次。

（CT 机的性能衰退可引起 CT 值的误差增大。）

（十四）与患者体厚有关的 CT 值误差

1. 测试工具　不同直径的水模 1 套。直径 30 cm 体部体模、20 cm 头颅体模、15 cm 小儿头颅体模和 8 cm 四肢体模。

2. 测试方法　使用不同部位的扫描条件扫描 4 种不同的体模，扫描野大小应正好等于水模的大小。扫描完成后测量水模中心部位的平均 CT 值，兴趣区大小为 2～3 cm²。

3. 参考值　各水模中心部位测量的 CT 值均应为零。

4. 正常值　根据体模的大小，所有水模测量平均 CT 值的误差应<20 HU。

5. 测试频度　每年 1 次。

（CT 值误差增大，表示 CT 成像射线量补偿和探测器的灵敏度有漂移。）

（十五）与图像重建算法有关的 CT 值误差

1. 测试工具　直径 20 cm 的水模。

2. 测试方法 将水模扫描后保留原始数据,用各种不同的重建算法重建水模图像,如扫描无原始数据,则需用不同的扫描重建算法作相应的数次扫描。

3. 参考值 不管如何改变重建算法,水模的平均 CT 值均应为零。

4. 正常值 不同重建算法之间的平均 CT 值误差≤3 HU。

5. 测试频度 每年 1 次。

此外,重建算法对空间分辨力具有一定的影响(图 5-9)。(误差的原因主要为图像重建算法定标误差。)

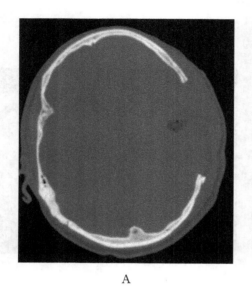 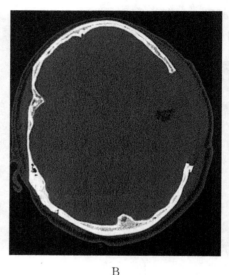

A   B

图 B 为骨算法重建图像,空间分辨力增加。

图 5-9 重建算法对空间分辨力的影响

(十六)与扫描层厚有关的 CT 值误差

1. 测试工具 直径 20 cm 的水模。

2. 测试方法 扫描条件相同,改变扫描层厚对水模进行扫描,扫描重建后的图像,在水模的中心处取 2~3 cm² 大小的兴趣区,测量水的平均 CT 值。

3. 参考值 不管如何改变扫描层厚,水模的平均 CT 值均应为零。

4. 正常值 不同扫描层厚的平均 CT 值差≤3 HU。

5. 测试频度 每年 1 次。

(产生误差表示探测器阵列的灵敏度或图像重建算法定标有误,尤其是 CT 成像射线量补偿部分可能有偏差。)

(十七)噪声水平测试

1. 测试工具 直径 20 cm 的水模。

2. 测试方法 其他扫描参数不变,分别改变毫安秒值和扫描层厚对水模作数次扫描,毫安秒的增加应该从低到高。扫描重建后的图像,分别在水模的中心处作 CT 值的测量,兴趣区大小为 2~3 cm²。

3. 参考值 在匀质物体中,CT 值的标准偏差与噪声水平成正比。当其他扫描参数不变,毫安秒和层厚增加时,CT 值的标准偏差增大。随着毫安秒的增加,CT 值的标准偏差减小,直至全部受扫描成像系统的电子噪声的影响。

4. 正常值 一般在新 CT 安装后应作噪声水平测试,并留存噪声变化曲线,随着设备使用年限的增加,噪声曲线应无显著变化。

5. 测试频度 每年 1 次。

（引起噪声水平变化的原因很多，如扫描条件的改变，探测器灵敏度的改变，探测器阵列放大电路的变化等，见图5-10。）

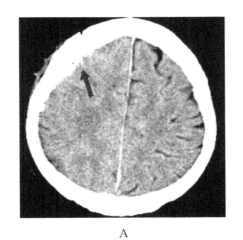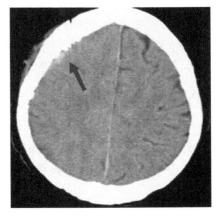

A   B

图 A 管电流为 150 mAs；图 B 管电流为 200 mAs，随管电流（曝光剂量）的增加，噪声减小。

图 5-10　曝光剂量对噪声的影响

（十八）散射线剂量和防护测试

1. 测试工具　直径 20 cm 的水模和射线曝光计量仪。

2. 测试方法　将水模置于扫描位置，同时将射线曝光计量仪放置于散射线测量点，穿上铅围裙，另一人按下扫描按钮开始扫描，测得的辐射剂量乘以扫描总次数即为某一部位的辐射剂量。其余测试点按同样方法进行。

3. 参考值　辐射剂量根据测试点离扫描机架的远近不尽相同，通常越靠近扫描机架和患者，散射线剂量越大。

4. 正常值　散射线剂量越小越好。

5. 测试频度　每年 1 次。

（如辐射剂量＞25 mR/次扫描，应确认准直器及球管管套有无问题。）

（十九）峰电压波形测试

1. 测试工具　峰电压波形测试表，通过该表与示波器连接。

2. 测试方法　选择常用的峰电压值扫描，将峰电压测试表和示波器连接，观察示波器的波形变化。

3. 参考值　测试的结果应与设定值一致，在连续的扫描过程中，电压的波形应无明显的异样。

4. 正常值　正常峰电压的波动范围应＜2 kVp。

5. 测试频度　每年 1 次。

（定标误差有可能使峰电压输出有波动。）

二、合理用药是患者进行检查的先决条件

在进行腹部 CT 检查前需要口服 1%～1.5% 的阳性对比剂，这样可以区分肠道，并减少因肠腔气体所产生的伪影。然而，这不能一概而论。对于急腹症的患者，如肠穿孔、肠梗阻、急性胰腺炎等则不能口服阳性对比剂；对于怀疑有结石的患者可考虑口服阴性对比剂。对于口服对比剂，还需根据检查部位来考虑用量，如上腹部检查可在检查前 30 min 口服 300～500 ml，再在检查前口服 300 ml；如果是检查肾脏需分次口服对比剂总量达 1 000 ml，每次为 300 ml 左右。

对于不能配合检查的患者，成人一般用静脉注射或肌注 10 mg 地西泮；而小儿以口服水合氯醛较为安全，用量为每千克体重 50～75 mg，总剂量应小于 2 g，或口服 10% 的水合氯醛 3～5 ml。为了抑制胃蠕动,松弛胃壁,利于胃充盈扩张,检查前 10 min 需肌注山莨菪碱 20 mg,但对于青光眼、前列腺肥大、排尿困难者禁用。

静脉团注对比剂对于一些高危患者,如恶病质患者,有严重肝、肾功能及心功能不全的患者,以及急重症患者均禁用;而对于高龄患者、小儿应慎用,并考虑采用非离子型对比剂。无论如何,均应以书面形式告知患者及其家属在应用对比剂后有可能会出现的不良反应等并签字。检查时,最好采用非离子型对比剂,根据检查部位及病种不同,正确选择剂量、注射速度、延迟时间和扫描方法等。

三、辐射防护是患者进行检查的根本

CT 检查要充分掌握适应证,如空腔脏器的胃肠道 CT 检查不如常规 X 线钡餐检查,更不如内窥镜检查;中低档 CT 的血管成像,其检查质量远抵不上 DSA,不过是一种体检或是筛查的方法而已,在功能、生化、病理方面更是欠缺。不同类型的 CT 机也有其适应证,如在进行头颅 CT 检查时,电子束 CT 就不如常规 CT 机。

检查前要告知患者一些与检查相关的注意事项(如在做鼻窦、颈部、喉部检查时不能做吞咽动作;在做胸腹部检查时不能做呼吸等)以争取患者的配合,减少漏诊及重复检查。检查前要除去一切与金属有关的发卡、项链、耳环、胸罩、金属扣、皮带等,还要询问 1 周内有否做过消化道钡餐检查等。

薄层扫描在给诊断带来大量信息的同时,也会给患者增加 X 线辐射剂量,因此需要严格把握。通常,CT 的薄层扫描主要用于小病灶内部结构的细微变化,如观察内耳耳蜗和中耳听小骨等细微骨结构;观察肺内的细微结构及微小的病灶结构,早期的间质改变和各种小气道病变,肺部的弥漫性间质性、结节性病变及支气管扩张症。

要对患者的非检查部位进行防护,对患者家属或陪伴人员进行防护。我国目前大多数医院在这方面做得还很不够。总之,CT 检查在掌握辐射实践正当化、防护水平最优化、个人剂量限值这三大基本原则的同时,还应注意必须确实具有适应证,在考虑患者诊断与治疗效益的因素下,所有的照射应保持在合理的、尽可能低的水平。

四、规范化作业是患者进行检查的核心

常规 CT 检查做轴位扫描,有时需要做冠状位检查,如观察蝶鞍有否垂体瘤的患者需进行冠状位扫描。对于眼眶 CT 检查符合下列条件可首选冠状位扫描:① 观察眼外肌病变;② 确定眼内异物方位;③ 观察和确定病变与眶顶和眶底关系;④ 观察眶尖的邻近结构,辨别眶尖病变侵袭范围;⑤ 眼外伤时判断有无眶底或眶顶骨折及其程度。但目前大多数二级以上医院多配备 64 排及以上 CT 机,可以采用后处理技术重建出冠状面、矢状面图像,以减少患者体位不适。

扫描体位定下后,紧接着就是定扫描基线。对于头颅扫描有 2 条扫描基线,其中听眉线(EML)的优点为:① 标志醒目,定位准确;② 通过三个颅凹的最低处,扫描范围较理想;③ 显示组织结构较清楚,幕下显示第四脑室好,幕上显示基底节好。对于眼球的 CT 检查,扫描基线有听眦线和听眶线,由于听眶线更接近于视神经的走向,显示视神经及眼外肌较好,故提倡以听眶线为基线。

当病变和周围组织密度相近,可适当调窄窗宽;如果观察的部位需要层次多一些,可适当加大窗宽;如果显示部位的图像密度较低,可适当调低窗位,反之则可调高窗位。当某些组织和器官,既存在密度差异较大的结构,同时又存在密度较小的结构,则不能采用单一固定的窗宽和窗位,即单窗显示。为了显示不同组织的结构,必须采用双窗或多窗技术,如观察胸部,就必须采用肺窗、纵隔窗;又如观察颅脑,就必须采用脑组织窗和骨窗。只有根据不同组织的检查目的和检查结果,正确调整窗宽和窗位,才能得到有临床价值的图像,为疾病的定性诊断提供更丰富、更可靠的依据。

通常在下列情况下,需要加摄骨窗:① 涉及颅底、内听道和蝶鞍的扫描;② 观察颅脑外伤;③ 涉及颅骨本身的病变,或颅脑病变侵犯到颅骨。如有皮下软组织病变时,应在病变层面加摄增宽窗宽的软组织窗(类似体部图像的软组织窗)。胰腺图像显示用软组织窗,窗宽、窗位分别为 W250～350,C35～50;对

缺少脂肪衬托的患者可调小窗宽，如 W150～200，C35～50。肾脏、输尿管、肾上腺的图像显示用软组织窗，窗宽、窗位分别为 W250～350，C35～50；对延迟扫描，目的在于观察肾盂、肾盏内病变的部分应采用类似骨窗的窗宽、窗位：W1300～1500，C350～500。对胆囊造影的图像也应采用类似骨窗的窗宽、窗位，以免遗漏细小病灶。

对病灶一定要测量 CT 值、病灶的大小（长×宽×高或最大径），以供诊断参考。在对病灶进行 CT 值的测量时要注意：① 要对病灶的中心层面进行测量；② 要对病灶及其邻近组织进行测量；③ 要对病灶所在组织进行测量；④ 要在同一层面对病灶增强前后以及延时后的情况进行测量；⑤ 要对病灶所在位置进行相关组织的对称性测量。

五、消除伪影为诊断的先决条件

伪影因其对临床诊断的直接影响以及表现形式与原因多样化，目前是 CT 成像研究的一个重点。严格意义上讲，伪影是指任何非检测物质内部结构的图像伪迹特征，它是因非理想成像系统造成的。伪影可能来源于系统、探测器、数据采集、算法以及患者本身等。

（一）射束硬化

临床应用 CT 系统多以球管作为 X 线源，其发出的射线为多色谱射线。在射线辐照患者时，低能量的射线易于被物质吸收衰减，故而造成所谓射束硬化效应。相对于扫描中心不同距离的射线，其所经过的衰减路径长度不同，因此射束硬化程度各异，距离远的射线较距离近的硬化程度低，重建后通常带来杯状伪影。射束硬化还会造成条状伪影，其表现形式取决于高衰减物质（如骨骼）的结构，另外在头部检测时，射束硬化会导致著名的亨氏暗区（如图 5-11 所示）。针对射束硬化的校正手段主要有硬件和软件两类。早期采用水袋缠绕检测对象使得不同射束的硬化趋于均匀，从而减小伪影产生，但此方法仅限于头部检测应用。根据类似原理，一种较好的解决方案是利用蝴蝶结状滤波器对射线进行过滤，使滤波器的厚度变化与患者轮廓相匹配。在软件上有预处理和后处理方法，预处理方法是首先产生一个作为射束硬化先验信息的校正表，按此表对投影数据进行校正后再滤波反投影，从而去除或减少射束硬化的影响。虽然上面介绍的方法都可以或多或少弥补射线硬化，其伪影包含衰减性质很大不同物质（如骨骼和软组织）的图像，如图 5-11 的亨氏暗区。一种递归算法可以较好地解决了这一问题，算法的主要思想是先重构一幅初始图像来定位软组织和骨骼，对域值分割后的图像进行反投和重构，获取误差伪影图像，再从重构图像中减去误差伪影。

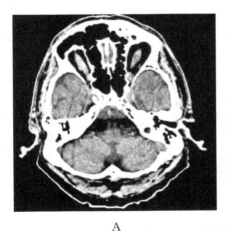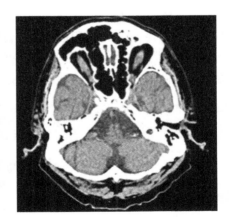

A   B

图 5-11　射束硬化伪影及其校正

（二）部分容积效应

当高对比度的结构在垂直于扫描平面的 z 轴方向部分进入断层时，就容易发生部分容积效应，其根本原因在于信号在 z 轴切片方向被探元平均的非线性问题。部分体积效应在图像中表现为宽带状、环状伪影以及图像暗区或亮区,这取决于高对比度结构及其在z轴方向与扫描平面的相对位置关系。在螺旋CT重构时,一般来说层厚越大发生部分体积效应的概率越大,解决这种伪影最直接也是最有效的方法就是减小层厚(图5-12),对于较大层厚的重构需求,可以将较大层厚分为若干小层厚进行重构后再进行图像的叠加。

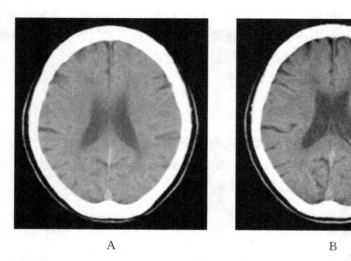

A 图层厚为 10 mm,由于部分容积效应所致脑沟边界不清;B 图层厚为 5 mm,部分容积效应减轻,脑沟边界显示清晰。

图 5-12 层厚对部分容积效应的影响

（三）与探测器和球管相关的伪影

探测器作为CT成像的主要部件,其性能如暗电流偏置、增益、探元响应非线性、响应均匀性等都对成像质量有重要影响。各个探元在这些性能上的不一致性通常在重构图像中表现为或宽或窄的环状伪影(图5-13)。对此类伪影的校正,主要通过测量建立校正表对投影数据进行预处理后再重建的方法。需要指出的是,探测器的性能会随着入射射线能量、扫描模式以及环境的变化而变化,但有些差异是固定不变的(如因模式中不同层厚引起的差异),有些是变化的(环境方面),因此可以建立两种校正表("恒定"的和"变化"的),二者共同组成最终校正表,对"变化"表进行定时更新,这样既大大减少了工作量又不影响校正质量。球管作为X线产生装置,若发生打火(如当阴极和阳极间存在杂质时),会直接造成投影数据丢失,从而造成放射状的伪影。球管的打火频率会随使用寿命减少而增加。除了在系统调节时采用吸气真空技术避免管腔内存在杂质外,在算法上通常采用邻近角度投影插值来弥补球管打火造成的数据丢失。为满足设计需要,目前球管阳极都以旋转阳极为主。转子旋转的平稳性会影响到焦点与探测器的相对关系,当转子旋转发生颤动时,就会破坏正常的投影采集而造成重建图像中的伪影。造成转子转动不平稳的原因往往是部件的疲劳损坏(如轴承的磨损),这时只有更换已坏部件才能避免伪影发生。

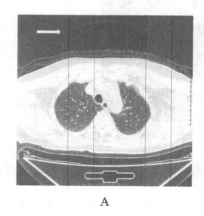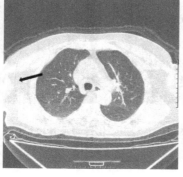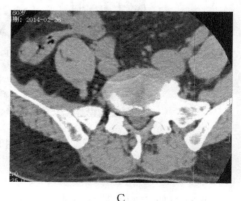

图 5-13 探测器及球管环状伪影(箭头所示)

（四）运动伪影

这类伪影主要是因患者自主运动（如呼吸运动）或不自主运动（如脏器蠕动和心跳）造成的。一般表现为轮廓线模糊、双轮廓线、线条伪影以及图像中阴影（图5-14）。对于自主运动伪影，可通过人为控制加以避免，例如让患者在扫描过程中屏气。较短的扫描时间和合适的扫描起始角度也是减少运动伪影的有效措施。因心脏搏动不能人为控制，可通过扫描参数调整来控制伪影。

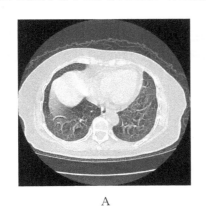 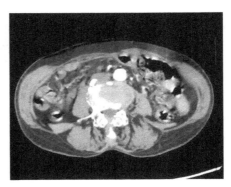

A   B

A图为呼吸运动伪影；B图为肠管蠕动伪影

图5-14　运动伪影

此外，还有许多其他原因造成的伪影，诸如金属伪影、噪声伪影、散射伪影以及与算法有关的伪影（如多排螺旋CT中的锥束伪影）等（图5-15）。总之，伪影的表现形式和来源是多样的。有时相同表现形式的伪影可能具有不同的起因，必须对其本质进行分析才能采取正确的措施避免或减少伪影的产生。CT图像伪影一直是研究热点，在减少伪影的措施上主要有两种：一是根据伪影产生原理对其补偿，通过建立校正表对数据进行校正或采取相应硬件措施；二是采用图像处理算法抑制或消除伪影。

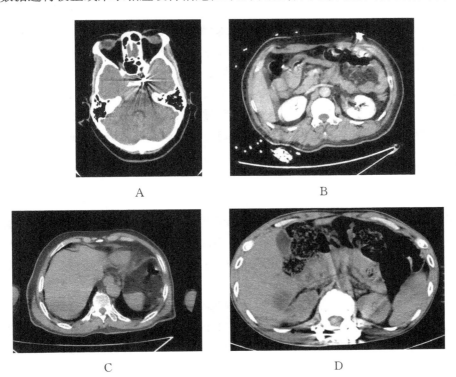

A图为金属置入物伪影；B图为体外高密度伪影；C图为肢体所致伪影；D图为脊椎内固定器所致的金属硬化伪影

图5-15　其他伪影

CT 成像受多种因素的影响,这些因素既复杂多样又存在着相互影响的辩证关系,在系统设计时须综合考虑,进行最优设计。图像质量是 CT 成像临床应用的基础,高质量成像是高品质 CT 系统性能的集中体现。

六、CT 成像质量标准

(一)诊断学标准

影像解剖学标准必须满足临床提出的诊断学要求,这些标准可通过解剖特征的"可见度"和"清晰显示"来表述。以解剖学标准为依据的 CT 影像质量评价,还应考虑对病理改变的探查具有重要意义的检查区域的解剖结构及不同组织间的对比状况。

(二)成像技术条件

CT 检查的成像技术条件包括层厚、层间距、视野(FOV)、扫描架倾斜角度、曝光参数、检查体积、重建方法、窗宽、窗位等参数。

(三)患者辐射剂量

由于 CT 检查的辐射剂量相对较高,因此检查中对患者辐射剂量的约束应予以特别重视。在不影响单次检查诊断价值的前提下,较低的剂量是可实现的,也是应该追求的。

(四)物理学的影像标准

CT 影像质量可用物理参数的术语来表征,如一致性、线性 IT 值、层厚、空间分辨力、对比度分辨力和伪影、噪声等。它依赖 CT 设备的技术性能和扫描参数。可通过体模、水模测试对以上参数进行量化测定,通过伪影的显现来评估。

第五节　CT 剂量的规范与优化

目前,CT 技术特别是多层螺旋 CT(MDCT)技术得到了飞速发展,4、8、16、32、40、64 层及双源 CT 相继出现,目前 256 层、320 层 MDCT 也在临床应用。MDCT 扫描速度的提高使单位时间患者数量大大增加,同时使一些新的应用(如心脏 CT、全身扫描)得以实现。在过去 20 年间,全世界 CT 检查频率增长超过 8 倍。由于 CT 检查对患者产生较高的有效剂量,CT 检查频率不断增长,新的 CT 临床应用不断涌现以及 CT 对集体剂量贡献增加等因素,促使放射医(技)师、临床医师、医学物理师等 CT 相关人员越来越关注 CT 剂量与防护问题,特别是 MDCT 剂量的规范与优化以及辐射防护问题。

一、MDCT 技术

多层 CT 拥有多排探测器阵列,可进行快速扫描和大范围容积扫描。MDCT 仍沿用第三代 CT 几何学特性,即探测器与 X 线管一起旋转。所有 MDCT 机型均采用滑环机架,当 X 线管围绕患者作 360° 旋转时,螺旋扫描的转速最快可以达到 0.24 秒/圈。第一台 2 层 CT 于 1992 年投入应用,4 层 MDCT 于 1998 年应用于临床。MDCT 的主要优势在于能同时扫描多层,进而能更有效地利用 X 线管产生的辐射,因此,扫描一定容积所需要的时间可以大大减少。目前 64 层 CT 逐渐普及。随着每旋转 1 周采集的层数的继续增加,每次旋转覆盖长轴更长的探测器阵列投入运行,如 256 层和 320 层 CT。此外,有 2 个 X 线源的 DSCT 系统目前也在临床应用。DSCT 可用于特殊部位的薄层容积扫描。这将既大大提高 z 轴的空间分辨力,又不会增加扫描时间。z 轴分辨力的改善对多平面重组(MPR)和三维重组有重要意义。

二、单层 CT(SDCT)与 MDCT 的差异

SDCT 与 MDCT 的一个重要差异在于一幅图像的层厚是如何确定的。对于 SDCT，层厚由患者前准直器确定。因此，探测器阵列沿 z 轴的宽度可以超过 X 线束或图像层厚的宽度。而对于 MDCT，X 线束宽度必须大于有效探测器阵列的宽度，而层厚将由有效探测器阵列的宽度确定，较宽层厚可以通过几排探测器信号合并而成。图像重建层厚往往与数据采集层厚不同，重建层厚只能大于采集层厚，不能小于采集层厚。

MDCT 系统的特点不仅在于有多排探测器，而且在于能同时进行多层扫描。根据探测器的排数不同，目前 MDCT 在 z 轴方向可同时采集 64、256、320 层图像。扫描速度与在扫描中能同时采集的层数相关。采集层数在早期只有 4 层是由于数据同步采集量和传输量受到限制。当三维锥形束重建算法出现且计算机运算能力提高后，8 层和 16 层 MDCT 开始出现。相对传统扇形束重建方式，锥形束伪影在 4 层 MDCT 中不严重，但随着同时采集层数的增加，这种伪影将更加严重。

三、MDCT 与 SDCT 辐射剂量的差异

MDCT 出现后的早期研究表明，MDCT 造成患者总体剂量高于 SDCT，但目前越来越多的研究表明，对于相同类型的检查，两者剂量相似甚至 MDCT 的剂量较低。MDCT 导致较高剂量的主要原因有：一是早期的 4 层 MDCT 剂量效率较低；二是由于运用了薄层扫描，进行三维重组时使用了较高剂量以降低影像噪声；三是大范围容积扫描更易进行，以及增强扫描中的多次重复扫描。在 4 层 MDCT 系统中，当进行薄层(<2 mm)采集时，X 线束宽度的大部分被浪费了。而 16 层或 16 层以上的 MDCT，这种剂量效率较低的情况不明显。当以螺旋模式采集数据时，所有 CT 机在扫描开始和结束时需要额外的扫描或数据采集以便在扫描设定范围内获得重建图像所需的足够多的数据。当 MDCT 系统的总探测器宽度增加或总的扫描长度减少时，额外扫描所占比例将增多。

4 层 MDCT 在 1998 年末出现后，关于该系统剂量测试方面的研究引起了对薄层扫描中剂量效率低下的关注。由于层厚减小，剂量必须增加 1 倍才能保持相同噪声。CT 机型号和扫描参数设置的不同，也可能导致较高剂量，这是由 X 线源至患者距离较短、X 线束剂量曲线大于探测器宽度，以及扫描线束重叠(如螺距 0.75)等。

对于 SDCT 机，X 线管热容量限制了管电流和扫描长度。当进行薄层扫描时，噪声增加，这会促使使用者增加管电流以减少噪声。随着 X 线球管技术的发展，MDCT 机球管功率增加，使机架旋转更快，并可以延长总的扫描时间。MDCT 的 X 线管热容量的增加，可以使 MDCT 具备影像质量改善的潜力，但如果不注意优化扫描方案，也会导致患者剂量增加。

四、影响 MDCT 辐射剂量的因素

与 SDCT 机相比，MDCT 许多特有的新参数可以增加或减少患者剂量。

1. 引起 MDCT 剂量增加的因素　如果 MDCT 使用与 SDCT 相同的毫安秒值，即使是同一厂家的设备，MDCT 也有可能使患者剂量增加。这主要是由于 X 线管至患者和探测器之间距离的差异所致，不同 CT 机型号的球管和探测器设计上存在的差异也会有一定影响。必须强调的是，将扫描方案从一台设备照搬到另一台设备上时应非常谨慎。4 层 MDCT 机由于使用了窄的准直器(如 4 mm×1 mm 或 4 mm×1.25 mm)，几何效率降低，剂量增加。对于 4 mm×1 mm 或 4 mm×1.25 mm 的准直器，剂量约增加 30%～60%，对于 2 mm×0.5 mm 或 2 mm×0.625 mm 的准直器，剂量可能增长 145%。而 16 层 MDCT 机就不会出现剂量的增长。

有效毫安秒是指管电流时间乘积(mAs)除以螺距值。当螺距被考虑时，有效毫安秒可以很容易地确定某一噪声水平。然而，对有效毫安秒的误解可能会导致剂量大幅增加，当用户使用与同一厂家生产的 SDCT 相同的毫安秒设定值时，这种情况就会发生。例如，对于 SDCT，设定毫安秒为 200，螺距为 2，

相当于 MDCT 中有效毫安秒为 100。如果在 MDCT 上设置毫安秒为 200,实际上就等于设置有效毫安秒为 200,这将导致在其他与剂量相关因素不变的情况下,患者剂量相比 SDCT 增加 1 倍。

CT 操作者必须了解,减少层厚可能使剂量呈指数式增长,尽管减小层厚可以提高 z 轴空间分辨力,减少部分容积效应,由此改善对细小物体的分辨力。因此,有较大噪声水平的影像不一定会影响诊断的准确性,在一定程度上,对比度噪声比可能不会下降甚至提高。如层厚由 5 mm 降至 1 mm,到达 CT 探测器的 X 线强度会减少 5 倍。噪声将增加 5 的平方根倍(增加 100%~224%)。为了降低噪声,必须提高 4 倍剂量。

2. 使 MDCT 剂量降低的因素 在两种情况下,MDCT 扫描所致患者剂量将显著下降。一是通过薄层扫描采集一套数据,根据选用重建层厚的不同,可同时用于显示 z 轴高分辨力影像或标准分辨力影像。如在胸部检查中,进行一个扫描序列就足够了,不需要分标准和高分辨力条件进行两次扫描。同样,通过对同一套螺旋 MDCT 扫描数据的重建,可以形成横断面、冠状面及矢状面影像。在这些情况中,只需采集 1 次,就可获得需要的有较高空间分辨力的薄层影像和有较好低对比度分辨力的厚层影像,这样可减少患者的总剂量。二是随着扫描速度的增加,由于较短的旋转时间和较宽的射线束,使得在一次屏气周期内完成整个容积扫描的能力大大改善。因而,运动伪影的发生率降低。这使得需要重复检查的可能性减少。而且以前在每次屏气周期内采集的扫描序列之间必须重叠几厘米,以便保证屏气期间扫描范围的差异不会引起被扫描部位影像的不连续,这种情况在 MDCT 中已不存在。

3. 操作因素 对患者剂量的影响在 CT 发展早期,在技术上降低剂量有一定的潜力,但目前得依靠系统合理使用来降低剂量。放射医师、医学物理师与 CT 技师应理解患者剂量与影像质量之间的关系,认识到 CT 影像质量常常会超过诊断的需要,这些非常重要。对于诊断工作不应一味追求最佳影像,而要选择合理的影像质量,应根据诊断需要选择低噪声或低剂量。影像噪声或对比度噪声比等客观指标优化不代表能看到足以作出临床诊断的所有信息。因此,确定最优化的影像质量是一项复杂的工作,它与定量指标(如噪声)和读片水平有关(图 5-16)。可以看出,调整曝光参数以控制患者剂量的意识正在加强,但技术的进步速度超过了有效控制剂量的努力。MDCT 代表着 CT 技术的发展水平,并提供了许多降低剂量的技术手段,最重要的是自动曝光控制(AEC)。AEC 类似于普通放射学中的亮度自动跟踪技术,用户可以确定影像质量(如噪声或对比噪声比)标准,由影像系统确定合适的 mAs。

五、加强 CT 患者的辐射防护

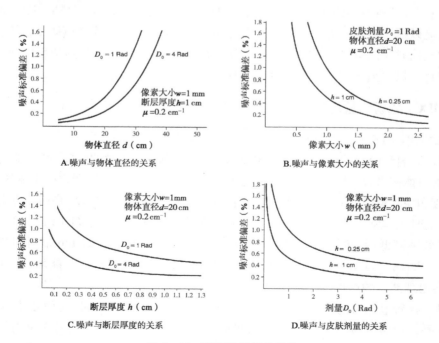

图 5-16 噪声及其相关因素

1. CT 辐射防护的原则　国际辐射防护委员会(ICRP)提出的辐射防护原则包括正当化、最优化和个人剂量限制。ICRP 和国际电离辐射防护与辐射源安全基本标准(IBSS)对正当化提出了一般要求和个人防护方面的要求。CT 等医疗照射正当化判断是避免不必要照射的重要途径,也是一项有效实施辐射防护的措施。医疗照射正当化是首先应考虑的。相对于正当化,辐射防护最优化已受到较大关注,有许多文献报道了通过实施最优化措施使患者剂量降低的大量事实。ICRP 和 IBSS 认为,个人剂量限值原则仅适用于职业照射,不适用于医疗照射。就患者或患者而言,不适用剂量限值原则,而应通过正当化和最优化措施,在满足临床要求的前提下,使受照剂量保持在合理的尽可能低的水平。

2. 临床检查中的剂量控制

(1)检查的正当性判断:正当化判断是临床医生与放射医师共同承担的责任。随着 MDCT 数据处理和检查效率的不断提高,必须确保只有合格的医生才能开具 CT 检查申请单。每次 CT 检查应保证患者受到的辐射剂量相比临床上可获得的利益、所花费的资源和成本来说是正当化的。应制订 CT 临床应用导则,建议开单医生和放射医师重视 CT 应用的合理性。

CT 检查的正当化包括某一指征的 CT 扫描的正当化判断及根据临床指征判断是需要使用标准或高剂量 CT,还是使用能获得诊断信息的低剂量 CT 检查。告知接受 CT 扫描的患者关于辐射的潜在危害,有助于增强患者的防护意识及开单医生和放射医师的责任感,知情同意包括讨论 CT 扫描可能带来的利益和必要性,同时告知可能与辐射有关的有害效应,如癌症。基于线性无阈假说,Brenner 等估计,接受腹部低剂量 CT 扫描的儿童患终生致死性癌症的危险度为 0.18%。最近美国放射学专家进行的一项调查表明,目前仅有不到 15%(14/91)的放射科告知患者可能的辐射危险,并仅有 9%的放射科告知患者可用其他方法代替 CT 检查。

(2)加强 CT 防护培训:最近的调查显示开单医生十分缺乏对 CT 辐射剂量的了解,而且各个 CT 影像中心所使用的扫描方案和辐射剂量差异很大。开单医生应该了解 CT 扫描的适应证、可以替代的其他成像技术及 CT 扫描的辐射危险,以使他们对 CT 检查的好处与潜在的危害做出正当化判断。放射医师和 CT 技师应进行根据临床适应证选用 CT 扫描技术(标准剂量 CT 检查指征,如肝癌转移 CT;低剂量 CT 指征,如 CT 体检普查)和评价不同扫描参数的辐射剂量方面的培训。

(3)CT 患者剂量控制技术措施:关于低剂量 CT 的许多研究已经开展,主要研究用固定的管电流或自动曝光控制技术来降低管电流的有效性。这些研究主要是使管电流适合患者体形(如根据体重设置管电流和采用自动曝光控制技术)或扫描指征(如较低的管电流用于 CT 普查、肾结石 CT 及胸部 CT)。采用较高螺距值、较低峰电压(kVp)、特殊技术例如二维和三维非线性噪声衰减滤过算法,也可以降低剂量。

由于胸部的射线束衰减较小,相比腹部或骨盆 CT,胸部 CT 只需要用较低的辐射剂量就能获得类似的图像质量。Prasad 等的研究表明,不考虑患者体形,对管电流减少 50%得到的正常解剖结构的图像进行评价时,图像质量仍可以接受。16 层 CT 肺部筛查低剂量技术研究表明,多数患者在 10 mAs 低剂量条件下可以获得适用于筛检的图像。因此,研究建议对于 16 层 CT 来说,肺筛检可用 10 mAs 作为常规条件,胖者可适当提高条件。胸部 CT 如使用自动曝光控制技术,辐射剂量与固定管电流相比减少 14%。

冠状动脉钙含量测量 CT 由于钙化的冠状动脉和周围软组织之间对比度较高,可以使用低剂量 CT。为减少冠状动脉 CT 血管造影与冠状动脉钙化分析 CT 的剂量,可以使用较低的管电流和管电压或 ECG 门控的管电流调制。使用 ECG 门控技术,可降低 20%~50%的辐射剂量。最近有研究关于在冠状动脉 CT 血管造影中采用基于患者体形的管电流调节,研究指出根据患者体重调节管电流可使剂量减少 17.9%~26.3%,而图像质量仍可接受。

CT 结肠成像已越来越多地被用于结直肠癌的普查。由于在空气膨胀处或混有对比剂的排泄物与结肠壁之间有较高的对比度,使结肠 CT 的辐射剂量有减少的可能性。已有几种措施可使结肠成像 CT 的剂量减小,包括采用较高的螺距、低管电流及低管电压。近来已有采用自动曝光控制技术降低结肠 CT 辐射剂量的报道。

对于泌尿系统 CT,研究已表明,尿路结石可用低剂量 CT 成像,因为射线无法穿透致密的结石,使其与周围软组织结构有高对比度。可以使用较低的管电流时间乘积和自动曝光控制降低结石 CT 扫描的辐射剂量。

减少外伤 CT 辐射剂量的最重要的方法是合理选择患者成像方式,可以选择非辐射或低辐射剂量的成像技术。应尽量限制重复扫描次数并对非兴趣区减少辐射剂量。

CT 引导的介入操作一般会对兴趣区进行 2～3 次的扫描,患者与在机架旁的介入医师的辐射剂量受到关注。目前全新的超薄机架设计使机架前方距扫描平面的间距减小,方便了介入手术操作,但可能增加介入医师的辐射剂量。研究表明在进行 CT 引导的介入操作时,通过限制扫描长度、减少 mAs 和透视时间、采用可替代的非电离辐射成像技术可降低辐射剂量(如超声成像)。由于儿童与成年人相比,对辐射较为敏感,因此,放射医师必须特别关注儿童 CT 检查时的扫描方案和辐射剂量。可调节扫描参数(mAs,kVp),使剂量适合患者体重或年龄。自动曝光控制技术也可用于减少儿童的受照剂量。

六、儿科 CT 质量控制

1. CT 平扫前的准备 ① 镇静:5 岁以内及不合作儿童可于扫描前口服 10% 的水合氯醛,剂量按每千克体重 0.5 ml 计算,必要时注射安定。对于 5 岁以上的儿童可耐心解释,争取获得儿童配合。② 固定:采取沙袋或胶带固定,确保儿童安全及体位准确。③ 除去被检部位的各种异物。④ 5 岁以内及不合作儿童做胸腹部扫描时与成人不同,是在睡眠中完成扫描过程,对学龄期儿童才进行扫描时屏住呼吸的训练。⑤ 腹部扫描前,5 岁以内及不合作儿童一般只服 1 次 1% 的对比剂稀释液,其中混有少量的单糖浆及水合氯醛,待患儿熟睡后再扫描,不再加服对比剂。

2. CT 增强扫描前准备 ① 扫描前先开通静脉,保留静脉留置针。② 对不合作儿童用水合氯醛镇静。③ 对比剂的选择。虽然儿童患者发生不良反应的概率略低于成人,但由于 CT 增强患儿大多为危重病,并不能像成人那样及时提出主诉,因此,儿童 CT 增强对比剂应首选非离子性对比剂,另外儿童 CT 增强对比剂含碘量不必过高,非离子性对比剂用含碘量为 300 mg/ml 即可。④ 对比剂的剂量一般按每千克体重 2 ml 计算。⑤ 静脉注射部位。最好采用肘静脉或前臂静脉,若用头皮静脉或下肢血管注射对比剂,其增强效果要差。从冰箱中取出的对比剂温度过低时,黏稠度增高,会影响注射速度,应适当温热后再注射。⑥ 儿童 CT 增强对比剂一般用快速团注法注射,可用手推或压力注射器,用手推时要采用 20 ml 以下的注射器,所使用的针不宜过细,以保证足够快的注射速度。用压力注射器时,要注意防止儿童移动体位引起对比剂外泄。⑦ 快速团注法注射后,立即开始扫描,一般不做 3 期扫描,怀疑血管瘤或泌尿系疾病时可做延迟扫描。

第六节 CT 机日常操作与维护

一、日常操作规范

操作 CT 机时,应遵循操作规程,按照顺序启动和关闭机器。每日正常扫描前,必须进行空气校准和 X 线球管训练。空气校准可校正探测器及前置放大器的工作点,球管训练可使球管逐步加热到工作状态。球管训练程序从小毫安、低千伏到大毫安、高千伏逐步进行,否则会使处于冷却状态的 X 线球管的靶面突然升温,造成靶面龟裂或产生游离气体,降低球管耐压,或使冷却油炭化,导致绝缘性能下降引起放电,从而降低 X 线球管的寿命。

二、日常维护保养

CT 机应由专业的电子技术人员负责保养、维护及检修。其应能较熟练地掌握 CT 的工作原理、结构特点及电路分析,对机器设备的软件、硬件、安装、调试等有所了解,掌握运用软件程序检测机器各部分运转情况和各部分硬件的检查。CT 机的维护、保养、检修,应根据本单位的情况及其结构特点制定详细的计划。根据机器部件的使用磨损情况，在1年中，按照CT机的保养、维护及检修制度做好时间安排和详细记录。正常工作的情况下，最好1个月进行1次检测、保养，使CT机的各项指标符合要求。

CT机以外的其他设备，如稳压电源、不间断电源(UPS)、空调机、胶片自动打印机等也应定时维护与检修。

有计划地对CT机进行保养、维护及检修，可使机器处于最佳工作状态，保证图像清晰、分辨力高、噪声小、各项数据准确，以获得高质量的检查效果。

（一）设备工作环境

保证CT机房的温度和湿度条件，温度应控制在18~22℃范围内，利于设备元器件的散热。湿度过小，会导致设备元器件的几何变形和性能改变，过高会导致元器件生锈、寿命缩短，应保持在40%~60%范围内。

（二）设备清洁与润滑

灰尘在静电感应的作用下容易粘附在设备元器件的表面，影响散热和电器性能。为了机器正常工作，必须保持操作台、显示器和扫描机架等表面的清洁(图5-17)，定期清除机架和控制台内部的灰尘，对某些电路板、插头、插座进行除尘，勤更换机架和计算机的空气滤过器。对扫描床、机架运动部位的机械部件，定期加润滑油，避免磨损。

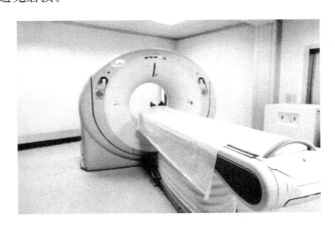

图5-17　CT室确保恒温、恒湿及无尘

（三）电路检查与调整

定期检查和校正部分重要电路，如数据采集系统通道的增益和线性、氙探测器的压力状况、机架旋转的控制电路等。监视电源状态，确保CT所需的稳定工作频率。

三、延长球管寿命的方法

CT球管的寿命不仅与球管质量、安装调试及CT机自身有密切的关系，还与操作者的操作水平有直接的关系。保持良好的工作习惯是延长球管寿命的核心(图5-18)。

1. 缩短灯丝预热时间　灯丝的预热时间往往超过实际曝光时间，长时间高电流会缩短灯丝的寿命，灯丝中蒸发的钨附着在管芯玻璃套上会导致球管工作不稳定，在高管电流情况下尤其明显。

2. 使用较低的管电流　高的灯丝电流会产生高的管电流，缩短灯丝的寿命，应尽量使用较低的管电流，或采用较长的曝光时间来达到所需的管电流。

3. 不得超出阳极热容量　对于球管而言，最大的危害是热量不断地传导至轴承。在临床工作中，球管的温度明显高于球管"出气"阶段温度，气体可能从球管内不同材料中排放出来，造成球管不稳定。

4. 不得在阳极靶面冷却时使用高压电流曝光　高电压曝光时，产生的热压力会引起靶面不规则膨胀，导致裂开。不要认为靶面的"热量调节"能够自我保护。应遵循厂家推荐的球管预热程序，待机时间一定时，需要在检查患者前不断重复。

5. 操作条件不得高于设备最高阈值的 80% 对球管来说,高条件下的操作是可能与允许的,但降低条件有利于延长焦点轨迹的寿命,同时也可减少粗糙不平的焦点轨迹所造成的 X 线输出量下降。

6. 不得进行马达启动/停止操作 马达的启动或停止,尤其在高速状态下停止时,会使定子线圈中存留相当多的热量,极端情况下,甚至会导致定子线圈的损坏。一般情况下,每 2 次马达启动之间需间隔 30～40 s。在球管配有热交换器的前提下,油循环系统能够防止定子线圈过热,出现这一问题的可能性大大降低。

7. 缩短每次点扫描的间隔时间 大多数系统所提供的每 2 次扫描间隔时间大约为 25 s。在马达暂停/重新预热之前和扫描间隔中,马达一直保持高速旋转,甚至在一些 CT 中,间隔时间时的灯丝电流数值仍保持球管曝光时的数值,容易引起灯丝材料的蒸发,造成球管的不稳定。

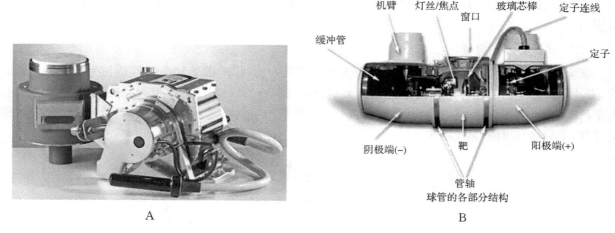

图 5 - 18　CT 球管结构示意图

四、球管的更换

更换 CT 线管,必须从最高管电压、最大管电流、灯丝加热电压、代表功率、焦点尺寸、阳极转速、外形尺寸及固定方式等方面考虑,应尽量与原球管接近。此外,还得考虑最大热容量和冷却效率等。一般来说,选择数值稍大的球管,可以使用的时间较长。

更换有管套的 X 线管,需考虑管套卡具尺寸、固定方式、阳极启动电压、窗口与高压电缆插座间角度、高压电缆插座是否与插头相匹配、灯丝引脚是否一致、管套有无风扇等(图 5 - 19)。

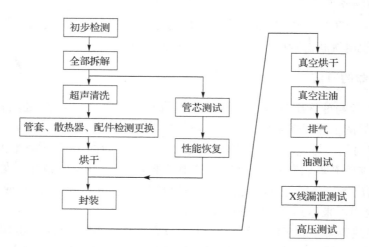

图 5 - 19　CT 球管检测与维修流程图

(冯楠、李伟、王骏、刘小艳、王俊杰、汤万鑫、黄燕涛、唐玲玲、王鸿雁)

第六章 磁共振成像质量控制

第一节 磁共振成像机房的质量控制

由于磁共振成像原理与传统 X 线成像完全不同,机房位置需考虑磁场的大小。低场磁共振成像设备可以设置于公用楼内或专用影像楼内。高场磁共振成像设备考虑到其设备本身体积庞大、辅助设备多、所需机房面积大,加之超导性磁共振成像设备有的需每年灌液氦 1~2 次,日常维护复杂;此外,由于设备磁场与外周杂散磁场会相互干扰,靠得太近会影响设备性能,因此,高场磁共振成像设备应单独设立机房,以避免相互间产生影响,且便于日常维护。磁共振机房的质量控制主要有以下几个方面:

一、磁场对外界环境的影响

根据磁共振成像的原理,需要采用 3 种不同的磁场,那就是使原子核磁矩定向排列的主磁场、叠加在主磁场上的梯度磁场以及使原子核磁矩发生偏转的射频场。在考虑磁场对周围环境的影响这一问题上,只有主磁场有明显的意义,因为这个磁场最强,且难以实现绝对的屏蔽,这使得磁体周围相当大的范围内存在着杂散磁场,处于这一区域内的物体及设备都会受到它的影响,如视频终端、磁盘、磁带、磁卡、计算机、X 线管、影像增强器、超声设备、心脏起搏器、CT 设备、电子显微镜、直线加速器、γ 照相机等。杂散磁场的强度和分布与磁体的设计密切相关,一个设计不良的 1.5 T 场强的大磁体,其最大杂散磁场可达 0.5 T。

在设计机房时,要根据厂家提供的主磁体周围的三维空间中杂散磁场的分布情况全面考虑,包括楼层的上、下均应考虑。若磁体设置于钢架加固的房间内,或高密度的钢筋混凝土结构的建筑内,按照理论估计分布情况将偏离理想曲线,严重时偏离可达 2 倍,对其周围的设备仍产生影响。

在日常生活中,只有少数人会接触到强磁场,多数人没有经历过强磁场方面的问题,必须慎重对待。一个值得特别注意的重要电子仪器是心脏起搏器。为数众多的起搏器中设置的磁性开关会受磁场的影响,带有心脏起搏器的患者必须远离 MRI 系统。此外,植入人体内的铁磁性物质会严重影响 MRI 扫描图像质量,同时强磁场会引起一些手术中植入的金属夹移位,产生组织损伤或由于血管夹脱落导致出血,有时可能威胁患者的生命。随着 MR 技术广泛应用于临床,手术中最好采用不带铁磁性物质的夹子来替代常用的不锈钢夹。

为了减轻杂散磁场对外界环境的影响,常采用磁屏蔽的方法来限制磁场对外界环境的影响。

二、外界环境对磁场的影响

杂散磁场对主磁场附近物体及设备的影响,可用测量仪器来判定影响的程度。与之相反,在磁体实际安装之前,往往不易测定周围物体对被测体内磁场的影响程度,这种影响会使图像质量下降。然而,在主磁体将要安放的位置上采用适当的技术,就可以检测到周围物体的不良影响带来的变化。通常的干扰物为建筑物中的钢铁结构、移动的钢铁物品,以及外界环境中各种电磁波的影响。建筑物中的钢铁结构使得主磁体漏出的杂散磁场发生畸变,相当于外部磁场发生改变,而使被检体内部的磁场均匀度下降,这种因为钢铁结构引起的磁场不均匀性可以通过在主磁体内附加一种线圈来校正,这种校正线圈称匀场线圈。因此,在设计机房时,要考虑地板、墙壁、天花板、支持横梁和立柱中钢铁结构的合理分布。

在选定安装位置时,了解活动干扰源的情况是重要的,如通道上的运输车辆和附近街道上的车辆是否会影响到将要安装的 MR 设备。也要注意附近设备因接通直流电源而形成的电磁波,也是一种干扰磁场。如直流电驱动的电车和地铁产生的磁场,其干扰效应常常发生在 30～50 m 的距离之内。同样,被检体内的磁场也会受到慢变化的交流磁场(如 50 Hz 或 60 Hz 的电源线)的影响,因为很难对这些交变磁场进行屏蔽,只能与这样的干扰源保持足够的距离,使它们对图像的干扰减少到最低限度。电力变压器和高压输电电缆也是这种潜在的干扰源。另外,空间无线电波(如广播、电视、手机)也是一种干扰源。为了减轻外界环境对被检体内磁场的影响,常采用射频屏蔽的方法来限制外界环境对被测体内磁场的干扰。

三、磁共振成像机房选址

根据医院整体规划选择地址,距离磁体中心 10 m 内没有大型移动金属体,如机动车、电梯等,然后由设备厂家现场监测不同时间段的本地磁场强度,确认该场地场强稳定方能确定所选地址,进行电磁屏蔽装修。

四、MRI 机房的屏蔽原理和设计原则

(一) MRI 机房屏蔽的原理

屏蔽是通过金属制成的壳、盒、板等屏蔽体,将电磁波局限于某一区域内的方法。屏蔽体的屏蔽性能依据辐射源的不同而不同。辐射源分为近场电场源、磁场源和远场平面波,因此,在材料选择、结构形状和对孔缝泄露控制等有所不同。为了达到所需的屏蔽性能,必须先确定辐射源,明确频率范围后,再根据各个频段的典型泄露结构,确定控制要素,从而选择合适的屏蔽材料来设计屏蔽壳体。

1. 屏蔽体的类型

(1) 电屏蔽:实质上是减小两个电路、组件、元件之间电场感应的影响,在保证接地良好的情况下,将干扰源所产生的干扰信号终止在由良好导体制成的屏蔽体外面。接地良好与选择良好导体是电屏蔽能否起作用的两个关键因素。

(2) 磁屏蔽:是由屏蔽体对干扰磁场提供低磁阻的磁通路,对干扰磁场进行分流。通常选择钢、铁和铁合金、镍合金等高磁导率的材料,来设计盒、壳等封闭的壳体。

(3) 电磁屏蔽:是由金属屏蔽体通过对电磁波的反射和吸收屏蔽干扰辐射源的远区场,同时屏蔽场源所产生的电场和磁场分量。随着频率的增高,波长逐步与屏蔽体上孔缝的尺寸相当,屏蔽体的孔缝泄漏成为最关键的控制要素。

2. 屏蔽体的泄漏耦合结构　屏蔽体的泄漏耦合结构与所需抑制的电磁波频率密切相关,实际屏蔽体上同时存在多个泄漏耦合结构,设计屏蔽体接缝、通风孔、屏蔽体壁板等各泄漏耦合结构时,以单独屏蔽效能为主,屏蔽体总的屏蔽效能为次。屏蔽体的屏蔽效能是由各个泄漏耦合结构中产生最大泄漏耦合结构所决定,即由屏蔽最薄弱的环节所决定。因此,进行屏蔽设计时,明确不同频段的泄漏耦合结构,确定最大泄漏耦合结构是首要的设计原则。

在三类屏蔽中,磁屏蔽和电磁屏蔽的难度较大,特别是在电磁屏蔽设计中,孔缝泄漏抑制最为关键,成为屏蔽设计中重点考虑的因素。

（二）MRI 机房屏蔽的设计原则

1. 屏蔽机房要有足够的屏蔽性能（图 6-1）。

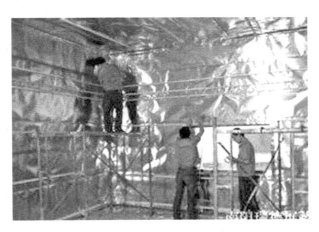

图 6-1　MRI 机房的屏蔽

2. 根据 MRI 设备的安全应用,确定屏蔽机房的空间范围与设置布局。

3. 屏蔽机房结构要合理,连接各屏蔽部件的组件性能良好,严防漏电。

4. 屏蔽机房电源线要合理,线路上要加装低通滤波器。

5. 屏蔽机房有必要的出入口,妥善处理通风与照明,最大限度地减少电磁漏泄。

6. 屏蔽机房应具备良好的耐腐蚀性能及足够的机械强度,有利于安装。

五、工作室的设计

对于一定磁场强度的 MRI 扫描装置除了对机房的要求外,其所对应的工作室面积也有一定的要求。扫描室的面积不能太小,以便于合理安装和施工,但也不能太大,面积过大对制冷和取暖的空调器的容量和通风管道带来过高的要求。对于扫描室,建议高度为 3.5 m(0.5 T)或 4 m(1.5 T)。此外,对于其他功能房间,在建筑物的设计中应特别注意用于检查室周围和内部的建筑材料,尤其不能用强磁性材料。主磁体下面的混凝土底座应尽可能少用钢筋。目前,塑料加强筋已成为可能;可用砖石建筑或木结构,天花板可用木质泡沫板建造;水管可用紫铜、黄铜材质;排出管道可用黏土质材料;空气净化设备可采用铝制品。MR 扫描室的照明只能用白炽灯。在灯的连接上,各自经本身的电源滤波器再与建筑物上的市政用电相连,调光器必须装配在射频屏蔽之外。

六、进出通道及液态气体的供应

主要考虑运输道路的宽度和高度,还要考虑运输路面上地面的负载能力,一般 0.5 T 主磁体的重量是 3～5 t,1.5 T 主磁体的重量为 3～9 t,各厂家不同型号的主磁体有其不同的重量,以实际情况为准。氦容器的重量约 500 kg。

为了产生主磁场,超导型主磁体常采用铌钛合金的超导线圈。要保持超导性能,必须使线圈的温度接近绝对零度($-273.15 ℃=0 K$),这种极端情况,只有采用特殊的结构和三级制冷装置才能获得。最里面的容器盛着超导线圈,并充满液态氦(He),温度约为 4.2 K,接着是一个真空层,包围超导容器的是另一只盛满液态氮(N)的容器,温度约为 77 K,最外面又是一个真空层,使氮容器与外界有很好的隔离。尽管采取了如此严密的结构,热量仍然可以侵入内部容器中,为了保持正常工作所需要的低温状态,氦的蒸发量一般需要控制在一定的范围。第 1 次充入制冷剂,需要 3 000 L 的氮和 1 500 L 的氦。储存容器和制冷容器之间的管道距离如在 10 m 以内,采用简单的隔热措施就够了,如果距离过长,要用真空隔热管道。

在正常工作状态下,氮和氦的蒸发量有一个确定值,必须定期给予补充。如果主磁体强度降低,或磁体升温,氦的蒸发量就会增加,这就意味着磁体绕组完全或局部变化到正常导电状态,该种状态的出现称为失超。失超现象一旦出现,在几分钟内,电磁能转化为热能,同时蒸发速率极大地增加,尤其是氦。为了防止蒸发而影响室内的空气或氧气通路,对于正常的遏止情况所产生的蒸发气体经直径约为 20 cm 的管道排至大气。同时考虑到射频屏蔽,管道将由非磁性的铜或合金制成。在首次充入或再次充入液态气体时,往往不可避免地会发生气体的漏出。为了安全起见,在扫描室应采取一些预防性措施:① 不可采用电缆管孔结构,地板不能有接缝。② 为了预防液态气体的泄漏,所有管道必须架设高于地板几厘米并加以覆盖,或悬挂于天花板之下。③ 采用测量局部浓度和限值报警的办法,监视室内氧气状况。④ 每小时室内空气必须交换 5 次。⑤ 在地板和天花板分别设置室内空气排出装置。

七、电能源、水源及室内环境要求

对于 MRI 系统,要有方便的电能源和水源。0.5 T 系统所需的电能源约为 50 kV·A,1.5 T 系统约需 70 kV·A,电源频率为 50 Hz 或 60 Hz。0.5 T 系统冷却水的消耗量约为 60 L/min,进入水的最高温度为 16 ℃,由水向外传出的热量是 26 kW,一般采用二次冷却循环系统。对于 1.5 T 系统,还需要增加一个交换器。

在 MRI 区域,空气温度应是 22 ℃±3 ℃,相对湿度为 40%~60%。由各种设备和计算机室向空间散发的热量,在 0.5 T 系统约为 20 kW,1.5 T 系统约为 27 kW。在计算机的工作区域,空气必须滤除尘埃,颗粒在 10 μm 之内的尘埃要滤除 90%,5 μm 之内的尘埃要滤除 80%。

八、磁共振成像机房设计

MRI 磁场很强,为保证图像质量,对其机房布局设计、建筑、环境等有独特的要求。

(一)房间要求

根据磁场要求,对磁体间大小要求不一,这里以 1.5 T 超导型磁共振为例,其磁体间面积为 44 m²,空间为 8 m×5.5 m×4 m(长×宽×高),磁体中心到观察窗的最小距离≥4 m。操作间亮度以不影响观察显示器上的图像为宜。通常有两种照明要求,一种是用于普通照明,另一种是用于检查时照明。操作间大小通常为 3 m×4 m×3.8 m(长×宽×高),设备间通常为 4 m×7 m×3.8 m(长×宽×高),屏蔽房绝缘>1 000 Ω。

(二)门窗要求

磁体间出入门的最小净尺寸为 1.6 m×2.4 m(宽×高);观察窗是工作人员了解患者动态的窗口,它由玻璃和屏蔽铜网构成,一般为 1.6 m×1.1 m(宽×高);设备间的门为 1.2 m×2.1 m(宽×高)。

(三)环境要求

磁场干扰可分为静干扰和动干扰两类。

1. 静干扰 离磁体中心点很近(2 m 之内)的钢梁等铁磁性材料,如排水管道、暖气管等均可产生静干扰。一般可以通过被动或主动匀场的办法加以克服,同时要对周围建筑的钢材用量加以限制,不能超过 15 kg/m²。

2. 动干扰 移动、变化的磁场以及振动等所产生的干扰为动干扰。在 MRI 室磁体中心点的一定距离内不得有电梯、汽车等大型运动的金属物体。交变设备如高压线、变压器、发电机、电动机等不得靠近 MRI 室。

若有两台 MRI 设备,应确保相邻之间在 3.0 Gauss(G)线内没有交叉;ECT 与 MRI 设备之间的距离>0.5 G 线;PET/CT、直线加速器、回旋加速器与 MRI 设备之间的距离应>1.0 G 线。磁影响通常在 5.0 G 线区域内非常显著,而在 5.0 G 线以外区域逐渐减弱。因此,在 MRI 设备离磁体 5.0 G 线外应设立醒目的警示标志。置有心脏起搏器、生物刺激器、神经刺激器的患者与磁体中心的距离应大于 5.0 G 线。

（四）超导磁共振机房

1. 磁体间使用面积大于 40 m²，机房高度大于 3.5 m；设备间大于 18 m²，安装水冷机、氦压机、空调机，以及磁共振系统的电器控制柜，设置在磁体侧边；操作间大于 12 m²，设置在磁体前方。

2. 电磁屏蔽装修　使用冷轧镀锌钢板或紫铜板作为电磁屏蔽材料，墙壁四面、天花板及地面，此6 个面均需要密封，以构成封闭的六面体屏蔽间。屏蔽间设 1 个门(130 cm×210 cm)，供患者、操作人员出入及补充液氦时作为液氦灌的通道应用；为了使操作人员更方便地进出磁体室，操作室与磁体室间可以再开 1 个门，大小为 80 cm×210 cm，屏蔽门要求为不锈钢板，门框要与屏蔽体完好焊接，门扇四周装上弹性磷铜片，使门框和门扇紧密贴合。进出磁体室的电磁线、信号线均要通过滤波板，以有效抑制射频干扰。所有进出磁体门的空调进风口、回风口和失超管口等穿过射频屏蔽时都应采用相应的波导管。磁体吊装进入扫描室后，把屏蔽体缺口密封，在励磁之前进行电磁屏蔽工程屏蔽室屏蔽效能的检测，必须由有检测资质的部门进行。屏蔽室各特定测试点，包括门及观察窗四周、各方位墙面、各通风管道、传导板、电源滤波器等。各测试点屏蔽效能合格，电磁屏蔽工程才算验收合格，可以进行下一步励磁等工作。

九、磁共振成像机房建设

（一）机房选址

1. 有较大承重要求，最好是地下室或一层。

2. 远离大型金属运动体，如垂直起降电梯、汽车、火车、轻轨、地铁等。

3. 附近无发电机、泵站等大型振动源。

4. 附近无高压线、变压器、空调压缩机等大电压和强电流设备。

5. 附近无正对电视发射台、通信发射机站等射频电磁波源。

（二）机房构造

1. 清理地面的大块铁磁性物质。

2. 地面承重，磁体基座单独浇铸成块。

3. 选择与型号匹配的磁体室高度。

4. 利用减振措施进行地面防震。

5. 用铜等做好射频屏蔽。

6. 预留磁体就位通道或门。

7. 制冷剂就位通道。

8. 机房钢材用量控制 15 kg/m²，装修采用无磁性材料。

9. 电源采用三相五线制，独立变压器供电，地线与中线不能短接。

10. 确保室内恒定温度与湿度。

11. 水冷系统(带走冷头的热量)。

12. 通风系统(氦泄漏紧急排风系统)。

（三）射频屏蔽

1. 屏蔽外界各种射频电磁波对 MRI 信号的干扰。

2. 采用铜板或不锈钢板进行屏蔽，扫描室的 6 个面被铜板完全包裹，构成完整密封的屏蔽体，铜板接缝处采用氩弧焊或无磁螺钉链接。地板内的屏蔽还采用防潮、防腐和绝缘等处理。要求门、观察窗、墙面、波导管等，对距离在 2 m 时，15～100 MHz 的信号衰减大于 90 dB。

3. 确保有且仅有一点接地，接地电阻要小于规定值。

4. 室内采用直流灯泡，进出线均通过滤波器传导板，观察窗采用钢化玻璃夹双层铜网。

第二节 磁共振成像机安装质量控制

MRI设备的安装是一项庞大的工程。在完成房屋结构、电力、空调、冷水机等辅助设备后,才进行设备安装调试,设备的安装通常由生产厂家工程师负责。但用户可派专人协调处理安装过程中的事务,且可在整个安装调试过程中学习摸索MRI设备的结构,以备今后的维护和保养。

MRI设备安装全过程根据不同型号、不同磁体有所不同。考虑到超导磁体与永磁体的安装主要在磁体上差别,且超导MRI设备应用越来越普遍,以下用超导磁共振设备为论述对象。

一、设备的就位及相互间电缆连接

MRI系统主要有磁体、检查床、控制柜、操作台等组成,其中,磁体是最大的部件。超导磁体一般有6～7 t重,通常从拆箱到就位需要使用专用工具移动,防止各部件受到强烈震动,而影响内部结构,磁体到位后需做水平校正。各部件就位后开始连线,通常随系统带来的各部件之间的连接线,两头都注明标签,以表明线的两头各接到哪个部件,厂家资料有线缆连接框图,以确保正确、全面连好线缆,通常在开机之前再仔细检查,以免接错线缆影响安装工作进度。另外,由于现在世界上存在几种电源电压及频率,生产厂家为适应特定国家的电源电压及频率,在控制柜里往往会有变压器跳线,这一点在安装时根据说明书及使用电源情况进行跳线,以免造成严重后果,电缆连接的正确与否直接关系到设备安装的成功与否,由于大型设备电缆连接复杂且繁多,需非常仔细。

二、MRI设备安装

1. 磁体安装(图6-2)

(1)磁体就位与固定。

(2)制冷剂泄放管道安装。

(3)超导磁体的冷头装置安装。

(4)氦压缩机与水冷装置安装。

(5)励磁电源系统的安装。

(6)磁体抽成真空及二次磁腔预冷。

(7)液氦灌注到要求液面,在80%以上。

(8)励磁电流从小到大进行励磁,达到要求的磁场为止,用高斯计测量。

(9)紧急退磁装置,并贴上警示标志。

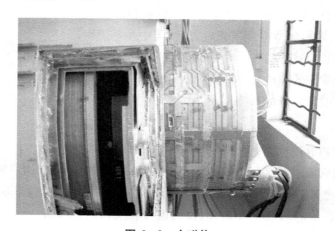

图6-2 主磁体

2. 磁屏蔽

(1) 防止静磁场对外围电子设备的干扰。

(2) 防止环境中的铁磁物质对静磁场的干扰。

(3) 屏蔽一般采用铁,采用磁体自身的铁屏蔽,可降低机房磁屏蔽的费用,机房安置应远离大型铁磁物质。

(4) 运输要安全与方便。

(5) 5.0 G线的距离在侧向应小于2.5 m,径向小于3 m。

三、各组件的启动

检查供电电源程序,再次确认供电是否符合设备要求,合上控制柜里电源分配开关,合上外接供电的电闸,按设备要求正常开启系统。计算机开始自检,检查各部件有否异常。在开机程序全面完成之后,进入软件安装设置,包括医院名称设置、计算机必需的参数设置等。

四、磁体冷却及励磁、匀场

随着超导技术和制冷技术的发展,超导磁体也历经了很大的发展,早期超导磁体通常用两种制冷剂进行二级制冷,超导线圈浸在液氦中,外层用液氮冷却,以降低液氦的挥发;现在磁体通常带一个冷头,利用冷头制冷来降低液氦的挥发。厂家运来的磁体先前都是"热磁体",即磁体腔内温度是常温,不含任何制冷剂,磁体需要现场冷却;为了减少现场冷却磁体花费大量的时间,现在厂家都直接运来"冷磁体",即磁体腔内含有制冷剂液氦,气温度已达到超导温度,此时冷头还没有工作,液氦挥发很快,因此运输到目的地后要尽快安装,使冷头工作起来,同时根据液氦的量及时补充。

励磁又叫充磁,是指超导磁体系统在磁体电源的控制下逐渐给超导线圈施加电流,从而建立预定磁场的过程。励磁一旦成功,超导磁体就将在不消耗能量的情况下提供强大的高度稳定的匀强磁场。

励磁前主要做好以下准备工作:① 补充制冷剂,因为励磁时液氦的挥发比较多。② 建立磁体间的安全体系,对有关的控制电路,尤其是紧急失超开关进行检验,使之动作正确。③ 安装磁场控测设备,连接好高斯计,以便励磁过程中动态地对磁场进行监测。④ 现场清理,移走磁体附近的一切铁磁性物体,准备好专用的防磁工具。⑤ 设置防范标志,在磁体间外张贴警示性标志,防止植有心脏起搏器等人工体内植入物的患者误入。

励磁结束后,获得的磁场叫基础磁场,也就是未经任何匀场处理的,此时磁场的匀场度较差,为进一步补偿磁场的非均匀性,需要进行匀场,磁场均匀性是MRI系统的重要指标。因此,保证磁场的均匀显得尤为重要。匀场分无源和有源两种:

1. 无源匀场　是指安装阶段在磁体孔腔内壁贴补专用的小铁片。一般过程为:励磁→测量场强→计算匀场参数→去磁→在孔腔内适当位置贴补不同尺寸小铁片,此过程反复3~4次。

2. 有源匀场　是利用匀场线圈来实现,在每次扫描前调整,以进一步提高磁场的均匀性。

3. 匀场(图6-3)

(1) 磁场均匀性测量:包括均匀性算法、极差算法和标准差算法,在数值相同的情况下,均匀性逐步递减。

(2) 匀场方案确定,计算机辅助匀场。

(3) 永磁型磁体匀场无源匀场。

(4) 超导型无源匀场。

(5) 超导型有源匀场。

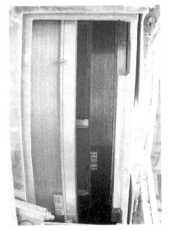

图6-3　匀场线圈

五、系统调试

调试过程包括一系列调整、检查、确认,以保证高质量的 MR 图像。通常分普通的调试和线圈的调试。普通调试是指不是特定针对某一线圈的调试,包括射频、发射/接收通道调整、梯度补偿、涡旋电流补偿、梯度灵敏度校正、梯度延迟等的调试。线圈调试是指每一个购置的线圈进行单独的调试,以使线圈工作在最佳状态。

通常所有的调试过程都在特定的程序引导下完成,在实施时注意各步骤的要求及模体摆置的要求等。硬件、软件调试如下:

1. 硬件调试(图 6-4)

(1)梯度波形调节。

(2)发射线圈调谐与均匀性调节。

(3)接收线圈调谐与匹配调节。

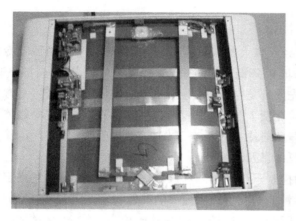

图 6-4　线圈调谐与匹配调节

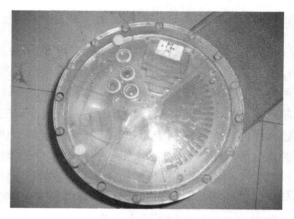

图 6-5　体模

2. 软件调试

(1)体模测试(图 6-5),进行均匀性、信噪比、线性度等测试与调节。

(2)信噪比调试。

(3)对比度调试。

(4)分辨力调试。

(5)伪影调试。

(6)序列参数调试。

六、MRI 安装时密切关注的问题

近几年来,医用 MRI 系统广泛地应用在临床,除了重视系统技术指标选型外,也要密切关注它的安装质量,主要包括不间断电源、射频屏蔽、冷水机及空调系统。

（一）不间断电源

为确保 MRI 系统正常运转,需要提供三进三出在线式中等功率的不间断电源(图 6-6)。对超导型磁体来说,采用专用电源对线圈通电,以形成稳态磁场,并用超导开关将线圈接成闭合回路,立即切断与电源的连接,在线圈电阻为零的前提下,电流将无损耗地在线圈中循环。因此,电源质

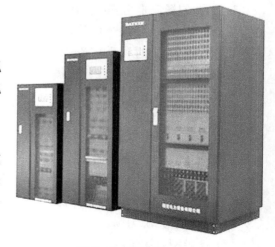

图 6-6　不间断电源

量会直接影响磁场。一般情况下,不间断电源采用微机控制的三相全控硅式整流桥来构成整流器,完整的监测电路,监测输入电压、直流母线电压电流及电池电流。整流器不但提供较高的 MRI 系统满负荷工作电流,而且要具备限定功能,以防止更大的电流损坏元器件。在旁路方式时,自动限制输入电流,防止电池过量充电的情况发生。一般初始磁化电流控制在满负荷输入电流的 60% 左右,来阻止初始电压产生的磁化冲击浪涌电流,同时用高阻抗电阻进行接地保护,检测电池对地之间的泄漏电流。采用智能化技术管理电池组,避免市政用电输入在完全切断时,强迫电池全面支持 MRI 系统,避免电池发生故障时,危及 MRI 系统。随着 MRI 系统的变化,电池提供的功率将随之变化,这样测量获得的数据比较粗糙,难以满足临床需要。微机控制能够定期控制整流器,缓慢降低直流母线电压,强迫电池小电流以恒定功率放电,通过对电池放电、电压曲线的分析,提供精确的状态信息。一旦电池发生故障,CPU 将立即恢复整流器的正常工作,同时作出相应的报警,提示工程技术人员及时处理。

（二）射频屏蔽

射频系统由发射器及接收器组成,通过围绕患者发射辐射信号,在谐振之后接收人体组织信号。在工作时,易干扰邻近的无线电设备,或被干扰,从而影响到磁场的均匀性、灵敏度及信噪比。MRI磁体室需要安装有效的射频屏蔽(图 6-7),不得安装或使用电话、对讲机、荧光灯等,室内照明灯采用直流电源供电。一般厂家采用铜板或不锈钢板完成射频屏蔽,镶嵌于磁体室的四壁、天花板及地板内。磁体间的六个面均需要密封,以构成封闭的屏蔽间,所有的屏蔽部件采用非磁性材料制作,各连接处应当叠加,并采用氩弧焊接或无磁螺钉等工

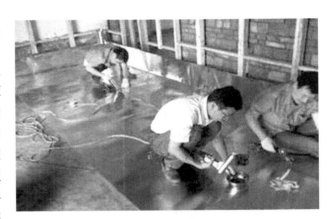

图 6-7 射频屏蔽室

艺。磁体间地板表面要求平整,符合承重要求,能够防静电,在下面一层,铺设绝缘纸,第 3 层是射频屏蔽层,要进行防潮、防腐处理。关门后,磁体室的门和墙壁间的屏蔽层要保持一致,进出磁体室的电磁线、信号线均应通过滤波板,以便有效地抑制射频干扰。观察窗的玻璃要加装铜丝网,进出磁体室的送风口、回风口和失超管口等,穿过射频屏蔽时,必须制作相应的波导管。在射频屏蔽施工完成后,对门、观察窗、波导管和滤波器及其周围重点处进行牢固性测试,要求各接口处对 15～100 MHz 范围内信号的衰减不得低于 90 dB。整个屏蔽体要通过单独一点接地,接地点与主系统地之间电阻必须大于规定值,西门子公司要求大于 100 Ω,GE 公司要求大于 1 kΩ。

（三）冷水机与空调系统

冷水机(图 6-8)主要有两个作用,首先是用作冷却梯度线圈及它的输出单元,其次是降低液氦的挥发。在液氦容器中的挥发口处,有一个冷头,温度需要维持在 6 K 以下,当液氦挥发时,遇到冷头重新液化成液体,在返回到杜瓦容器中,从而有效地降低液氦挥发。冷头的工作原理与冰箱一样,用液氦作为循环介质,所以冷水机必须 24 小时不间断地对压缩机进行冷却,此外也要考虑冷水机的水质硬度、pH 等的影响。MRI 机房对环境要求严格,需要温度、湿度比较精密的空调,需要 24 小时不间断、可靠地运行,必须选用由微处理机控制的,能够对当前环境的温度、湿度、洁净度的变化情况做出有效控制的空调系统。空调内的制冷剂尽可能选用环保型的。

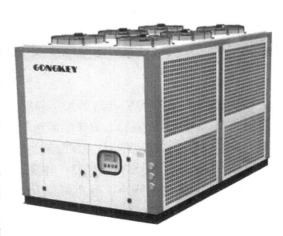

图 6-8 冷水机

第三节　磁共振成像质量控制

由于 MR 成像技术涉及 MR 成像系统及其软件、技师的业务水平和素质等多种因素，因此要想获得高质量的 MR 图像，就必须重视图像的质量保证工作。

一、成像参数与 MR 图像质量的相关性

从实质上讲，医学影像工作的全面质量管理，包括 MR 成像的全部实践活动：① 根据诊断要求及患者具体情况，确定检查计划和质量要求。② 确定相应的成像系统（仪器设备）、对比剂等应齐聚。③ 确定扫描方法及其质量控制程序。④ 数据后处理，图像质量审查，归档保存。⑤ MR 室安全管理与清洁卫生。⑥ 技术人员的专业技术培训，并持证上岗。⑦ 编写有关的技术文件（含规章制度）、指南、规范等。

影响 MR 图像质量的因素有生物组织的种类、生理生化特征、物理特性等固有因素，以及脉冲序列类型、脉冲时间参数、顺磁性对比剂、激励脉冲的偏转角等操作者可选择控制的可调因素。信噪比（Signal-to-noise Ratio，SNR）、对比噪声比（Contrast and Noise Ratio，CNR）、空间分辨力（Spatial Resolution）和扫描时间等是衡量图像质量的主要指标。只有掌握各种成像参数与 MR 图像质量的相关性，并合理地加以控制，才能获得高质量的 MR 图像。

1. 空间分辨力　空间分辨力是指影像设备系统对组织细微解剖结构的显示能力。它用可变的线对（LP/cm）或最小圆孔直径（mm）数表示（图 6-9），它是控制 MR 图像质量主要参数之一。空间分辨力越高，图像质量越好。空间分辨力大小除了与 MRI 系统的磁场强度、梯度磁场等有关外，还有人为的因素，主要是由所选择的体素大小决定的。

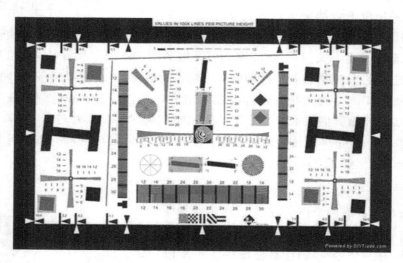

图 6-9　空间分辨率测试卡

体素尺寸是由 FOV、矩阵的大小和层面厚度等因素决定的，操作者根据需要来修改这些参数。成像层面越薄，空间分辨力越高，成像层面越厚，部分容积效应越显著，空间分辨力越低。FOV 一定时，矩阵越大，像素越小，图像越细腻，空间分辨力越高。矩阵一定时，FOV 越小，像素越小，空间分辨力越高。

2. 信号噪声比　图像噪声是一种叠加在 MRI 信号上的随机性干扰成分，主要来自受刺激组织中的噪声或接收电路的电噪声。噪声可以发生在任何频率、任何时间，并且每一位 MRI 检查患者都存在。SNR 定义为在体素上测得的信号功率与相应噪声功率的比值（图 6-10），SNR 越高，图像质量越好。在成像过程中，由于噪声是始终存在且，不可避免，因此增加 SNR 的主要手段是增加接收的信号量。影响信号量的主要因素有成像区的质子密度、体素的大小、线圈类型、TR、TE、翻转角度、数据采集次数及接

收带宽等。

（1）质子密度：被检查区的质子密度是影响信号质量的主要因素之一，医学上用于 MRI 的主要是氢元素。致密骨、肺等组织内的氢元素密度低，仅能产生较弱信号，从而 SNR 低，MR 显示这些结构有一定的局限性。脑、软组织等质子密度高，能产生较强的信号，从而 SNR 高，与其他现代医学成像技术相比，MRI 具有明显的优势。

（2）体素大小：体素容积是影响信号质量的一个重要因素，图像的 SNR 与体素容积成正比，体素的容积越大，所含质子数量越多，因而 SNR 越高。可以改变体素容积大小的任何参数，也会间接地影响 SNR。视野、层厚、像素面积等与体素容积成正比，因而也与 SNR 成正比；而矩阵大小与像素面积成反比，故与 SNR 成反比，即矩阵越大，SNR 越低。

（3）线圈类型：线圈的选用是否合适，直接影响信号的接收，也就影响到 SNR。线圈的几何形状和温度会影响到 SNR，如线圈半径越大，SNR 越低。扫描时需选择合适的线圈，并把被成像的组织位于线圈的敏感容积中。

（4）激励次数：即数据采集的重复次数。在数据采集过程中，既有信号又有噪声成分。信号由被扫描物体的固有特征所决定，总是出现在同一空间位置上，而噪声在时间和位置上，具有随机性。可通过增加数据采集次数，降低噪声对图像的影响，从而增加 SNR。但是，SNR 与激励次数的平方根成正比，如果 SNR 增加 2 倍会导致扫描时间增加 4 倍。

（5）TR、TE 和翻转角度：TR 可决定纵向磁化恢复的量，也就是在下一次激励时，有多少纵向磁化转变为横向磁化，进一步产生信号。在 TR 较长时，全部纵向磁化得到恢复，因而在下一次激励时，会有更多的横向磁化，产生的信号量较多；在 TR 较短时，只有部分纵向磁化得到恢复，在下一次激励时，横向磁化会较少，产生的信号量较少，也就是说 TR 越长，SNR 越高。TE 是决定采集信号前横向磁化的衰减量，在 TE 较长时，会有相当多的横向磁化被衰减，产生的信号量较少，也就是说 TE 越短，SNR 越高。翻转角控制着纵向磁化转变为横向磁化的量，也就是在接收范围内感应出信号量的多少，在 90° 时，纵向磁化完全转变为横向磁化，产生的信号量最大，SNR 最高，也就是说翻转角越小，SNR 越低。自旋回波脉冲序列使用 90° 的脉冲序列，仅使部分纵向磁化转变为横向磁化，因此自选回波脉冲序列获取的信号量要多，SNR 也会更高。

（6）接收带宽：指读出梯度采样的频率范围，在接收带宽较低时，接收到的噪声量相对较低，SNR 比较高。接收带宽减少为原来的一半时，SNR 大约增加 40%，但会增加采样时间，以及产生化学位移伪影。一般情况下，系统接收带宽是固定的，仅在少数情况下做调整。

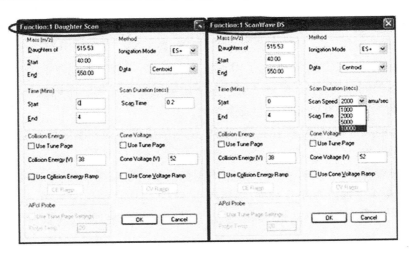

图 6-10　信噪比的检测

3. 图像对比度及对比噪声比　在保证一定 SNR 的前提下，MR 图像的另一个重要的质量参数是对比度。对比度是指两种组织信号强度的相对差别,差别越大图像对比越好。在临床上,对比噪声比(Contrast to Noise Ratio,CNR)表示。CNR 是指两种组织信号强度差值与背景噪声的标准差之比(图 6-11)。

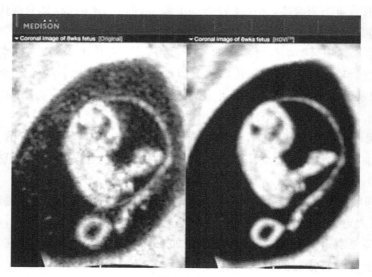

图 6-11 右侧图像的对比噪声比明显高于左侧

临床应用表明,即使 SNR 很高,也不能完全保证把两个相邻结构区分开来,在特性组织和周围正常组织间,必须表现出足够的对比度。图像的对比度反映了两组织间的相对信号差,取决于组织本身的特性。对比度和 SNR 共同决定了图像的质量,因此采用 CNR 来评价两者对图像的共同作用。只有 SNR 不同的相邻组织,才能够表现出良好的对比度。在实际信号检测中,即使组织间对比度较大,但噪声也大,对比度会被噪声所淹没。如果 SNR 高,即使组织间对比度不大,在图像噪声较小的情况下,较小的对比度仍然可以被分辨。为了将相邻的组织区别开来,较高的 SNR 是重要的,但这并不充分,最佳 CNR 才是最基本和最重要的。为了获得良好的 CNR,除了病变及相邻的组织在 T1、T2、质子密度等存在差异外,还需合理选择脉冲序列及 TE、TR、TI 和翻转角度等决定图像加权的参数。此外,CNR 也受到 NEX、体素容积、接收带宽及线圈类型等的影响。

4. 扫描时间 扫描时间是指完成数据采集的时间,在自选回波序列中,扫描时间=TR×相位编码次数×NEX,扫描时间与 TR、相位编码次数、NEX 成正比。扫描时间越长,产生运动伪影的机会越大,在连续采集方式中,仅影响到正在采集的层面,而在 2D 和 3D 容积采集中,会影响到所有层面。

5. 图像质量控制的对策 当 MR 图像具有高 SNR、高 CNR、高空间分辨力和较短的扫描时间时,则为理想的图像。在实际 MRI 检查中,为了得到优质的图像,不能简单地改善某项质量指标,因为在一项图像质量指标改善的同时,会伴随着另一项或多项质量指标的损失。所以要权衡质量指标与可选择参数之间的相互制约关系,恰当地选择各种成像参数。

(1)根据检查目的和部位选择适当的脉冲序列,适当的成像序列和图像信号的加权参数是获取良好 SNR 和 CNR 的基本条件。

(2)在选择成像参数时,应该明白 SNR 是影响图像质量的首要因素,通常 SNR 高时,一般都能满足 CNR 的要求。要避免为了追求空间分辨力,而以降低 SNR 为代价的情况发生,层厚减少 1~2 mm,并不能显著提高空间分辨力,然而会造成 SNR 显著下降,当 SNR 很低时,再高的空间分辨力也失去了意义。

(3)注意人体不同解剖部位信号强弱的差异,在头部等信号较强的部位,采用大矩阵,减少 NEX 的次数,可获得满意的 SNR 和 CNR;在肺部等信号较弱的部位,则应当采用较小的矩阵,同时增加 NEX 的次数。

（4）尽量采用短的扫描时间，单个患者的检查时间不宜超过 30 min。避免为了追求高 SNR 或空间分辨力而使扫描时间延长。患者在磁体内很难长时间保持不动，咳嗽、打喷嚏、抓痒等微小移动，均会导致图像质量的下降。

二、磁共振成像的质量保证和质量控制

质量保证（QA）是一个整体性概念，它包括了 MRI 医师制定的所有实施方案，以确保以下工作：① 每一个成像步骤都是符合当前临床需要的、适宜的。② 扫描的图像要包含需要解决问题的必需的信息。③ 记录的信息得到正确的解释（诊断报告的准确），并能被患者的主治医师及时利用。④ 检查结果的获得以尽可能减少患者可能发生的意外、花费及患者的不便。

质量保证计划包括很多方面，如功效研究、继续教育、质量控制、预防性维护和设备检测。QA 程序的首要部门是质量保证委员会（Quality Assurance Committee，QAC），这个组织负责 QA 程序的整体规划、设定目标和方向、制定规章以及评估质量保证活动的效用。QAC 应该由 1 名或多名放射医师、合格的医学物理师或 MRI 技术专家、MRI 技术主管人员以及其他放射人员组成，如对 MRI 患者的护理人员、医疗助理、文秘、相关的临床医生和后勤人员等。总之，只要有助于 MR 成像、研究、向患者提供帮助的任何人，由于他们的努力会对患者的护理质量和满意度产生积极影响，都应当看作是 QAC 的一员。

质量控制和质量保证概念上是不同的，质量控制是质量保证的重要组成部分，是质量保证的一种非常有用的方法和手段，是获得优质 MR 图像的方法。质量控制主要是针对 MRI 检查活动和结果的质量进行控制和评价，不能包括或代替质量保证。质量控制包括以下 4 个步骤：① 验收检测，新安装或进行大修的设备检测。② 设备基准性能的建立。③ 发现并排查设备性能上的改变，以免在图像上产生影响。④ 设备性能产生异常、劣化原因以及校正的核实。

验收检测应该在扫描患者之前和大修之后进行。大修包括替换或修理以下子系统部件：梯度放大器、梯度线圈、磁体、射频放大器、数字板和信号处理电路板。基本的检测应该在整个 MRI 系统和附属的子系统之上进行，如修理、替换或升级射频线圈。所有的记录应该保存在靠近 MRI 扫描机架的中心位置。

优质的 MR 图像能够清晰准确地显示解剖和病变结构，提供足够的诊断信息。通过对图像的数据检测分析，可定量地评价图像质量。其中包括使用的技术参数、序列和体模，这些参数从客观上评价影像质量。MRI 属数字影像技术，影响图像质量的因素多且复杂，如磁体、表面线圈、梯度磁场等，加之多参数、多方位成像的特点，这就使得它不同于其他影像技术。因而，应该通过调控一些参数，进行图像质量的定量分析，达到图像质量控制的目的。

三、MR 图像质量控制中相关人员的职责

1. MRI 质量保证管理人员（诊断医师）的特定职责　MRI 质量保证管理人员（诊断医师）的特定职责包括：① 确保技师具有充足的 MRI 方面的培训和继续教育。② 向 MRI 技师提供符合本单位实际临床需要的 MRI 扫描程序计划。③ 确保本单位所有 MRI 有效质量控制程序的存在。主管放射医师应向质量控制程序的所有方面提供激发、监督和指导作用。④ 指定 1 名技师作为主要质控技师，执行预定的质量控制检测和管理 QC 程序。⑤ 确保适当的测试设备和材料应用于执行技师的 QC 测试。⑥ 安排员工和时间表以便有充足的时间应用于质量控制测试、记录、解释结果。向技师提供有关临床照片质量要求和质量控制步骤，定期反馈正、反面的信息。⑦ 至少每 3 个月回顾一次质控技师的测试结果，如还未获得稳定的结果，则应更加频繁。⑧ 监督或指定一个受过专业培训的人来管理工作人员、患者以及周围公众的安全防护。⑨ 确保工作人员资格认证，MRI 原始记录和程序、质量控制、安全和防护相关的记录正确保存。⑩ 在影像阅读中发现质量低劣的影像时，遵循本单位的质量校正程序。此外，质量保证管理人员还应该监督和定期评价 MRI 诊断报告的质量。

2. MRI 诊断医师在 MRI 质量控制中的领导职责　从事 MRI 的医师必须承担 MRI 质量的首要责

任,执行所在单位的有效的质量保证程序。当员工的工作质量高时,通常能反映出质控管理人员的尽职尽责。管理人员需要回顾测试结果和阶段性趋向,在发现问题时,给予指导。

MRI 医师必须确保有充足时间应用于质量控制程序,大部分测试需要很短时间。但必须有必要的时间列入每天的时间表中。

保证质量控制测试执行的稳定性,必须为每个 MR 成像系统选择固定的技师。在一组技师中轮流承担的做法是不可取的,它会对所测项目引入外来的变量。

MRI 医师要最终负责在其指导下产生的照片质量,同时承担 MRI 正确的质量控制检测和质量保证程序的最终责任。

MRI 诊断医师、质量控制技师和其他相关人员作为一个工作团队,应该建立并遵循适用于所有成员的 MRI 质量保证程序手册。这个手册应包括:① 确保 QA/QC 检测的规定职责和进行过程。② 质量控制技师和医学物理师或 MRI 技术专家应该填写的质量控制记录。③ 对 MRI 操作技师指导程序的描述,描述中应包括进行时间和内容。④ 设备的正确使用和维护程序。⑤ 应用的 MRI 技术,包括关于体位、线圈、脉冲序列和对比剂管理等有关信息。⑥ 有关保护患者和设备操作技师免受不必要的 MRI 强磁场、脉冲磁场、梯度脉冲和射频脉冲等影响的预防措施。⑦ 记录的正确保留,包括质量控制和质量保证测试、设备修理、维护记录以及质量保证会议记录等。⑧ MRI 系统及附属设备的清洁和消毒灭菌程序。

3. MRI 技师的职责　MRI 技师的职责是围绕图像质量而定的,更具体地说,技师影响图像质量的因素有:患者的位置、图像的扫描、存储及胶片的打印。

MRI 技师完成的具体质量控制程序有:① 每天:准确设置和定位、轴位图像数据预扫描参数、图像数据测试、几何图形精确性检测、空间分辨力测试、低对比度分辨力测试、图像伪影分析。② 每周:硬拷贝图像质量控制、查看物理机械检查项目。

指定质控技师的职责与设备的性能息息相关,包括图像质量和患者安全。整个 MRI 设备性能检测应在设备安装完成之后进行,且至少每年 1 次。质控技师应在大修或升级 MRI 系统后对设备性能进行适当的测试。具体测试包括:磁场均一性评价、层位的精确度、层厚的精确性、射频线圈检测,包括信噪比和图像增强的一致性、层间射频信号干扰(层间交叉干扰)、MR 图像相位稳定性、软拷贝显示(显示器)。

质控技师负责基本的质量控制测试,并为技师质量控制计划制定 1 个参数标准,应用于正常值范围的确定,这个正常值范围是在图像质量出现特定问题进行测试时获得的具体参数值而定的。

患者和临床医生都希望能获得高质量的 MR 图像和准确的诊断报告,只有参与 MRI 质量保证的所有相关人员组成一个强大稳定的团队才能实现这个目标。

四、MRI 子系统的主要参数指标

目前临床使用的 MRI 型号很多(图 6-12),主要包括主磁体系统、梯度系统、射频系统、计算机系统及冷水系统。

（一）主磁体系统

1. 类型　主要有永磁型、常导型、超导型三种。

2. 场强　0.1～3.0 T。

3. 磁体形状　有 C 形、立柱式、宽孔腔式等开放式,以及圆柱体孔腔式等封闭式两类。

4. 磁场方向　主要有水平、垂直方向。

5. 稳定性　一般 <0.1 ppm/h。

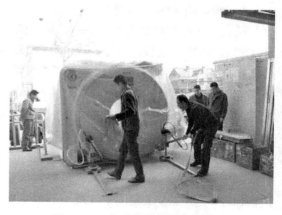

图 6-12　主磁体的搬运与安装

6. 磁场均匀性　定义为以磁场中心点为球心，兴趣值为半径的球体内的磁力线均匀性，如 <2.5 ppm/50 cm DSV。

7. 逸散磁场　定义为 5 高斯逸散磁场距离，分为轴向和径向，如 2.5 m/4 m。

8. 匀场方式　主要有贴小磁片被动匀场的无源匀场，以及使用通电小线圈匀场的有源匀场。

9. 液氦蒸发速率　指超导磁体制冷剂液氦的消耗速率，如 0.05 L/h，一般 24 个月补充 1 次。

（二）梯度系统

1. 梯度场强度　也就是梯度斜率，单位为 mT/m。

2. 梯度线圈形状　主要有平面型、马鞍型、线圈对型等（图 6-13）。

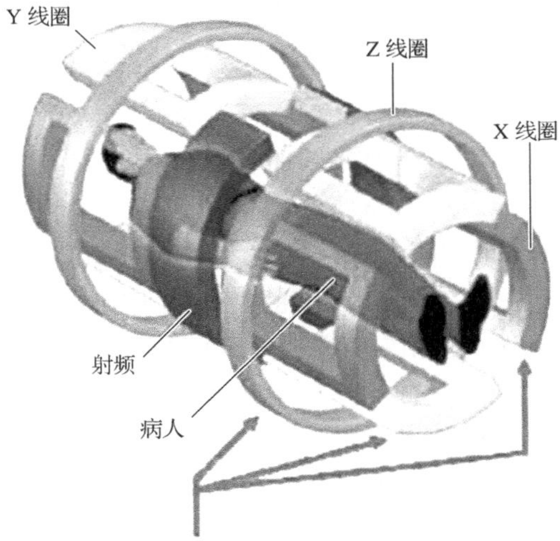

3. 梯度上升率　即梯度场强度的时间变化率，单位为 mT/ms。

4. 梯度非线性　表明梯度场的线性好坏程度，如 <5%。

5. 冷却方式　梯度线圈会产生热量，需要冷却，一般有水冷却或空气冷却两种方式。

（三）射频系统

1. 射频功率　射频功率放大器的最大输出功率，一般为 5~45 kW。

2. 射频带宽　射频脉冲的频带宽度，如 500 kHz。

3. 接收线圈　按类型分，主要有头、体、脊椎、乳腺、关节、腔内等线圈；按性质分，主要有表面线圈、容积线圈、正交线圈、相控阵列线圈等（图 6-14）。

图 6-13　MRI 梯度线圈

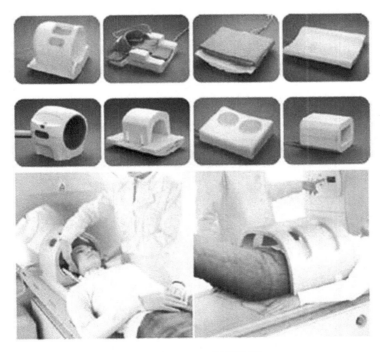

图 6-14　MRI 射频线圈

4. 前置放大器增益　即前置放大器的放大倍数，如 20 dB。

5. 输入/输出阻抗　分为高阻抗和低阻抗。

6. 信号检测方式　主要有正交检测、线性检测等方式。

（四）计算机系统

1. 计算机性能　包括处理器速度、显示器分辨率、内存大小、存储器、外存储介质等。

2. 网络性能　一般指图像输出设备的 DICOM 接口。

3. 测试与诊断功能　指系统进行自身性能测试、远程诊断等功能（图 6-15）。

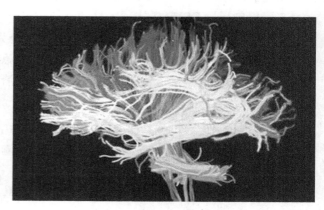

图 6-15　高级计算机绘制的白质纤维素图像

（五）谱仪图像取样功能

1. 图像种类　包括 T1W、T2W、T2*W、PdW 等像，及 MRA、DWI、ADC、PWI、脂肪抑制图像、水抑制图像及 BOLD 脑功能图像等。

2. 层厚　指 MR 图像的层面厚度，单位为"mm"，MR 图像的层厚在 1～20 mm 之间。

3. 层间距　指数据采集层面之间的间隙，一般大于 0，小于层厚。

4. 空间分辨力　指图像可分辨最小的组织大小，MR 的空间分辨力一般在 0.2～1.0 mm 之间。

5. 扫描视野　指 MR 可以扫描的人体范围，一般在 10～50 cm 之间。

6. 采集矩阵　指 MR 对扫描视野进行采集所划分的矩阵范围，一般在 64～256 之间，主要有长方形、矩形。

7. 显示矩阵　指显示 MR 图像的矩阵大小，一般在 256～1 280 之间，主要有长方形、矩形。

8. 断面视角　MR 可以获取任意视角断面的图像。

9. 预采样　包括自动校正中心频率、自动校正 90°射频脉冲、频率锁定、RF 自动增益设定、梯度自动优化等。

10. 序列　指获取 MR 图像所采用的成像序列的配备情况，主要有 SE、FSE、FISP、FLASH、FLAIR、STIR 等序列，还有黑水、MRA、MRCP、EPI、CINE 等特殊序列。

11. 门控技术　指为了抑制运动伪影而采用的运动控制技术，主要有心脏门控、心电门控、呼吸门控（图 6-16）、脉搏门控等。

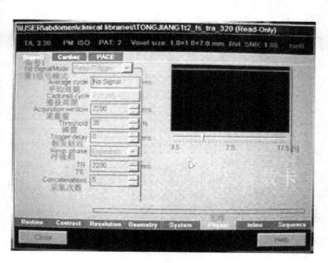

图 6-16　MR 呼吸触发参数卡

（六）图像显示、处理和分析

1. 图像显示　为了更好地显示图像而采取的手段，主要有手动、自动图像灰阶调整、多格式显示、参数显示、文档显示等。

2. 图像处理 主要有降低噪声、图像缩放、图像旋转、图像边缘增强、图像平滑等。

3. 图像分析 主要有距离和角度测定、感兴趣区设定、病灶大小测定及病灶标识等（图6-17）。

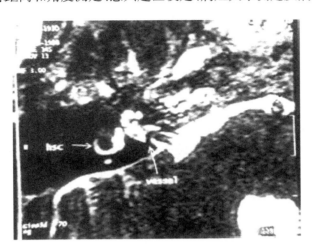

图6-17 感兴趣的标识

第四节 MRI伪影及其消除

一、运动伪影

因产生原因的不同，运动伪影分为人体生理性运动产生的伪影和患者自主性运动造成的伪影。

1. 生理性运动伪影 MRI扫描时间较长，心脏、大血管搏动、呼吸运动（图6-18）、血液及脑脊液流动等生理性运动引起的伪影，成为降低图像质量常见的一种原因。生理性运动伪影是因为生理周期性运动的频率与相位编码频率一致，所以在傅立叶变换时，叠加的信号使数据发生空间错位所致。在相位编码方向上，出现间断的条形或半弧形伪影，这种伪影与运动方向无关，图像的模糊程度取决于运动频率、振幅、像素大小、重复时间和激励次数等。在心脏、大血管运动幅度相对较小时，可采用心电门控采集图像，减少因其引起的运动伪影。采用呼吸门控来控制呼吸运动伪影；通过预饱和技术或交换相位/频率编码方向消除流动血液产生的伪影；利用梯度运动相位重聚技术减少或抑制脑脊液流动伪影。

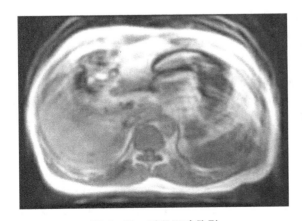

图6-18 呼吸运动伪影

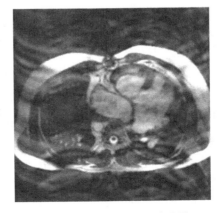

图6-19 非周期性运动伪影

2. 非周期性运动伪影（图6-19） 在MRI检查时，由于人体器官的运动，如颈部检查时的吞咽运动，腹部检查时的胃肠道的蠕动，头部检查时的眼球运动，以及意识不清患者不能配合检查时，均可在图像上产生不同形状的伪影,使图像质量下降。克服非周期性运动在检查时产生的伪影,最有效的方法是修改扫描参数,尽量缩短扫描时间,减少产生伪影的概率,如采用梯度回波技术、减少信号采集次数、改变矩阵等。对不同的非周期性运动伪影,可采用不同的措施来减少伪影。如为减少眼球运动伪影,在扫描时,可让患者眼睛盯住固定目标不动;控制吞咽运动伪影,可在扫描开始前,让患者自我控制不做吞咽动作。

二、设备相关伪影

包括几何变形、主磁场或射频不均匀、梯度波形非矩形、梯度放大器不良、屏蔽不良、阵列处理器不良、正交伪影、信号预放器噪声等造成的伪影。

1. 几何变形　在二维傅立叶变换时,空间编码由梯度场作用。理想情况下,主磁场应该是均匀的,相位编码与频率编码梯度场应有良好的线性,才能确保图像不会变形。如梯度场的线性不好,或主磁场的均匀度不良,均可造成图像的几何变形,消除的唯一方法就是保证主磁场的均匀和梯度场的线性。

2. 主磁场或射频不均匀　主磁场的不均匀(图 6-20),会影响局部的中心频率,从而造成图像伪影;在射频不均匀的情况下,FOV 内的射频信号幅度不同,如 90°～180°脉冲信号中,有的信号成为 60°～150°或 110°～220°脉冲,从而影响了信号的幅度,造成图像伪影。消除伪影的方法是调节主磁场和射频场的均匀度,达到标准要求。

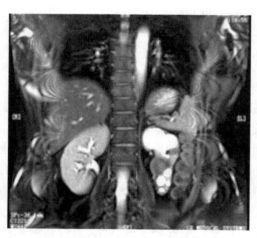 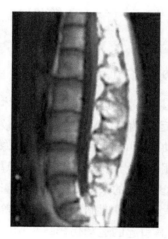

图 6-20　磁场不均匀伪影　　　　　　　图 6-21　梯度伪影

3. 梯度波形非矩形　MR 成像需要梯度系统的快速切换,理想的梯度脉冲波形应为矩形,但在梯度的开启和关闭时,也就是梯度脉冲的前上升沿和后下降沿,分别是逐渐上升和逐渐下降。同时在梯度脉冲关闭后,残余磁场的存在,均可在 MR 成像时产生伪影。要减少或消除此类伪影,一般是在梯度系统内增加一涡流补偿电路,或采用屏蔽梯度的模拟脉冲。

4. 梯度放大器不良　因梯度放大器故障不同而多种多样。伪影可表现为图像上严重的结构噪声或某方向上图像压缩等(图 6-21)。对于这些因设备本身原因造成的伪影,只能是对相应的硬、软件系统进行维修和调整来进行消除。

5. 屏蔽不良　机房屏蔽不良,会造成外界无线电波进入 MRI 扫描室,干扰很微弱的磁共振信号,从而产生伪影(图 6-22)。较常见的是扫描室门未关闭或关闭不严,消除方法就是关好扫描室的屏蔽门。

6. 阵列处理器不良　阵列处理器是计算机系统的一部分,作用是快速完成数据并行采集处理及图像重建。阵列处理器不良造成的伪影是多种多样的,主要特点是整个图像上覆盖一层栅格状伪影。

7. 正交鬼怪伪影　在正交接收时,图像部分和其周围空虚部分的磁化矢量同时被探测,要求相位探测的 2 个通道保证成准确的 90°分离。如果 2 个通道之间的角度不准确就会出现此类伪影(图 6-23)。

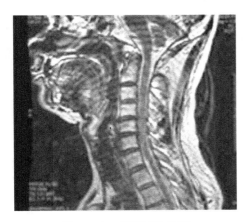
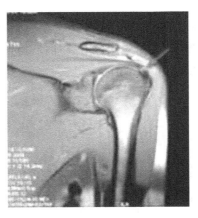

图6-22　屏蔽不良伪影 　　　　　　　　　图6-23　正交伪影

8. 信号预放器噪声　从头线圈或体线圈等接收到最初的 MRI 信号是很微弱的,要从噪声中取出 MRI 信号,须对该信号进行多级放大。从线圈取出的 MRI 信号首先送入预放器,其噪声指数要求小于 1 dB。如果预放器故障,会使信噪比下降,造成伪影。消除此类伪影的方法是检修或更换预放器。

三、序列参数相关伪影

主要包括卷褶伪影、射频相关伪影、部分容积效应和预饱和伪影等。

1. 卷褶伪影　在被检查部位的大小超出了 FOV 的范围时,FOV 以外的解剖部位的影像移位或卷褶到下一张图像上去。卷褶伪影主要发生在相位编码方向上,相位编码方向不同,卷褶伪影的位置也不同。图像上出现的卷褶伪影(图6-24),轻者影响美观,重者影响对病变的观察。为了消除卷褶伪影,应该将相位编码方向设置在检查部位的最短直径上,或增加 FOV。

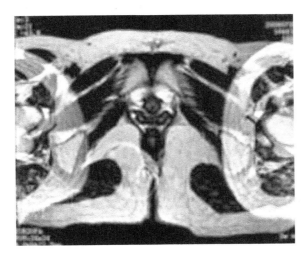

图6-24　卷褶伪影

2. 射频相关伪影　射频相关伪影包括串扰伪影、射频拉链伪影、射频泄漏拉链伪影等。

(1) 串扰伪影:射频脉冲的傅立叶变换时不是直角,而是有侧峰,相邻层面的 RF 侧峰重叠,从而产生串扰伪影。同时串扰可造成每层的有效 TR 缩短,信噪比下降,产生更重的 T1 加权。可适当地采用增加层间距的方法来消除串扰伪影。

(2) 射频拉链伪影:沿频率编码轴,在零相位处由交替的亮点与暗点所组成的中心性条带,其主要原因为 FID 伪影和激励回波伪影。FID 伪影是由于在自由感应衰减还未完全衰减前,180°脉冲的侧峰就与它产生重叠,产生沿频率编码方向的拉链状伪影。激励回波伪影是由于临近层面不精确的射频脉冲或双回波序列中不精确的 90°～180°～90°脉冲造成的回波,而产生在沿频率编码的中心线上出现一类似粗的点画线状伪影。消除此类伪影的方法只能优化脉冲序列。

（3）射频泄漏拉链伪影：在图像上表现为明显或不是太明显的条纹拉链状伪影（图6-25），是由于射频屏蔽的射频泄漏，致使图像上叠加外部的射频信号。可通过在MRI安装前做好扫描机房的屏蔽检测，以及在MRI扫描时关闭屏蔽门来消除此类伪影。

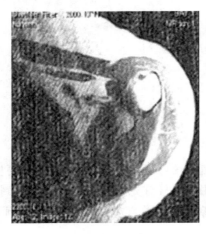
图6-25 射频噪声伪影

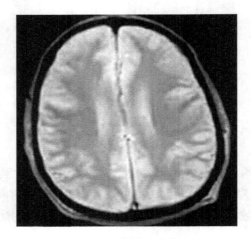
图6-26 部分容积效应

3. 部分容积效应　扫描层面较厚或病变较小又骑跨于扫描切层之间，周围高信号组织掩盖小的病变或出现假影，这种现象称为部分容积效应（图6-26）。可通过选用薄层扫描或改变选层位置消除部分容积效应，这对微小病变检查时尤为重要。在可疑部分容积效应的解剖部位上，进行它的边缘垂直方向定位扫描也可消除。

4. 交叉干扰伪影　在设置扫描层面时，层面存在重叠交叉点，在扫描图像上重叠交叉处，就会产生宽带状信号缺失区（图6-27）。避免层面的交叉就会克服这种交叉干扰伪影。

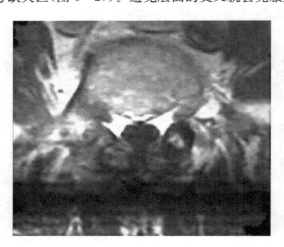
图6-27 交叉干扰伪影

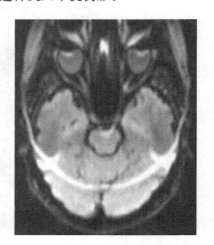
图6-28 化学位移伪影

四、化学位移伪影

化学位移伪影（图6-28）是由于脂肪中的H质子被误编码为水中的H质子所造成的。水中的H质子比脂肪中的H质子进动频率快，在1.5 T的主磁场中，大约快224 Hz。来自同一个空间位置的信号，由于频率的不同而被显示在不同的位置，在梯度编码方向上，造成脂质含量差异较大的两种组织界面出现图像失真。由于水中的H质子与脂肪中的H质子进动频率差异随MRI设备主磁场的增加而增加，所以高场强MRI的化学位移伪影比低场强MRI更加明显。化学位移伪影易于识别，可通过改变相位或频率编码方向及增加接收带宽就可加以抑制。

五、截断伪影

截断伪影(图6-29)出现在高对比组织的界面,如颅骨与脑组织、脊髓与脑脊液、膝关节内的半月板与液体等,MRI信号发生突然跃迁,傅立叶变换时出现信号振荡,产生交替的亮带状与暗带状伪影。可通过增大扫描矩阵,或在傅立叶变换前对信号过滤来抑制或消除截断伪影,不过信号过滤会使空间分辨力下降。

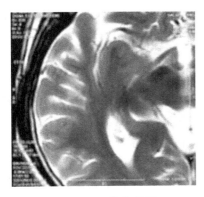

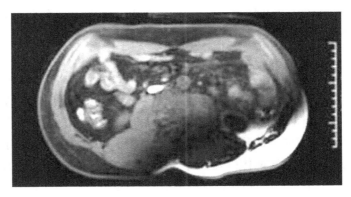

图6-29 截断伪影　　　　　　　　　　图6-30 金属伪影

六、金属异物伪影

金属异物包括体内或体表的各种铁磁物质,如金属硬币、钥匙、假牙、发夹、纽扣、胸罩钩、皮带铁扣、别针及外科用各种金属夹、固定钢板等。铁磁性物质可干扰主磁场的均匀性,使局部出现低信号盲区或使图像失真变形(图6-30)。为了避免金属异物伪影,在患者及其家属进入扫描室之前,进行仔细检查,尽可能取出体内和体表的金属异物。

七、磁敏感伪影

由于物质磁敏感的不同导致局部磁场的变形,造成H质子失相,产生信号损失或错误描绘,从而形成磁敏感伪影(图6-31)。一般出现在具有不同磁敏感性物质的交界面,如组织-空气、组织-脂肪等磁敏感交界面。在肩关节梯度回波序列图像上,由于骨小梁的天然磁敏感性,可导致肱骨头内出现不均匀低信号区。磁敏感伪影可导致局部压脂不充分,在颈椎T2脂肪抑制图像上,由于空气-脂肪交界面垂直主磁场,导致局部磁场不均匀,造成局部脂肪抑制失败。小的铁磁物质可导致局部图像变形或脂肪抑制失败。

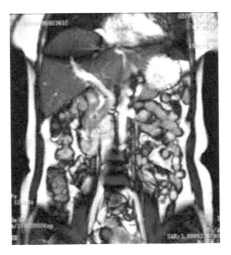

图6-31 磁敏感伪影

第五节 磁共振成像机维护与保养

磁共振设备作为大型精密医疗仪器之一,其性能的优劣和成像质量的好坏将直接关系到临床诊断的准确性和漏诊率。一台新的磁共振设备安装调试完毕之后,对其正确合理地使用和定期全面地维护保养,是有效减少设备故障、延长机器使用寿命的必要手段。在具有了对磁共振成像系统一定的理性认识之后,操作人员开始接触新设备,首先就是熟悉系统的各种组件,以方便日后对设备进行日常维护保养和质量控制。

一、设备硬件及其维护保养

1. 主磁体　是 MRI 系统的心脏,它安置在扫描间的中央,是一个具有一定长度、宽度和高度的巨大物体。中间有一孔腔,具有一定的直径和长度。对磁体外部的维护保养,首先是要有保持清洁干净、恒定温度和恒定湿度的环境。对于常导型和永磁型磁体的维护保养,恒定的温度显得尤为重要。专业工程师必须每半年对磁体维护保养 1 次,特别是对磁场均匀度的校正。

2. 计算机　是 MRI 系统的大脑,它安置在专门设计的计算机房内,现代计算机系统的体积一般较小。对其维护保养也是要保证一定的温度、湿度和空气净化度。操作人员在没有专业 MRI 工程师在场的情况下不可随意打开面板、按压显示钮,否则将造成计算机运行失常。专业工程师一般应在 3 个月内对其保养 1 次。

3. 梯度放大器　一般有 2~3 个柜,常安置在计算机房内,其对环境要求同计算机,一般包括 X、Y和 Z 梯度放大。工程师每 3 个月对其维护保养 1 次。

4. 射频放大器　是一个具有射频放大功能的组合柜,也安置在计算机房内,其对环境要求同计算机。工程师每 3 个月对其维护保养 1 次。

5. 光盘驱动器　适用于图像储存与提取的计算机外围设备,一般安置在计算机房内,对其环境要求同计算机。工程师每 3 个月必须对其维护保养 1 次。

6. 主操作台　是 MRI 设备正常运行的指挥系统,安置在操作室内,其对环境温度的要求比以上几种设备略低,但其必须具有恒定的湿度和空气净化设施。操作室的光线必须适合操作人员的观察习惯。工程师每 3 个月对其维护保养 1 次。

7. 工作站　是为方便诊断和图像后处理而设立的一种装置,常安置在操作台附近或附近的房间内,对其环境要求同主操作台。工程师每 3 个月对其维护保养 1 次。

8. 检查床　是一种与主磁体配套的设备,安置在磁体间内主磁体的长轴方向上。驱动其上下、前后活动的马达安装在检查床下面。工程师每 3 个月对其维护保养 1 次。

9. 激光照相机　是 MR 成像系统图像后处理的关键设备之一,一般安装在操作室邻近的专用房间内,对其环境要求同主操作台。工程师每 3 个月对其维护保养 1 次。

二、表面线圈及其维护保养

表面线圈是 MRI 系统保证成像质量的关键部件之一,它是根据人体不同解剖部位的组织特点和生理曲度灵活设计的,不同的生产厂家有其不同的设计特点。一般分为软式和固定式两种。对软式线圈不可过分折叠和弯曲,不得用锐器刺伤其表面。固定式线圈不可撞击硬物。对表面线圈表面的脏物应使用清洁剂擦干净,不得使用有机溶剂擦洗。

1. 头部线圈　一般设计为固定的鞍形或鸟笼形或其他圆柱形。其设计精度很高,所获图像具有良好的信噪比。

2. 颈部线圈　一般设计为环形、直径为 16 cm 左右的软式或固定鞍形结构,一般用于眼球、乳腺、各活动关节、颈部结构或胸部、腰椎的局部成像。

3. 直径更小的环形（10 cm）成对软制线圈　可用于颞颌关节、内耳、单侧眼球、腕关节、前列腺等部位的检查。

4. 直肠内线圈　是一种用于检查直肠及其周围组织结构的表面线圈。

5. 脊柱线圈　一般设计为长方形的软式或固定式结构，其大小为 10～40 cm，常规用于胸、腰、骶椎体或脊髓以及上、下肢的检查。

6. 胸、腹部及盆腔所使用的表面线圈　一般采用大小为 100～180 cm 的软式或固定鞍形结构，有时也可直接用机架内设置的体部线圈直接成像，但后者所获图像信噪比较低，不过此时有利于心电门控仪或呼吸门控仪在患者身体表面的安置。

三、其他辅助配件及其维护保养

1. 配电柜　一般安装在计算机房或其邻近的功能房内，其内装有总电源的稳压装置、计算机电源开关、射频电源开关、梯度电源开关、液氦显示器电源开关、UPS 电源开关及水冷机电源开关等。

2. 磁体线圈充电电源　常装备在计算机房内，用于主磁体线圈充电及磁场强度的校正。工程师每 3 个月对其维护保养 1 次。

3. UPS 电源　是能保护整个 MRI 系统正常工作、不受外界突然停电而导致 MRI 系统出现故障的一种延时保护电源，常安装在计算机房邻近的功能房内。工程师每个月必须对其维护保养 1 次。

4. 水冷机　是保证 MRI 系统主磁体表面温度不超过一定水平的一种装置，常安装在计算机房邻近的功能房内。工程师每个月必须对其维护保养 1 次。

5. 空调装置　是保证整个 MRI 系统正常运行的重要辅助装置之一，常安装在专门设计的空调房内。专业工程师每个月必须对其维护保养 1 次。

6. 心电门控仪　是为保证 MR 图像不受心跳及血管搏动伪影干扰的一种辅助设备，其在主磁体面板或患者床面板上装有插口。工作人员对其维护保养主要是保持其表面整洁，不得随意折叠放置，以免损伤其内的线路而导致工作异常。工程师每个月必须对其维护保养 1 次。

7. 呼吸门控仪　是为了保证 MR 图像不受呼吸运动伪影干扰的一种辅助设备，其在主磁体面板或患者床面板上装有接口。维护保养要求同心电门控仪。工程师每个月必须对其维护保养 1 次。

此外，磁共振机器带有很多保护开关、各种保护装置和应急设备。它们通常只有在机器发生故障或操作不当时才起作用，在正常使用情况下不易判断是否有故障，所以对这些部件需经常检查，以免造成不可挽回的损失。

四、工程师在维护保养中的作用

1. 预防性维护和周期性检测　许多 MRI 物理参数容易随着时间或周围环境的变化而发生漂移，如低场 MRI 的中心频率随着磁体间的温度变化而漂移，导致图像质量下降。磁场的均匀性随时间的延长会慢慢地变差，导致脂肪抑制性能及 MRS 的质量下降。在设备投入使用后，要建立物理参数基线，如中心频率、射频校正值、信噪比等。定期对设备进行检测，及时发现系统的漂移情况。对于超导 MR，养成每天开机时，查看机房温度、湿度及氦压缩机、水冷机的工作状态、液氦水平和磁体各级温度等的良好习惯。用标准线圈进行水模测试，记录射频校正值、中心频率、信噪比等，时刻了解设

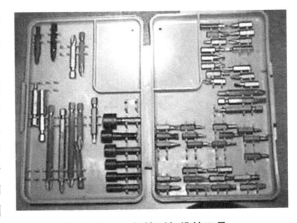

图 6-32　一般检测与维护工具

备状态,做到心中有数。当发现系统参数出现较大变化时,需要进一步检查测试,找出原因(图6-32),杜绝安全隐患或防止故障范围扩大。射频校正值变化意味着射频线圈、射频功放、射频接收发射通道可能发生故障,如果继续扫描,虽然能够扫描出图像,但患者所接收的射频能量可能会大幅上升,设备也可能因为射频功率过大而烧坏。因此,尽可能将隐患和故障消灭在萌芽状态,提高设备的经济效益和社会效益,更好地为临床服务。

2. 故障的应急维修 即一线维修,是医学工程师的基本技能,MRI构造和原理较复杂,运行过程中,不可避免地会出现各类故障,影响设备的正常使用。只有及时排除故障,才能继续有效地使用,保证MRI的安全,满足临床工作的需要。对在保修期内或购买了厂家保修的情况下,一味地依赖厂方的维修,势必因为MRI的小故障而停机,患者无法得到及时的检查,一系列诊疗活动无法开展。

3. 扫描序列参数的优化 在几种高端医学影像技术中,MRI是原理最复杂、涉及学科最广泛的成像技术。多参数、任意方位成像及较高的软组织对比度等特点,使其成为医学影像技术中最具应用潜力和理论研究的成像技术,但也是最难掌握、最难选择参数、最容易出现伪影及最难得到优质图像的成像技术。在MR扫描中,有很多技术难题需要解决,特别是参数的最优化选择,直接决定能否获得最优化图像,从而得出最准确的结果。这是医学工程学方面的问题,也是困扰医学影像学科医技人员的难题,不解决这些技术难题,就会制约MRI在诊断工作中的有效应用。医学工程师对成像原理和序列参数有较深刻的掌握,了解成像参数对图像质量的影响,容易接受和掌握新技术,可以有效地发挥自己的长处,在更高层面参与并指导质控,从临床工程的角度传授MRI原理,对医生和技师进行指导,定期进行图像质量分析,提高对参数的理解和认识。如扫描序列的合理选择(图6-33),技术参数的优化设置,各种新技术插件的合理添加等。充分发挥设备的软硬件功能,得到良好的信噪比、对比度、密度分辨力、时间分辨力的图像。

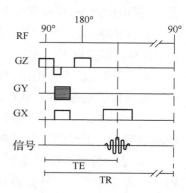

图6-33 MRI脉冲序列

4. 新技术的开发和应用 影像工程师不仅要做好硬件设备的质量控制,在软件应用质量控制过程中,加强与医生和技师的沟通,引导和教会医技人员熟练掌握和规范化应用新的软件功能。将新功能、新技术有效地应用于临床疾病的诊断,如克服运动伪影的螺旋桨扫描技术,使小儿、帕金森病患者和其他无法配合的患者可以进行检查。扩大MRI检查的适应证,避免患者不配合导致的重复检查,优化检查的流程,提高设备的经济效益。

MRI室应有非常完善的质量保证规范和制度,配置上除了医生、技师外,还应有工程师和物理师,设备故障由维修工程师解决,而日常的质控检测、参数优化则由物理师负责。

(李伟、冯楠、王骏、刘小艳、王俊杰、汤万鑫、周琪松、王鸿雁)

第七章　数字减影血管造影质量控制

DSA 图像形成需要经过复杂的成像链才能获得,其中不可避免要丢失部分信息或产生伪影而降低图像质量。检查中应采取相关措施,减少不利因素的影响,保证影像质量。

第一节　影响 DSA 图像质量的因素

影响 DSA 图像质量的主要因素有机器设备、成像方式、操作技术、造影方法及患者本身等方面的因素。

一、DSA 机房

1. 使用面积不得小于 36 m²,机房横梁底平面距地面大于 3.0 m,一楼窗口下缘距离地面大于 2 m。机房墙壁、地面、天花板的射线防护要有 3 mm 铅当量,门、观察窗需要 2 mm 铅当量,但观察窗铅玻璃要大于 1 m²。操作控制室的使用面积要大于 10 m²。如果砖墙厚度不足或使用空心砖,需要使用重金属砂浆抹灰 3 cm 厚度以上。

2. 由于 DSA 除了完成血管造影检查外,其最主要功能还有介入治疗功能。因此,室内无菌要求比较高。室内设计一般要求有工作人员出入通道、患者出入通道、污物出入通道。机房层流室内空气洁净度最好达到 10 万级。同时,需要设置手术洗手间、污物间、更衣室、导管室。进出要更换拖鞋,戴口罩。应具备紫外线消毒灯等。

二、设备结构因素的影响

(一) X 线源

X 线管发出的 X 线不是单一能量,而是跨越从 0 到很大能量范围的连续能谱。X 线能级由管电压调节。X 线从阳极逸脱后还可受到 X 线管窗的固有滤过及附加滤过材料的滤过。这些滤过可以使最初的 X 线能谱再塑形,使之适用于降低辐射剂量和增加影像中碘的对比双重目的。但是滤过也消耗部分有用的 X 线光子,这需要加大 X 线管电流补偿。

理想的 X 线源应具有以下 3 种重要性质:① 可提供高能量、碘浓度越低,或观察的结构越小,需要的能量越大。理想的 X 线源应能提供用于任何成像目的的能量。② 点源、X 线源应为理想的点光源,焦点若能任意小,就可获得成像结构的最佳锐度。③ 单色辐射、成像性能依赖于 X 线能量,理想的 X 线束应由单一能量的光子构成。

DSA 图像以每秒几帧至几十帧之间快速形成,这就要求:① 具有产生高千伏、短脉冲和恒定输出的高压发生器;② 80 万 HU 以上、具有大小焦点和大功率的 X 线管;③ 并配置功能完善的遮线栅和 X 线滤过装置;④ 使用中经常检测它们是否固定于正确的位置。

(二) X 线探测器

X 线探测器的第 1 个元件是光栅,其结构和原理与传统的滤线栅相同。光栅衰减散射的 X 线,增大原发与散射光子的比率。但光栅也要滤过一部分原发辐射,在达到减少散射 X 线目的的同时,需要牺牲大约半数的原发辐射。理想的探测器性质有：① 能检测到穿过患者的所有具有一定能量的 X 线光子。② 对不具备一定能量的散射不产生响应,从而检测不到散射 X 线。③ 无噪声检测,检测器不应提供伴随量子统计学噪声以外的其他噪声。④ 无限的空间分辨力。⑤ 大视野,可以同时观察所有相关的解剖结构,不必分解为若干部分。⑥ 无失真,探测器应可精确反映解剖学的大小和形态。

（三）影像增强器

影像增强器即影像接收器,应具有 30 帧/s 以上的显像能力、理想的光敏度、足够的亮度、较高的分辨力和对比度以及最小的失真度,有适应不同部位使用的可变输出野和稳定的光路分配器。

（四）电视摄像系统

电视摄像管应具有很高的分辨力和最适宜的合成时间,以确保影像增强器输出屏上 1 mR X 线产生的微弱荧光能无遗漏地被采集到。系统动态幅度的信噪比在 1 000：1 左右,每帧图像的水平稳定度差异小于 1%,防止图像信息递减丢失,获得精确的影像信息。

（五）影像处理和显示系统

影像处理和显示系统,必须具有计算速度快和存储数据能力强大的电子计算机和精密的数字电路,能快速完成运算、存储、减影和图像处理等程序。

三、成像方式的影响

目前 DSA 设备大多是用"时间"物理变量减影法,但按其 X 线输入方式可分为脉冲式或连续荧光式,一般有 4 种成像方式用于实时减影,即脉冲成像方式（PI mode）、超脉冲成像方式（SPI mode）、连续成像方式（CI mode）和时间间隔差成像方式（TID mode）。脉冲成像方式在单位时间内摄影帧频低,每帧图像接受的 X 线剂量大,图像对比分辨力较高；连续成像方式则相反。因此,造影时应根据被检部位和诊断要求选择相应的成像方式,以获取优质的减影像。例如四肢、头颅、颈部等易控制活动的部位常用脉冲成像方式,而心脏、大血管等难控制活动的部位则常用超脉冲成像方式获取高对比、高分辨力的动态减影像。

四、操作技术的影响

（一）摄影条件

在确定被检体后,一定范围内 X 线剂量的大小常与空间分辨力以及对比分辨力成正比。DSA 设备的曝光参数常设有"自动曝光"和"手动曝光"两种方式,一般情况下对密度高且体厚的部位选用自动曝光比较理想,而对密度低且体薄的部位采用手动曝光,并经曝光测试后选择最适宜的曝光条件,以避免过度曝光或曝光不足。

（二）摄影体位

DSA 图像不仅要有很好的分辨力,还要具有正确的摄影体位。DSA 检查技术中常把正、侧位视为基本体位。此外还用一些特殊体位,如左、右斜位和头、足向倾斜的多种复合角度的摄影体位。这些体位的设计对显示心、脑等血管病变及指导介入治疗十分重要。

（三）其他摄影技术

合理应用遮线器和密度补偿装置以使影像密度均衡。正确选择照射野、焦-肢距、肢-片距和焦-片距,可防止图像放大、失真和模糊。

（四）后处理技术

充分利用再蒙片、图像配准、图像合成、边缘增强和窗口技术等多种后处理技术来消除伪影、减少噪声、提高兴趣区信噪比,改善 DSA 图像质量。

五、造影方法的影响

临床上 DSA 检查方法分为经静脉和动脉两条途径：动脉法 DSA 有明显减少对比剂浓度和用量、提高影像密度分辨力和空间分辨力、缩短曝光时间、获取高信噪比、无血管重叠的清晰图像。其中以选择性 IA－DSA 和超选择性 IA－DSA 成像尤佳。除了穿刺后经导管直接在静脉血管内（腔静脉、髂静脉等）注射对比剂造影外，其他经静脉注射对比剂到体循环和肺循环观察动脉系统的造影方法，图像质量基本上难以达到要求。

六、对比剂的影响

（一）碘 K 缘

碘作为对比剂的一种重要成分，具有 33.16 keV 的 K 层结合能，这相当于 $60\sim70$ kV 管电压下产生 X 线的平均能量，光子透过的概率几乎为 0，全部产生光电吸收，这种衰减系数突然不连续增加的状态称为碘 K 缘。

（二）对比剂浓度和用量

DSA 信号是兴趣区的对比剂团流到达之前采集的蒙片与对比剂充盈最佳时获得的造影片相减后，分离出的对比剂的差值信号，它随血管内碘浓度和血管直径的增加而增加。因此，使用对比剂时应根据不同的造影方法和部位、注射速率和持续时间、导管的大小与先端位置等情况选择浓度和用量。

七、患者本身因素的影响

在 DSA 检查中，患者本身自主和不自主的运动，如心跳、吞咽、呼吸或胃肠蠕动等，是形成运动性伪影的主要原因。为此，术前应对意识清醒的患者进行训练，争取配合；对意识模糊或无意识的患者，应给予镇静剂或适当麻醉，并对被检部位施行附加固定等，正确把握曝光时机。

八、DSA 性能及其影响

（一）空间分辨力

空间分辨力为图像中可辨认的邻近物体空间几何尺寸的最小极限，即对影像细微结构的分辨能力。空间分辨力是衡量影像质量的重要参数之一，与图像矩阵大小相关，也就是说与单位面积内含有的像素数目成正比。空间分辨力可以用调制传递函数（MTF）描述，但其测量较复杂。DSA 影像由影像增强管采集，影像的空间分辨力与增强管的尺寸有关，可以用显示器（line pair，LP）表示。增强管尺寸越大，覆盖的视野越大，空间分辨率越低。如 35.56 cm（14 in）增强管的分辨率为 0.7 LP/mm，而 10.16 cm（4 in）者为 2.5 LP/mm。通常 DSA 图像的空间分辨力约 $1\sim2$ LP/mm。影响空间分辨力的主要因素有以下几个方面：

1. X 线影像增强器本身的性能参数　对于一个固定矩阵而言，像素尺寸可随实际输入屏尺寸的增大而增大，导致空间分辨力下降。改善方法是采用较小尺寸的影像增强器输入屏。

2. X 线血管造影成像过程中的几何放大倍数　DSA 出现在输入屏上的图像均被放大器放大，而放大率的增加，可导致有效空间分辨力降低。

3. X 线管焦点尺寸和管电流　空间分辨力与焦点尺寸成反比，虽然选择小焦点可增加影像的清晰度，选择较大的焦点会增加几何模糊度，但选择较大焦点使用较大的电流值，可以缩短了曝光时间，减少患者的运动模糊度，还可增加 DSA 的分辨力。焦点的合理选择直接影响 DSA 图像的空间分辨力。

4. X 线图像显示矩阵的尺寸　空间分辨力永远不会超过像素尺寸限定的极限值，像素尺寸取决于矩阵（像素数量）和患者平面（几何放大率和实际输入屏尺寸）中影像的直径。

5. X 线电视系统的性能与参数　电视摄像机镜头对输出屏的光学聚焦，以及水平和垂直方向等的因素都影响着电视链的空间分辨力。垂直分辨力受线数的影响,水平分辨力不仅取决于每帧电视图像的扫描线数,还取决于视频放大器的带宽(即每条扫描线视频信号幅值能够变化的次数)。在常规电视系统中,一般将带宽设置为能够提供相同的水平和垂直分辨力即可,然而在 DSA 系统中,为了避免采样伪影,避免因带宽的增大而产生的电子噪声,常常减小带宽。

（二）密度分辨力

密度分辨率为图像中可辨认的密度差别的最小极限,即对密度差别的分辨能力。密度分辨力是衡量影像质量的另一个重要参数,与图像中每一像素接受的光子数目成正比。当以相同的光子数目入射时,同样面积内数字影像的像素接受的光子数目要远多于胶片影像的像素。这说明数字影像具有更高的密度分辨力,数字影像牺牲部分空间分辨力换取较高的密度分辨力;或者可以说,胶片影像具有较高的空间分辨力,数字影像具有较高的密度分辨力。而 DSA 中对于含碘量比常规血管造影低得多的血管检测能力部分地归因于设备的高密度分辨力。

（三）时间分辨力

时间分辨力为单位时间可采集影像的最多帧数。在 CT、MRI 等层面成像设备,时间分辨力反映为单一层面的成像时间及可连续采集影像的能力,而在 DSA 中则反映为单位时间的成像帧数或称帧频。与 CT、MRI 等不同的是,DSA 图像是对心脏、血管内对比剂进行动态观察,所以,时间分辨力的大小可直接影响显示血管的能力。对于设备通常需要高帧频,一般要达到 $30\sim60$ 帧/s。

DSA 的时间分辨率与影像的采集和处理的各个环节有关,特别是和摄像机的迟滞、图像矩阵的大小及计算机的运算处理速度有关。迟滞是摄像机对输入信号快速变化的相应速度也就是摄像机读出一个视频信号所需的时间。

（四）噪声及信噪比

1. 噪声 DSA 系统中的噪声有直接噪声、随机进程噪声以及影像增强器的噪声等。直接噪声通常来自系统各个部件的制造差异,如输入屏的不均匀性、输出屏的颗粒性状、电视摄像机靶面的缺陷等。在 DSA 影像中,这种噪声一般能被消除,对图像质量不会产生很大影响。随机进程噪声又称量子噪声,它是在减影过程中由 X 线量子随机进程产生的空间波动导致的,与被摄物体的厚度成正比。来自电视摄像系统电子源的噪声又称电子噪声。如果曝光量偏低,系统中噪声占主导的是 X 线量子噪声,而不是系统的电子噪声。噪声在 DSA 图像中可表现为斑点状、网络状、雪花状等异常情况,严重影响 DSA 图像的质量。噪声降低了 DSA 图像的清晰度,使得观察范围缩小,图像信噪比降低。在调整图像对比度(即调节窗宽、窗位)时,也可使噪声随图像对比度的增减而变化。

2. 信噪比(signal noise ratio,SNR) 信噪比是指减影图像中的图像信号与其背景信号的比例,也就是成像系统采用的信号值最大差别的大小。减影图像的信号是除去其背景的单纯血管信号,而背景信号则是背景区域中的平均信号。与动态范围相比,足够高的信噪比要重要得多。DSA 中,由于动态范围通常较低,较高的噪声水平与信号重叠时可以遮蔽相对微弱的减影影像信号,相应部位含碘的血管影像会混入噪声背景中。信噪比数字越大,图像信号的比例越高,可提供的信息量也越大。理想的 X 线摄像机的信噪比应大于 200:1。

（五）对比度与空间均匀度

1. 对比度均匀度 若被 X 线摄影的血管直径是一致的,并且碘的浓度是均匀的,在减影图像中显示的血管直径及对比度都应当是均匀的,对比度均匀度下降的因素主要是 X 线散射和视频图像中的杂波。

2. 空间均匀度 影像增强器、电视系统及成像系统中光学系统的非线性会引起影像失真,导致空间均匀度下降。空间均匀度在图像定量测量中很重要。

（六）低对比特性

注射碘对比剂后，不同直径血管中碘的浓度不同、密度不同，但是 DSA 采用了图像处理技术，对含有低浓度碘对比剂的血管也能较好地成像。所以，数字减影系统密度分辨能力较好，其低对比灵敏度较好。评价低对比特性，通常采用与真实的血管造影碘浓度相近的物质制成的"血管模块"进行有关检测。

影响低对比特性的因素有：① X 线束的质量（即采用高滤过 X 线束）；② 几何放大倍数，临床应用典型放大率为 1.25；③ 像素尺寸；④ 影像增强器输入剂量。

（七）对比度线性

对比度线性依赖数字减影系统中数字处理器的调整、电视摄像部分的线性及模拟数字转换（ADC）的线性。由于散射、杂波等，密度较大的部位（如心室等）会出现差异，其对比度非线性时有发生。

第二节　DSA 的伪影

伪影是 DSA 成像过程中所造成的虚假现象，泛指影像失真。在数字减影系统处于良好工作状态的情况下，引起伪影的主要因素是患者的运动及 X 线管输出的 X 线剂量不稳定。

一、运动性伪影

运动性伪影是指在 DSA 的成像过程中，患者生理性和病理性的运动使减影对不能精确重合，在影像上形成的伪影。造成运动性伪影的常见原因有：

1. 离子型对比剂　可引起舌根和咽部灼热感，使患者自主或不自主地出现咽部运动。可以选用非离子型对比剂或用 2% 的利多卡因含漱来克服此类伪影。

2. 用 40% 以上浓度的复方泛影葡胺做四肢血管 DSA 成像时，对比剂对该处血管内膜的刺激可引起患者反应性抖动，这与四肢血管内皮细胞的敏感性高有关。

3. 呼吸运动　肺部 DSA 成像时，因呼吸运动而使图像模糊。造影前应做好患者呼吸屏气训练，或注药前给予吸氧，还可以选用非离子型对比剂可减少对呼吸道黏膜的刺激。

4. 胃肠蠕动　可在检查前 1 分钟静脉注射胰高糖素 1 mg，腹部气囊加压，或注入山莨菪碱（654-2）注射液，训练患者呼吸及屏气，以克服此类伪影。

5. 心脏搏动　可选用 DSA 超脉冲成像方式和采用心电图触发方式来克服此类伪影。

6. 对精神紧张、躁动不安或易动小儿　检查前给予训练及解释，消除患者的顾虑，适当固定检查部位，或给予镇静剂，必要时适当麻醉。

此外，动脉壁粥样斑块随血管的搏动，造成无法消除的伪影，但对图像质量影响较小。运动性伪影有以下特征：在结构的边缘处最明显，近结构的中心部相对轻微；伪影的量随结构边缘密度陡度增大而增大；伪影的量随移动的结构衰减系数增加而增大。如骨和软组织的厚度相等，移动相同距离，则骨的伪影较大；图像配准不良会导致 DSA 影像正性或负性伪影。

轻微的运动伪影可不影响诊断或可通过后处理方式补救，严重的运动伪影将使减影图像无诊断价值。

二、饱和状态伪影

DSA 属于一种视频显示技术，若成像的视野内结构密度差别过大，可在视野内出现斑片状信号缺失区。饱和状态伪影是由视野内某部位过薄或密度过低又未使用补偿滤过，X 线衰减值的动态范围超过图像信号处理规定的动态范围，形成一片均匀亮度的无 DSA 信号的盲区。

三、设备性伪影

主要表现形式有:① 摄影系统不稳定,X 线管、探测器、摄像机等性能不稳定,可以引起条纹状伪影和漩涡伪影。② 软件伪影,丢失的高频信息会在低频处以条纹的形式出现,形成条纹伪影;当空间频率超过某值时,在物体的锐界面以光密度的梯度出现过冲伪影。③ X 线束的几何学伪影。④ X 线束硬化,X 线束的平均能量随物体厚度的增加而增加,但与之相应的衰减系数减少,这一过程叫 X 线束硬化。

四、图像配准不良

图像配准不良可来自机械部分、数据处理部分和患者本身等。当减影对不能精确重合时,会导致差值图像减影不完全,血管影像模糊。

第三节 DSA 的质量控制

一、数字减影系统的性能检测

根据影响数字减影图像质量的因素,性能检测要应用 3 种仪器设备。

(一)X 线辐射计量仪

X 线辐射计量仪用于检测 X 线发生器在 X 线曝光时的剂量。

(二)影像增强器及电视系统测试装置

影像增强器及电视系统测试装置用于检查和调整系统的空间分辨力、低对比分辨能力、几何失真等性能参数。

(三)数字减影专用体模

数字减影专用体模用于检测评价数字减影的空间分辨力、低对比性能、对比度均匀性、空间均匀度、对比度线性、伪影等。数字减影专用体模由衰减体模、模拟血管插件、低对比线对插件、空间分辨力插件等几部分组成。

二、DSA 图像质量改善措施

(一)监测项目及周期

1. X 线及电视透视系统　按常规 X 线设备质量控制方法进行质控。

2. 数字减影系统　其固有性能参数每 6 个月评价 1 次,并建议用模拟血管插件和阶梯楔形模块,以固定操作方式每天检查 1 次,评价该系统的稳定性,所有测试结果记录存档。

3. 硬拷贝和胶片处理器　硬拷贝胶片图像尽可能与显示器图像接近,对激光打印机定期进行监测。

(二)相关改善措施

DSA 的图像质量与其成像链中的每项因素都密切相关,改善 DSA 图像质量主要是从 DSA 成像链中动态因素中的可变因素入手。① 术前对患者说明检查过程及注意事项,争取患者的术中配合,尽可能地减少运动性伪影。② 根据 X 线摄影学原理、成像部位和诊断要求,设计最佳摄影体位。③ 根据病变部位结构特点,制定合理的曝光程序,选择恰当的曝光参数、合适的成像和减影方式、适宜的帧频、蒙片或积分蒙片。④ 根据病情和病变部位,决定造影导管前端的位置,对比剂的浓度、用量、注射速率、注射压力以及延迟方式。⑤ 正确使用遮线栅、密度补偿器以及密度均衡装置减少空间对比。⑥ 合理应用曝光测试方法,在保证图像质量的同时还要减少不必要的照射;充分利用 DSA 设备的图像后处理功能,修正和充实影像内容。

三、DSA 设备的维护与保养

设备是质量保证的前提,没有精良的设备和良好的运行状态就不可能获得高质量的图像。设备的质量管理是 DSA 影像质量保证的关键。DSA 是价格昂贵、结构复杂的医用影像设备。除了掌握机器的结构、原理和使用方法外,操作技师还需做好机器的质量管理工作,保证设备的正常运转,延长机器的寿命。

（一）日常的维护和保养

1. 在每日造影检查前,操作技师应对 DSA 设备进行计算机房的温度和湿度是否符合机器正常运转的要求、C 型臂是否能够正常运转、检查床的移动是否灵活与平稳、X 线管球的管套是否漏油、紧固螺钉是否松动等的一般性安全检查。发现异常情况,必须立即排除,避免插管成功后,发现设备某些功能失灵,导致造影失败。

2. 造影检查中,技师按照操作规程谨慎操作。此外,注意球管在使用过程中的温度变化,以及机器在运转过程中的异常声响,必要时立即停机,避免给患者和机器造成损害。

3. 造影检查结束后,做好机器的清洁卫生工作,协助维修工程师对检查过程中出现的故障进行排除和维护。

（二）定期的机器检修

DSA 设备除了日常的维护和保养外,还需进行定期的全面检修。不仅要检查有明显损伤的部件,还要检查可能存在隐患的部件,并修复和更换。每年进行 1 次定期的检修,包括机械部分和电器部分。

1. 机械部分　检查所有滑轮、轴承、齿轮和传动装置,加注润滑油,发现损坏或将要损坏的部件应予更换,对松动的螺钉重新拧紧,保证机械部分传动平稳、灵活。

2. 电器部分　电子元件经过长期使用,会出现老化、失灵、焊点熔蚀、电缆接口松动等,以及影像增强器、电视增强系统和 X 线管球的技术参数不准确等。操作技师对电路部分的检查和机器性能参数的测量,可掌握机器的工作状况,更换老化的电子元件,以及调整和改善不稳定的参数,提高信噪比,确保机器处于正常的技术状态,延长机器的寿命。

（三）建立机器档案

技师通过建立机器档案,在每次检测后,应该详细记录机器性能技术参数,以供日后参考。把每次机器发生故障的情况、原因分析和所采取的措施及效果进行记录。对技师操作不当引发的故障进行总结分析,找出操作技术的缺陷,避免再犯,提高技师的操作和质控水平,保证 DSA 的正常运转。

四、DSA 图像的质量控制

合格的 DSA 图像除了需要精良的 DSA 设备及完好的运行状态外,技师的操作水平也是重要因素。DSA 的检查方式意味着患者将接受较大剂量的 X 线辐射,因此,DSA 的质控是建立在使患者尽可能接受少的辐射剂量和对比剂剂量的前提下,不断提高图像质量,最大限度地满足治疗的要求。需要技师有较高的操作水平和质量控制意识,主要通过定位、程序设定和技术选择、高压注射器的参数选择等质量控制点来提高 DSA 影像质量。

1. 定位

（1）调整 X 线球管、患者和影像增强器之间的距离,随着影像放大率增加,球管焦点的影像模糊度也随之增大。操作技师通过调节影像增强器和床面的高度,增大 X 线球管和影像增强器的距离,减小患者与影像增强器间的距离,可减少半影引起的失真,提高对细小血管的分辨能力。

（2）对角度的选择,根据路径图上靶血管的走形及位置,通过旋转 C 型臂的角度及移动床面,确保所观察的病变部位完全展示,血管的走行清晰。

（3）最大限度争取患者的配合,减少检查部位的移动,导致 DSA 影像的伪影。不能配合的患者可用绷带或布条对躯体加以固定。在胸腹部检查中,要求患者憋住气,减少呼吸运动对减影效果的影响(图 7-1)。

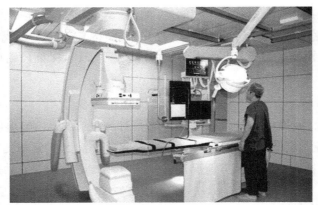

图 7-1 DSA 操作系统

2. 程序设定和技术选择

(1) 数据采集前,操作技师通过计算机键盘输入患者姓名、性别、年龄及 DSA 号等数据。根据机器的性能选择适当的技术参数,在像素矩阵的选择中,一般选择高成像矩阵,可提高影像的空间分辨力,设定相应的蒙片及合适的摄影程序。在连续血管造影中,首先动脉充盈,然后是毛细血管显影,最后是靶血管静脉逐渐显影。在不同组织器官中,静脉显影时间不同,心肺为 2~5 s、脑为 6~8 s、肾为 10~12 s、门静脉为 10~20 s。根据检查要求,对连续曝光的时间长短和摄影帧速进行合理设定,确保患者在接受较低辐射剂量的前提下,采集到靶血管的动脉期、实质期及静脉期的血管影像。

(2) 数据采集后,操作技师通过亮度和对比度的旋钮,进行灰阶调节,确保减影图像具有一定的对比度和黑化度,获得血管清晰、医学信息丰富的 DSA 图像。此外,操作技师通过对减影图像进行后处理,以达到尽可能好的影像质量。通过像素移动、更换蒙片、图像翻转、空间滤过及不同幅图像间的加、减、乘、除和信息标注等减影图像后期的再处理,可有效地减少伪影对图像的影响,确保有价值的影像信息得到强化,噪声得到衰减,进一步提高 DSA 影像质量(图 7-2)。

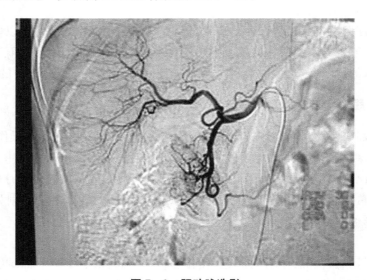

图 7-2 肝动脉造影

3. 高压注射器的参数选择

(1) 在对比剂剂量、浓度和流率选择上,尽可能减少对比剂的剂量。对比剂剂量需依据对比剂的种类、造影的部位及临床的需要来确定。DSA 对碘信号检测的敏感性,意味着仅需低浓度的碘对比剂团,便可获得满意的效果。较高浓度的对比剂,不仅不能增加检测到的信号量,反而会遮蔽一些有用的信息。对比剂流率的大小与导管尖端所在部位的血液流率相适应,一般以小于等于靶血管的血流速度为宜。

（2）注射压力的设定,通常应根据导管尖端所在部位的血管压力和患者的具体情况决定。团注技术已成为 DSA 检查的常规注射技术,是指在尽可能短的时间内注入定量的对比剂,即对比剂在被稀释前,相对集中地通过靶血管,需要对注射压力进行合适的设定。

（3）延迟时间的设定,要根据导管开口与靶血管的关系而定(图 7-3)。

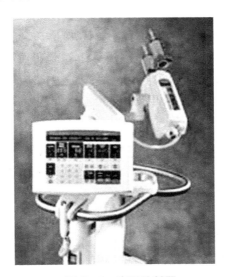

图 7-3　高压注射器

第四节　神经血管介入诊疗技术

神经血管介入诊疗技术是指在医学影像设备引导下,经血管或经皮穿刺途径在头颈部和脊柱脊髓血管内进行的诊断或者治疗的技术。

一、医疗机构基本要求

医疗机构开展神经血管介入诊疗技术应当与其功能、任务相适应。

（一）三级医院

有卫生行政部门核准登记的神经内科、神经外科和医学影像科的诊疗科目,有介入手术室(造影室)和重症监护室。

1．神经外科　床位不少于 30 张,具备显微神经外科手术条件,能够独立开展动脉瘤夹闭、血管畸形切除、脑出血清除等手术。

2．神经内科　床位不少于 40 张。

3．介入手术室(造影室)

（1）符合放射防护及无菌操作条件。有菌区、缓冲区及无菌区分界清晰,有单独的更衣洗手区域。

（2）配备数字减影血管造影机,具有"路图"功能,影像质量和放射防护条件良好;具备医学影像图像管理系统。

（3）具备气管插管和全身麻醉条件,能够进行心、肺、脑抢救复苏,具备供氧系统、麻醉机、除颤器、吸引器、血氧监测仪等必要的急救设备和药品。

（4）具备存放导管、导丝、对比剂、栓塞剂以及其他物品、药品的存放柜,有专人负责登记保管。

4. 重症监护室

（1）设置符合相关规范要求，达到Ⅲ级洁净辅助用房标准，病床不少于 6 张，每张病床净使用面积不少于 15 m²，能够满足神经血管介入诊疗专业需要。

（2）符合神经专业危重患者的救治要求，配备多功能监护仪和呼吸机，多功能监护仪能够进行心电图、血压和血氧等项目监测；能够开展有创颅压监测项目和有创呼吸机治疗；有院内安全转运重症患者的措施和设备。

（3）具备经过专业培训的、有 5 年以上重症监护工作经验的专职医师和护士。

5. 其他相关科室和设备

（1）医学影像科能够利用多普勒超声诊断设备进行常规和床旁脑血管检查。

（2）具备磁共振（MRI）、计算机 X 线体层摄影（CT）和医学影像图像管理系统。

6. 有至少 2 名经过正规培训、具备神经血管介入诊疗技术临床应用能力的本院在职医师，有经过神经血管介入诊疗相关知识和技能培训的、与开展的神经血管介入诊疗相适应的其他专业技术人员。

（二）二级医院

拟开展神经血管介入诊疗技术的二级医院，除满足上述要求外，还应当符合下列条件：

1. 有神经血管介入诊疗需求。设区的市以区为单位，区域范围内无获得神经血管介入诊疗技术资质的医疗机构；县域内需要开展急诊神经血管介入诊疗技术时无法及时到达有神经血管介入诊疗资质的医疗机构。

2. 由取得神经血管介入诊疗技术资质的三级甲等医院派驻取得资质人员进行长期技术帮扶和指导，时间至少 1 年，1 年后通过省级卫生行政部门组织的临床应用能力评估。

此外，拟开展神经血管介入诊疗技术的新建或新设相关专业的医疗机构，应当符合本规范的人员、科室、设备、设施条件，并向省级卫生行政部门提出申请，通过省级卫生行政部门组织的临床应用能力评估后方可开展。

二、人员基本要求

1. 神经血管介入医师

（1）取得执业医师资格，执业范围为外科、内科或医学影像和放射治疗专业。

（2）有 3 年以上神经内科、神经外科或者放射介入临床诊疗工作经验，具有主治医师以上专业技术职务的任职资格。神经外科医师需要接受神经内科、医学影像和放射治疗至少各 9 个月的培训；神经内科医师需要接受神经外科、医学影像和放射治疗至少各 9 个月的培训；医学影像和放射治疗医师需要接受神经外科和神经内科至少各 9 个月的培训。

（3）经过卫生行政部门认定的神经血管介入诊疗手术培训基地系统培训并考核合格。

2. 专业护士及其他技术人员经过神经血管介入诊疗技术相关专业系统培训并考核合格。

三、技术管理基本要求

1. 严格遵守神经血管介入诊疗技术操作规范和诊疗指南，根据患者病情、可选择的治疗方案、患者经济承受能力等因素综合判断治疗措施，因病施治，合理治疗，严格掌握神经血管介入诊疗手术的适应证。

2. 神经血管介入诊疗由至少 2 名本院神经血管介入医师决定，术者由本院神经血管介入医师担任，制定合理的治疗方案与术前和术后的管理方案。

3. 实施神经血管介入诊疗前，应当向患者和其家属告知手术目的、手术风险、术后注意事项、可能发生的并发症及预防措施等，并签署知情同意书。

4. 建立健全神经血管介入诊疗后的随访制度，并按规定进行随访和记录。

5. 在完成每例次神经血管介入治疗病例诊疗后 10 个工作日内,使用卫生行政部门规定的软件,按照要求将有关信息报送至卫生行政部门。

6. 医疗机构每年完成的神经血管介入诊疗病例原则上不少于 100 例,其中治疗性病例不少于 30 例。开展神经血管介入诊疗的医疗机构每年与介入治疗操作相关严重并发症发生率应当低于 6%,死亡率应当低于 3%;治疗例数不足 100 例的,每年与介入治疗操作相关的死亡病例数不得超过 3 例。

7. 具有神经血管介入诊疗技术资质的医师作为术者每年完成神经血管介入治疗病例不少于 30 例。

8. 各省级卫生行政部门应当将准予开展神经血管介入诊疗的医疗机构和医师名单进行公示。

各省级卫生行政部门应当定期组织对已经获得资质的医疗机构和医师神经血管介入诊疗技术临床应用情况进行评估,包括病例选择、手术成功率、严重并发症、死亡病例、医疗事故发生情况、术后患者管理、平均住院日、患者生存质量、患者满意度、随访情况和病历质量等。评估不合格的医疗机构或者医师,暂停相关技术临床应用资质并责令整改,整改期不少于 3 个月。整改后评估符合条件者方可继续开展相关技术;整改不合格或连续 2 次评估不合格的医疗机构和医师,取消神经血管介入诊疗技术临床应用资质,并向社会公示。

9. 其他管理要求

(1) 使用经药品监督管理部门审批的神经血管介入诊疗器材。

(2) 建立神经血管介入诊疗器材登记制度,保证器材来源可追溯。在神经血管介入诊疗患者住院病历中手术记录部分留存介入诊疗器材条形码或者其他合格证明文件。

(3) 不得违规重复使用一次性神经血管介入诊疗器材。

(4) 严格执行国家物价、财务政策,按照规定收费。

四、培训

拟从事神经血管介入诊疗的医师应当接受不少于 12 个月的系统培训。

(一) 培训基地由卫生行政部门认定,且具备下列条件:

1. 三级甲等医院,并经省级卫生行政部门准予开展神经血管介入诊疗技术。

2. 神经内科、神经外科和神经血管介入床位总数不少于 150 张。收治病种应当包括出血性、缺血性脑血管病和脊柱脊髓血管性病变等。

3. 有至少 3 名具备神经血管介入诊疗技术资质的指导医师,其中至少 1 名为主任医师。

4. 有与开展神经血管介入诊疗技术培训工作相适应的人员、技术、设备和设施等条件。

5. 每年完成各类神经血管介入诊疗病例不少于 500 例,其中治疗性病例不少于 250 例;或者医疗机构持续开展神经血管介入诊疗技术 10 年以上,累计治疗性病例不少于 2 000 例;至少有 1 名医师近 3 年来每年独立完成神经血管介入治疗病例不少于 150 例。

6. 相关专业学术水平居国内前列,且在当地有较强的影响力。

(二) 培训工作的基本要求

1. 使用卫生行政部门统一编写的培训大纲和培训教材。

2. 制订培训计划,保证接受培训的医师在规定时间内完成规定的培训。

3. 按照要求在培训期间对接受培训医师的理论知识掌握水平、实践能力操作水平进行定期测试、评估;在培训结束后,对接受培训医师进行评定。

4. 为每位接受培训的医师建立培训及考试、考核档案,并做好考勤记录。

5. 根据实际情况和培训能力决定培训医师数量。

(三) 神经血管介入医师培训要求

1. 在上级医师指导下参与完成不少于 100 例诊断性脑与脊髓血管造影检查和不少于 50 例神经血管介入治疗病例,作为术者完成不少于 40 例诊断性脑与脊髓血管造影检查和不少于 20 例神经血管介入治疗病例,并经考核合格。

2. 在上级医师指导下参加对神经血管介入诊疗患者的全过程管理,包括术前评价、诊断性检查结果解释、与其他学科共同会诊、神经血管介入诊疗操作、介入诊疗操作过程记录、围手术期处理、重症监护治疗和手术后随访等。

3. 在境外接受神经血管介入诊疗系统培训 12 个月以上、完成规定病例数的医师,有培训机构的培训证明,并经考试、考核合格的,可以认定为达到规定的培训要求。

五、其他管理要求

本规范实施前已经同时具备下列条件的医师,可以不经过培训和考核,开展神经血管介入诊疗工作:

1. 取得执业医师资格,执业范围为外科、内科或医学影像和放射治疗专业。

2. 有良好的职业道德,同行专家评议专业技术水平较高,并获得 3 名以上本专业主任医师的推荐,其中至少 1 名为外院医师。

3. 具有副主任医师以上专业技术职务任职资格。

4. 连续从事神经血管介入诊疗临床工作 10 年以上,近 5 年累计独立完成神经血管介入治疗病例不少于 150 例;或者连续从事神经血管介入诊疗临床工作 5～10 年,近 5 年累计独立完成神经血管介入治疗病例不少于 300 例。

5. 近 3 年未发生二级以上与神经血管介入诊疗相关的医疗事故,血管造影严重并发症发生率低于 0.3%,神经血管介入诊疗相关死亡率低于 3%。

本规范实施前已经同时具备下列条件的医师,可以不经过培训直接参加考核,经考核合格后开展神经血管介入诊疗工作:

1. 取得执业医师资格,执业范围为外科、内科或医学影像和放射治疗专业。

2. 有良好的职业道德,同行专家评议专业技术水平较高,并获得 3 名以上本专业主任医师的推荐,其中至少 1 名为外院医师。

3. 连续从事神经血管介入诊疗临床工作 8 年以上、具有主治医师以上专业技术职务任职资格,近 5 年累计独立完成神经血管介入治疗病例不少于 150 例。

4. 近 3 年未发生二级以上与神经血管介入诊疗相关的医疗事故,血管造影严重并发症发生率低于 0.3%,神经血管介入诊疗相关死亡率低于 3%。

第五节　心血管疾病介入诊疗技术

心血管疾病介入诊疗技术是指经血管穿刺途径进入心腔内或血管内实施诊断或者治疗的技术,不包括以抢救为目的的临时起搏术、床旁血流动力学监测、主动脉内球囊反搏术。

一、医疗机构基本要求

1. 医疗机构开展心血管疾病介入诊疗技术应当与其功能、任务相适应。

2. 三级医院,有卫生行政部门核准登记的心血管内科、心脏大血管外科或者胸外科的诊疗科目,有血管造影室和重症监护室。

3. 心血管内科　开展心血管内科临床诊疗工作 5 年以上,床位不少于 40 张,其技术水平达到三级医院心血管内科专业重点科室技术标准,在本省、自治区、直辖市三级医院中处于领先地位。

4. 心血管外科或者胸外科　开展心血管外科或者胸外科临床诊疗工作 5 年以上,床位不少于 30 张,其技术水平达到三级医院心血管外科或者胸外科专业重点科室技术标准,在本省、自治区、直辖市三级医院中处于领先地位。

5. 血管造影室

（1）符合放射防护及无菌操作条件。

（2）配备800 mA、120 kV以上的心血管造影机，具有电动操作功能、数字减影功能和"路图"功能，影像质量和放射防护条件良好；具备医学影像图像管理系统。

（3）有主动脉内球囊反搏器。

（4）能够进行心、肺、脑抢救复苏，有氧气通道、麻醉机、除颤器、吸引器等必要的急救设备和药品。

（5）有存放导管、导丝、对比剂、栓塞剂以及其他物品、药品的存放柜，有专人负责登记保管。

（6）开展心内电生理检查和心律失常介入治疗还应当配备八导联以上（含八导联）的多导电生理仪。

6. 重症监护室

（1）设置符合规范要求，达到Ⅲ级洁净辅助用房标准，病床不少于6张，每张病床净使用面积不少于15 m²，能够满足心血管疾病介入诊疗专业需要。

（2）符合心血管内科、心血管外科或者胸外科专业危重患者救治要求。

（3）有空气层流净化设施、多功能监护仪和呼吸机，多功能监护仪能够进行心电图、血压和血氧等项目监测。

（4）能够开展有创监测项目和有创呼吸机治疗。

（5）有经过专业培训的、具备5年以上重症监护工作经验的专职医师和护士。

7. 其他辅助科室和设备

（1）医学影像科能够利用多普勒超声心动诊断设备进行常规检查和无创性心血管成像与血流动力学检查。

（2）有磁共振（MRI）、计算机X线断层摄影（CT）和医学影像图像管理系统。

8. 有至少2名具备心血管疾病介入诊疗技术临床应用能力的本院在职医师，有经过心血管疾病介入诊疗相关知识和技能培训的、与开展的心血管疾病介入诊疗相适应的其他专业技术人员。

二、人员基本要求

1. 心血管疾病介入诊疗医师

（1）取得执业医师资格，执业范围为内科专业或者外科专业。

（2）有3年以上心血管内科、心脏大血管外科或者胸外科临床诊疗工作经验，具有主治医师以上专业技术职务任职资格。

（3）经过卫健委认定的心血管疾病介入诊疗培训基地系统培训并考核合格。

（4）经2名以上具有心血管疾病介入诊疗技术临床应用能力、具有主任医师专业技术职务任职资格的医师推荐，其中至少1名为外院医师。

2. 其他相关卫生专业技术人员　经过心血管疾病介入诊疗相关专业系统培训并考核合格。

三、技术管理基本要求

1. 严格遵守心血管疾病介入诊疗技术操作规范和诊疗指南，根据患者病情、可选择的治疗方案、患者经济承受能力等因素综合判断治疗措施，因病施治，合理治疗，严格掌握心血管疾病介入诊疗技术的适应证。

2. 心血管疾病介入诊疗方案由2名以上具有心血管疾病介入诊疗技术临床应用能力的、具有副主任医师以上专业技术职务任职资格的本院在职医师决定，术者由具有心血管疾病介入诊疗技术临床应用能力的本院医师担任，术后制定合理的治疗与管理方案。

3. 实施心血管疾病介入诊疗前，应当向患者和其家属告知手术目的、手术风险、术后注意事项、可能发生的并发症及预防措施等,并签署知情同意书。

4. 建立健全心血管疾病介入诊疗后随访制度,并按规定进行随访、记录。

5. 在完成每例次心血管病介入诊疗后 10 个工作日内,由术者使用卫生行政部门规定的软件,将有关信息报送至卫生行政部门。

6. 医疗机构每年完成的心血管疾病介入诊疗病例不少于 200 例,其中治疗性病例不少于 100 例;无与心血管疾病介入诊疗手术相关的医疗事故,血管造影并发症发生率低于 0.5%,心血管疾病介入诊疗技术相关死亡率低于 0.5%。

7. 具有心血管疾病介入诊疗技术临床应用能力的医师作为术者每年完成心血管疾病介入诊疗病例不少于 50 例。其中,从事冠心病介入治疗的医师作为术者每年完成冠心病介入治疗不少于 50 例;从事导管消融治疗的医师作为术者每年完成导管消融治疗不少于 20 例;从事起搏器治疗的医师作为术者每年完成起搏器治疗不少于 10 例;从事先天性心脏病介入治疗的医师作为术者每年完成先天性心脏病介入治疗不少于 20 例。

8. 医疗机构和医师按照规定定期接受心血管疾病介入诊疗技术临床应用能力评价,包括病例选择、手术成功率、严重并发症、死亡病例、医疗事故发生情况、术后患者管理、患者生存质量、随访情况和病历质量等。

9. 其他管理要求

(1) 使用经药品监督管理部门审批的心血管疾病介入诊疗器材,不得通过器材谋取不正当利益。

(2) 建立心血管疾病介入诊疗器材登记制度,保证器材来源可追溯。在心血管疾病介入诊疗患者住院病历中手术记录部分留存介入诊疗器材条形码或者其他合格证明文件。

(3) 不得违规重复使用一次性心血管疾病介入诊疗器材。

(4) 严格执行国家物价、财务政策,按照规定收费。

四、培训

拟从事心血管疾病介入诊疗的医师应当接受至少 1 年的系统培训。

1. 培训基地　由卫生部指定,且具备下列条件:

(1) 三级甲等医院。

(2) 具备心血管疾病介入诊疗技术临床应用能力,每年完成各类心血管疾病介入诊疗病例不少于 1 000 例,其中治疗性病例不少于 500 例。

冠心病介入诊疗培训基地每年完成各类心血管疾病介入诊疗病例不少于 1 000 例,其中冠心病介入治疗病例不少于 200 例。

心律失常介入诊疗培训基地每年完成各类心血管疾病介入诊疗病例不少于 1 000 例,其中导管消融治疗病例不少于 150 例,永久起搏器植入治疗病例不少于 70 例。

先天性心脏病介入诊疗培训基地每年完成各类心血管疾病介入诊疗病例不少于 1 000 例,其中先天性心脏病介入治疗病例不少于 70 例。

(3) 心血管内科和心脏大血管外科或者胸外科床位总数不少于 150 张。

(4) 有至少 4 名具有心血管疾病介入诊疗技术临床应用能力的指导医师,其中至少 2 名为主任医师。

(5) 有与开展心血管疾病介入诊疗培训工作相适应的人员、技术、设备和设施等条件。

(6) 近 3 年在国内核心专业杂志或科学引文索引(SCI)期刊发表有关心血管疾病介入诊疗的学术论文不少于 15 篇或出版临床专著。

(7) 举办过全国性的专业学术会议或承担国家级继续医学教育项目。

2. 培训基地基本要求

（1）培训教材和培训大纲经卫生行政部门认可。

（2）保证接受培训的医师在规定时间内完成规定的培训。

（3）培训结束后，对接受培训的医师进行考试、考核，并出具是否合格的结论。

（4）为每位接受培训的医师建立培训及考试、考核档案。

（5）根据实际情况和培训能力决定培训医师数量。

3. 心血管疾病介入诊疗医师培训要求

（1）在上级医师指导下，参与完成不少于 25 例诊断性心导管检查、心血管造影病例和不少于 15 例心血管疾病介入治疗病例，并经考核合格。

拟从事冠心病介入治疗的医师，在上级医师指导下，参与完成不少于 50 例冠状动脉造影病例和不少于 25 例冠心病介入治疗病例，并经考核合格。

拟从事导管消融治疗的医师，在上级医师指导下，参与完成不少于 20 例导管消融治疗病例，并经考核合格。

拟从事起搏器治疗的医师，在上级医师指导下，参与完成不少于 10 例起搏器治疗病例，并经考核合格。

拟从事先天性心脏病介入治疗的医师，在上级医师指导下，参与完成不少于 15 例先天性心脏病介入治疗病例，并经考核合格。

（2）在上级医师指导下，参加对心血管疾病介入诊疗患者的全过程管理，包括术前评价、诊断性检查结果解释、与其他学科共同会诊、心血管疾病介入诊疗操作、介入诊疗操作过程记录、围手术期处理、重症监护治疗和手术后随访等。

（3）在境外接受心血管疾病介入诊疗系统培训 6 个月以上、完成规定病例数的医师，有培训机构的培训证明，并经培训基地考试、考核合格，可以认定为达到规定的培训要求。

五、其他管理要求

本规范实施前具备下列条件的医师，可以不经过培训和心血管疾病介入诊疗技术临床应用能力评价开展心血管疾病介入诊疗：

1. 职业道德高尚，同行专家评议专业技术水平较高，并获得 2 名以上本专业主任医师的推荐，其中至少 1 名为外院医师。

2. 在三级医院连续从事心血管疾病介入诊疗临床工作 10 年以上，具有副主任医师以上专业技术职务任职资格。

3. 近 5 年累计独立完成心血管疾病介入诊疗病例 300 例以上，且未发生二级以上与心血管疾病介入诊疗相关的医疗事故，血管造影并发症发生率低于 0.5%，心血管疾病介入诊疗相关死亡率低于 0.5%。

除上述条件外，拟从事冠心病介入治疗的医师近 5 年累计独立完成冠心病介入治疗病例 200 例以上。

拟从事导管消融治疗的医师近 5 年累计独立完成导管消融治疗病例 100 例以上。

拟从事起搏器治疗的医师近 5 年累计独立完成起搏器治疗病例 50 例以上。

拟从事先天性心脏病介入治疗的医师近 5 年累计独立完成先天性心脏病介入治疗病例 50 例以上。

第六节　外周血管介入诊疗技术

外周血管介入诊疗技术是指在医学影像设备引导下,经血管穿刺途径对除颅内血管和心脏冠状动脉血管以外的其他血管进行诊断或者治疗的技术,不包括经血管途径对肿瘤性疾病进行诊断或者治疗的技术。外周血管介入诊疗手术分为四级(表7-1)。

一、医疗机构基本要求

1. 医疗机构开展外周血管介入诊疗技术应当与其功能、任务相适应。

2. 具有卫生行政部门核准登记的医学影像科、普通外科或心脏大血管外科的诊疗科目,有与开展外周血管介入诊疗技术相关的辅助科室和设备。

3. 介入手术室(造影室)

(1) 符合放射防护及无菌操作条件。有菌区、缓冲区及无菌区分界清晰,有单独的更衣洗手区域。

(2) 配备有数字减影功能的血管造影机,配备心电监护。

(3) 具备存放导管、导丝、对比剂、栓塞剂以及其他物品、药品的存放柜,有专人负责登记保管。

4. 有经过正规培训、具备外周血管介入诊疗技术临床应用能力的本院在职医师,有经过外周血管介入诊疗相关知识和技能培训的、与开展的外周血管介入诊疗相适应的其他专业技术人员。

5. 开展三级以上外周血管介入诊疗手术的医疗机构,在满足以上基本条件的情况下,还应当符合以下要求:

(1) 医疗机构基本条件

① 三级医院,有独立的医学影像科(介入放射)、血管外科或心脏大血管外科,开展外周血管介入诊疗工作5年以上,5年内累计完成外周血管介入诊疗手术病例不少于500例,其中开展三级以上外周血管介入诊疗手术不少于150例,技术水平在本地区处于领先地位。

② 二级医院,有相对固定的医学影像科、血管外科或心脏大血管外科,开展外周血管介入诊疗工作5年以上,5年内累计完成外周血管介入诊疗手术病例不少于400例,开展三级以上外周血管介入诊疗手术不少于100例,技术水平在本地区处于领先地位。

③ 拟开展三级以上外周血管介入诊疗手术的新建或新设相关专业的医疗机构,应当符合本规范的人员、科室、设备、设施条件,并向省级卫生行政部门提出申请,通过省级卫生行政部门组织的临床应用能力评估后方可开展。

(2) 有至少2名经过正规培训、具备外周血管介入诊疗技术临床应用能力的本院在职医师,其中至少1名具有副主任医师以上技术职务任职资格。

(3) 具备满足开展三级以上外周血管介入诊疗手术的介入手术室(造影室)、重症监护室、医学影像科、麻醉科、手术室和其他相关科室、设备和技术能力。

① 介入手术室(造影室):数字减影血管造影机具有"路图"功能,影像质量和放射防护条件良好;具备医学影像图像管理系统。具备气管插管和全身麻醉条件,能够进行心、肺、脑抢救复苏,具备供氧系统、麻醉机、除颤器、吸引器、血氧监测仪等必要的急救设备和药品。

② 重症监护室:设置符合相关规范要求,达到Ⅲ级洁净辅助用房标准,病床不少于6张,每病床净使用面积不少于15 m^2;配备多功能监护仪和呼吸机,多功能监护仪能够进行心电图、血压和血氧等项目监测;能够开展有创颅压监测项目和有创呼吸机治疗;有院内安全转运重症患者的措施和设备;具备经过专业培训的、有5年以上重症监护工作经验的专职医师和护士,能够满足三级以上外周血管介入诊疗专业需要。

③ 医学影像科:能够利用多普勒超声诊断设备进行常规和床旁血管检查,具备计算机X线体层摄

影（CT）或磁共振成像（MRI），以及医学影像图像传输、存储与管理系统。

二、人员基本要求

1. 外周血管介入诊疗医师

（1）取得执业医师资格，执业范围为外科或医学影像和放射治疗专业。

（2）有3年以上内科、外科或者放射介入临床诊疗工作经验，具有主治医师以上专业技术职务任职资格。

（3）经过省级卫生行政部门认定的外周血管介入诊疗培训基地系统培训并考核合格。

（4）开展三级以上外周血管介入诊疗手术的医师还应当符合以下要求：

① 有5年以上内科、外科或者放射介入临床诊疗工作经验，具有主治医师以上专业技术职务任职资格。

② 经卫生部外周血管介入诊疗培训基地系统培训并考核合格。

2. 专业护士及其他技术人员经过外周血管介入诊疗技术相关专业系统培训并考核合格。

三、技术管理基本要求

1. 严格遵守外周血管介入诊疗技术操作规范和诊疗指南，严格掌握外周血管介入诊疗技术的适应证。

2. 外周血管介入诊疗由本院外周血管介入医师决定，术者由本院外周血管介入医师担任。

三级以上外周血管介入诊疗手术由具有副主任医师以上专业技术职务任职资格的本院外周血管介入医师决定，术者由具有副主任医师以上专业技术职务任职资格的本院外周血管介入医师担任。开展外周血管介入诊疗技术前，应当制定合理的治疗方案与术前、术后的管理方案。

3. 实施外周血管介入诊疗前，应当向患者及其家属告知手术目的、手术风险、术后注意事项、可能发生的并发症及预防措施等，并签署知情同意书。

4. 建立健全外周血管介入诊疗后随访制度，并按规定进行随访、记录。

5. 在完成每例次三级以上外周血管介入诊疗手术后10个工作日内，使用卫健委规定的软件，按照要求将有关信息报送至卫生行政部门。

6. 医疗机构每年完成的外周血管介入诊疗病例原则上不少于50例，其中治疗性病例不少于20例。开展外周血管介入诊疗的医疗机构每年与介入诊疗操作相关严重并发症发生率应当低于5%，死亡率应当低于2%。

7. 具有外周血管介入诊疗手术资质的医师作为术者每年完成外周血管介入治疗病例不少于20例。

8. 各省级卫生行政部门应当将准予开展三级以上外周血管介入诊疗手术的医疗机构和医师名单进行公示。

各省级卫生行政部门应当定期组织对已经获得三级以上外周血管介入手术资质的医疗机构和医师外周血管介入诊疗技术临床应用情况进行评估，包括病例选择、手术成功率、严重并发症、死亡病例、医疗事故发生情况、术后患者管理、平均住院日、患者生存质量、患者满意度、随访情况和病历质量等。评估不合格的医疗机构或者医师，暂停相关技术临床应用资质并责令整改，整改期不少于3个月。整改后评估符合条件者方可继续开展相关技术；整改不合格或者连续2次评估不合格的医疗机构和医师，取消三级以上外周血管介入诊疗手术临床应用资质，并向社会公示。

9. 其他管理要求

（1）使用经药品监督管理部门审批的外周血管介入诊疗器材。

（2）建立外周血管介入诊疗器材登记制度，保证器材来源可追溯。在外周血管介入诊疗患者住院病历中手术记录部分留存介入诊疗器材条形码或者其他合格证明文件。

（3）不得违规重复使用一次性外周血管介入诊疗器材。

（4）严格执行国家物价、财务政策，按照规定收费。

四、培训

拟从事外周血管介入诊疗的医师应当接受不少于6个月的外周血管介入诊疗系统培训。

1. 培训基地

各省级卫生行政部门指定本辖区一、二级外周血管介入诊疗手术培训基地，并组织开展一、二级外周血管介入诊疗医师的培训工作。

卫生行政部门外周血管介入诊疗手术培训基地负责三级以上外周血管介入诊疗手术培训，且具备下列条件：

（1）三级甲等医院，并经省级卫生行政部门准予开展外周血管介入诊疗手术。

（2）医学影像科（介入放射）、普通外科（血管外科）和心脏大血管外科的床位总数不少于200张，其中外周血管介入病床总数不少于30张。

（3）有至少5名具备外周血管介入诊疗手术资质的指导医师，其中至少有2名为主任医师。

（4）有与开展外周血管介入诊疗手术培训工作相适应的人员、技术、设备和设施等条件。

（5）每年完成各类外周血管介入诊疗手术不少于500例，其中三级以上外周血管介入诊疗手术不少于300例。开展外周血管介入诊疗的医疗机构每年与介入诊疗操作相关严重并发症发生率应当低于5%，死亡率应当低于2%。

（6）相关专业学术水平居国内前列，且在当地有较强的影响力。

2. 培训工作的基本要求

（1）三级以上外周血管介入诊疗手术培训应当使用卫生行政部门统一编写的培训大纲和培训教材。

（2）制订培训计划，保证接受培训的医师在规定时间内完成规定的培训。

（3）按照要求在培训期间对接受培训医师的理论知识掌握水平、实践能力操作水平进行定期测试、评估；在培训结束后，对接受培训医师进行评定，并及时报送相关信息。

（4）为每位接受培训的医师建立培训及考试、考核档案，并做好考勤记录。

（5）根据实际情况和培训能力决定培训医师数量。

3. 外周血管介入医师培训要求

（1）在上级医师指导下，作为术者完成不少于50例外周血管介入诊疗手术，其中三级以上血管介入诊疗手术不少于30例，并经考核合格。

（2）在上级医师指导下参加对外周血管介入诊疗患者的全过程管理，包括术前评价、诊断性检查结果解释、与其他学科共同会诊、外周血管介入诊疗操作、介入诊疗操作过程记录、围手术期处理、重症监护治疗和手术后随访等。

（3）在境外接受外周血管介入诊疗系统培训6个月以上、完成规定病例数的医师，有培训机构的培训证明，并经考试、考核合格的可以认定为达到规定的培训要求。

五、其他管理要求

1. 本规范实施前已经同时具备下列条件的医师，可以不经过培训和考核，开展三级以上外周血管介入诊疗手术：

（1）取得执业医师资格，执业范围为外科、内科或医学影像和放射治疗专业。

（2）有良好的职业道德，同行专家评议专业技术水平较高，并获得3名以上本专业主任医师的推荐，其中至少1名为外院医师。

（3）在医疗机构连续从事外周血管介入诊疗临床工作10年以上，已取得副主任医师以上专业技术职务任职资格。

（4）近5年累计独立完成外周血管介入诊疗病例不少于500例，其中三级以上外周血管介入手术不少于 200 例,与介入诊疗操作相关严重并发症发生率低于 5%,死亡率低于 2%。未发生二级以上与介入诊疗相关的医疗事故。

2. 已经同时具备下列条件的医师,可以不经过培训直接参加考核,经考核合格后开展三级以上外周血管介入诊疗工作:

(1) 取得执业医师资格,执业范围为外科、内科或医学影像和放射治疗专业。

(2) 有良好的职业道德,同行专家评议专业技术水平较高,并获得 3 名以上本专业主任医师的推荐,其中至少 1 名为外院医师。

(3) 连续从事外周血管介入诊疗临床工作 8 年以上、具有主治医师以上专业技术职务任职资格。

(4) 近 5 年累计独立完成外周血管介入治疗病例不少于 500 例。其中三级以上外周血管介入诊疗手术不少于 200 例,与介入诊疗操作相关严重并发症发生率低于 5%,死亡率低于 2%。未发生二级以上与介入诊疗相关的医疗事故。

表 7-1　外周血管介入诊疗手术分级目录

手术等级	具体手术
一级手术	一、主动脉造影术 二、四肢动脉造影术 三、腹腔干、肝、脾动脉造影术 四、肠系膜上、下动脉造影术 五、肾动脉造影术 六、间接性门静脉造影术 七、上、下腔静脉造影术 八、四肢静脉造影术 九、肝、肾静脉造影术
二级手术	一、透视下深静脉穿刺置管术 二、颈、椎动脉造影术 三、肺动脉造影术 四、选择性脏器动脉造影术及药物灌注 五、经皮体表一般畸形血管硬化术 六、透析瘘管再通术
三级手术	一、经皮经肝(脾)门静脉、肝静脉造影术 二、肺动脉经导管溶栓术、血栓清除术 三、主动脉、四肢动脉经导管溶栓术、血栓清除术 四、除脑、心脏外的脏器动脉经导管溶栓术、血栓清除术 五、四肢动脉血管成形术 六、肾动脉(含其他内脏动脉)血管扩张成形术 七、支气管动脉栓塞术(止血为目的) 八、除颅内血管、心脏冠状动脉血管、主动脉外的动脉瘤、假性动脉瘤栓塞、腔内修复术 九、脾、甲状腺动脉栓塞术(消除功能为目的) 十、肢体动静脉瘘栓塞、腔内修复术 十一、除脑、心脏外的脏器动静脉瘘栓塞、腔内修复术 十二、上下腔静脉滤器置入术、取出术 十三、肾、肝移植术后血管吻合口狭窄血管扩张成形术 十四、血管内异物取出术 十五、腔静脉、四肢静脉经导管溶栓术、血栓清除术 十六、除脑、心脏外的脏器静脉导管溶栓术、血栓清除术 十七、四肢静脉血管扩张成形术 十八、除脑、心脏外的脏器静脉血管扩张成形术 十九、下肢浅静脉腔内激光闭合术、射频消融术、硬化术 二十、除颅内血管、心脏冠状动脉血管、肺动脉、支气管动脉外的动脉栓塞术(止血为目的) 二十一、精索、卵巢静脉曲张硬化、栓塞术 二十二、盆腔静脉曲张硬化、栓塞术

手术等级	具体手术
四级手术	一、颈动脉血管成型、支架植入术 二、椎动脉血管成型、支架植入术 三、颅面部血管瘤硬化、栓塞术 四、颈外动静脉瘘、假性动脉瘤栓塞术 五、主动脉成形术 六、主动脉瘤腔内修复术 七、主动脉夹层腔内修复术 八、经颈静脉肝内门体分流术(TIPS) 九、布-加综合征血管成形、支架植入术 十、动、静脉药盒植入术 十一、肢体动脉斑块旋切术、超声消融术 十二、其他准予临床应用的新技术

第七节 综合介入诊疗技术

综合介入诊疗技术是指除神经血管介入、心血管介入和外周血管介入以外其他介入诊疗技术的总称,主要包括对非血管疾病和肿瘤进行诊断和治疗的介入技术。其中,非血管介入疾病诊疗技术是在医学影像设备引导下,经皮穿刺或经体表孔道途径对非血管疾病进行诊断和治疗的技术;肿瘤介入诊疗技术是指在医学影像设备引导下,经血管或非血管途径对肿瘤进行诊断和治疗的技术。综合介入诊疗手术分为四级(表7-2)。

表7-2 综合介入诊疗手术分级目录

手术等级	具体手术
一级手术	一、一般动静脉造影术和其他部位插管造影术 二、一般部位的经皮穿刺活检术 三、经皮肝穿胆管造影术 四、腹腔置管引流术 五、中心静脉置管术 六、胃十二指肠营养管置入术 七、各个部位脓肿、囊肿穿刺引流术 八、经皮瘤内注药术 九、经皮一般畸形血管硬化术 十、经"T"形管取石术
二级手术	一、各部位肿瘤化疗灌注术 二、输卵管再通术 三、肺大疱及胸膜腔固化术 四、经导管选择性动静脉血样采集术 五、经皮注射无水酒精治疗肿瘤术 六、鼻泪管成形术 七、经皮腰椎间盘切吸/激光气化/臭氧注射术 八、肝、肾囊肿硬化术 九、透视下金属异物取出术
三级手术	一、经皮经肝食管胃底静脉栓塞术 二、经皮穿刺胆汁引流术 三、脾动脉栓塞术 四、宫外孕介入治疗术

手术等级	具体手术
三级手术	五、经皮胃造瘘术 六、精索静脉/卵巢静脉曲张硬化栓塞术 七、外周动脉/静脉栓塞术 八、颈外动脉分支栓塞/化疗术 九、经皮椎体成形/椎体后凸成形术(除外上段胸椎和颈椎) 十、心血管内异物取出术 十一、特殊部位经皮穿刺活检术(纵隔/胰腺等) 十二、经皮穿刺肿瘤物理消融术(射频/微波/激光/冷冻) 十三、肿瘤栓塞术 十四、经皮肾造瘘术
四级手术	一、颅面部血管疾病的无水酒精/硬化剂治疗术 二、经皮颈椎间盘切吸/激光气化/臭氧注射术 三、气管支气管支架植入术 四、上段胸椎和颈椎经皮椎体成形/椎体后凸成形术 五、经颈静脉肝内门体分流术(TIPS) 六、头颈部放射性粒子植入术 七、颅面部高血循病变的辅助性介入栓塞术 八、胆道支架植入术 九、消化道支架植入术 十、经皮血管药盒置入术 十一、泌尿系支架置入术 十二、各部位肿瘤的放射性粒子植入术(头颈部除外) 十三、肿瘤相关的血管支架植入术 十四、其他准予临床应用的新技术

一、医疗机构基本要求

1. 医疗机构开展综合介入诊疗技术应当与其功能、任务相适应。

2. 具有卫生行政部门核准登记的医学影像科和与开展的综合介入诊疗相适应的诊疗科目,有与开展综合介入诊疗技术相关的辅助科室和设备。

3. 介入手术室(造影室)

(1) 符合放射防护及无菌操作条件。有菌区、缓冲区及无菌区分界清晰,有单独的更衣洗手区域。

(2) 配备有数字减影功能的血管造影机,配备心电监护。

(3) 具备存放导管、导丝、对比剂、栓塞剂以及其他物品、药品的存放柜,有专人负责登记保管。

4. 有经过正规培训、具备综合介入诊疗技术临床应用能力的本院在职医师,有经过综合介入诊疗相关知识和技能培训的、与开展的综合介入诊疗相适应的其他专业技术人员。

5. 开展三级以上综合介入诊疗手术的医疗机构,在满足以上基本条件的情况下,还应当符合以下要求:

(1) 医疗机构基本条件。具备下列条件之一:

① 三级医院:有独立的医学影像科(介入放射)或者与开展综合介入诊疗工作相适应的临床科室,开展综合介入诊疗工作5年以上,5年内累计完成综合介入诊疗手术病例不少于2 000例,其中开展三级以上综合介入诊疗手术不少于1 000例,综合介入技术水平在本地区处于领先地位。

② 二级医院:有相对固定的医学影像科或者与开展综合介入诊疗工作相适应的临床科室,开展综合介入诊疗工作5年以上,5年内累计完成综合介入诊疗手术病例不少于1 500例,其中开展三级以上综合介入诊疗手术不少于800例,综合介入技术水平在本地区处于领先地位。

有综合介入诊疗需求。设区的市以区为单位,区域范围内无获得三级以上综合介入诊疗手术资质的医疗机构;县域内需要开展急诊三级以上综合介入诊疗手术时无法及时到达有三级以上综合介入诊疗手术资质的医疗机构。由取得三级以上综合介入诊疗手术资质的三级甲等医院派驻取得资质的人员进行长期技术帮扶和指导,时间至少1年,1年后通过省级卫生行政部门组织的临床应用能力评估。

③ 拟开展三级以上综合介入诊疗手术的新建或新设相关专业的医疗机构,应当符合本规范的人员、科室、设备、设施条件,并向省级卫生行政部门提出申请,通过省级卫生行政部门组织的临床应用能力评估后方可开展。

(2) 有至少2名经过正规培训、具备三级以上综合介入诊疗手术临床应用能力的本院在职医师,其中至少1名具有副主任医师以上技术职务任职资格。

(3) 具备满足开展三级以上综合介入诊疗手术的介入手术室(造影室)、重症监护室、麻醉科和其他相关科室、设备和技术能力。

① 介入手术室(造影室):数字减影血管造影机具有"路图"功能,影像质量和放射防护条件良好;具备医学影像图像管理系统。具备气管插管和全身麻醉条件,能够进行心、肺、脑抢救复苏,具备供氧系统、麻醉机、除颤器、吸引器、血氧监测仪等必要的急救设备和药品。

② 重症监护室:设置符合相关规范要求,达到Ⅲ级洁净辅助用房标准,病床不少于6张,每张病床净使用面积不少于15 m²;配备多功能监护仪和呼吸机,多功能监护仪能够进行心电图、血压和血氧等项目监测;能够开展有创颅压监测项目和有创呼吸机治疗;有院内安全转运重症患者的措施和设备;具备经过专业培训的、有5年以上重症监护工作经验的专职医师和护士,能够满足三级以上综合血管介入诊疗专业需要。

③ 医学影像科:能够利用多普勒超声诊断设备进行常规和床旁血管检查,具备计算机X线体层摄影(CT)或磁共振(MRI),以及医学影像图像传输、存储与管理系统。

二、人员基本要求

1. 综合介入诊疗医师

(1) 取得执业医师资格,执业范围为医学影像和放射治疗专业或与开展的综合介入诊疗相适应的临床专业。

(2) 有3年以上综合介入临床诊疗工作经验。

(3) 经过省级卫生行政部门认定的综合介入诊疗培训基地系统培训并考核合格。

(4) 开展三级以上综合介入诊疗手术的医师还应当符合以下要求:

① 有5年以上综合介入临床诊疗工作经验,具有主治医师以上专业技术职务任职资格。

② 经卫健委综合介入诊疗培训基地系统培训并考核合格。

2. 专业护士及其他技术人员经过相关综合介入诊疗技术相关专业系统培训并考核合格。

三、技术管理基本要求

1. 严格遵守综合介入诊疗技术操作规范和诊疗指南,根据患者病情、可选择的治疗方案、患者经济承受能力等因素综合判断治疗措施,因病施治,合理治疗,严格掌握综合介入诊疗技术的适应证。

2. 综合介入诊疗由本院综合介入医师决定,术者由本院综合介入诊疗医师担任;三级以上综合介入诊疗手术由具有副主任医师以上专业技术职务任职资格的本院综合介入医师决定,术者由具有副主任医师以上专业技术职务任职资格的本院综合介入医师担任。开展综合介入诊疗技术前应当制定合理的治疗方案与术前、术后的管理方案。

3. 实施综合介入诊疗前,应当向患者和其家属告知手术目的、手术风险、术后注意事项、可能发生的并发症及预防措施等,并签署知情同意书。

4. 建立健全的综合介入诊疗后的随访制度,并按规定进行随访和记录。

5. 在完成每例次三级以上综合介入诊疗手术后10个工作日内,使用卫生行政部门规定的软件,按照要求将有关信息报送至卫生行政部门。

6. 开展综合介入诊疗的医疗机构每年与介入诊疗操作相关严重并发症发生率应当低于 5%，死亡率应当低于 1%，无与介入诊疗技术相关的医疗事故。开展三级以上综合介入诊疗手术的医疗机构每年完成的三级以上综合介入诊疗病例原则上不少于 300 例。

7. 具有三级以上综合介入诊疗手术资质的医师作为术者每年完成三级以上综合介入治疗病例不少于 30 例。

8. 各省级卫生行政部门应当将准予开展三级以上综合介入诊疗的医疗机构和医师名单进行公示。

各省级卫生行政部门应当定期组织对已经获得三级以上综合介入手术资质的医疗机构和医师技术临床应用情况进行评估，包括病例选择、手术成功率、严重并发症、死亡病例、医疗事故发生情况、术后患者管理、平均住院日、患者生存质量、患者满意度、随访情况和病历质量等。评估不合格的医疗机构或医师，暂停相关技术临床应用资质并责令整改，整改期不少于 3 个月。整改后评估符合条件者方可继续开展相关手术；整改不合格或者连续 2 次评估不合格的医疗机构和医师，取消三级以上综合介入诊疗手术资质，并向社会公示。

9. 其他管理要求

（1）使用经药品监督管理部门审批的综合介入诊疗器材。

（2）建立综合介入诊疗器材登记制度，保证器材来源可追溯。在综合介入诊疗患者住院病历中手术记录部分留存介入诊疗器材条形码或者其他合格证明文件。

（3）不得违规重复使用一次性综合介入诊疗器材。

（4）严格执行国家物价、财务政策，按照规定收费。

四、培训

拟从事综合介入诊疗的医师应当接受不少于 6 个月的系统培训。

1. 培训基地

各省级卫生行政部门指定本辖区一、二级综合介入诊疗手术培训基地，并组织开展一、二级相关综合介入诊疗医师的培训工作。

卫生行政部门综合介入诊疗技术培训基地负责三级以上综合介入诊疗手术培训，且具备下列条件：

（1）三级甲等医院，并经省级卫生行政部门准予开展三级以上综合介入诊疗手术。

（2）有至少 5 名具备三级以上综合介入诊疗手术资质的指导医师，其中至少 2 名为主任医师。

（3）有与开展三级以上综合介入诊疗手术培训工作相适应的人员、技术、设备和设施等条件。

（4）每年完成各类综合介入诊疗手术不少于 1 000 例，其中三级以上综合介入诊疗手术不少于 500 例。能够独立开展的综合介入诊疗手术的类型应当覆盖常见三级以上综合介入诊疗手术全部类型的 60%以上。

（5）相关专业学术水平居国内前列，且在当地有较强的影响力。

2. 培训工作的基本要求

（1）三级以上综合介入诊疗手术培训应当使用卫生行政部门统一编写的培训大纲和培训教材。

（2）制订培训计划，保证接受培训的医师在规定时间内完成规定的培训。

（3）按照要求在培训期间对接受培训医师的理论知识掌握水平、实践能力操作水平进行定期测试、评估；在培训结束后，对接受培训医师进行评定，并及时报送相关信息。

（4）为每位接受培训的医师建立培训及考试、考核档案，并做好考勤记录。

（5）根据实际情况和培训能力决定培训医师数量。

3. 综合介入诊疗医师培训要求

（1）在上级医师指导下，作为术者完成不少于 100 例综合介入诊疗手术。参加三级以上综合介入诊疗手术培训的医师应当作为术者完成三级以上综合介入诊疗手术不少于 50 例，并经考核合格。

（2）在上级医师指导下参加对综合介入诊疗患者的全过程管理,包括术前评价、诊断性检查结果解释、与其他学科共同会诊、外周血管介入诊疗操作、介入诊疗操作过程记录、围手术期处理、重症监护治疗和手术后随访等。

（3）在境外接受综合介入诊疗系统培训 6 个月以上、完成规定病例数的医师,有培训机构的培训证明,并经考试、考核合格的可以认定为达到规定的培训要求。

五、其他管理要求

1. 本规范实施前已经同时具备下列条件的医师,可以不经过培训和考核,开展三级以上综合介入诊疗手术:

（1）取得执业医师资格,执业范围为医学影像和放射治疗专业或与开展的综合介入诊疗相适应的临床专业。

（2）有良好的职业道德,同行专家评议专业技术水平较高,并获得 3 名以上本专业主任医师的推荐,其中至少 1 名为外院医师。

（3）在医疗机构连续从事三级以上综合介入诊疗临床工作 10 年以上,已取得副主任医师以上专业技术职务任职资格。

（4）近 5 年累计独立完成综合介入诊疗病例不少于 500 例,其中三级以上综合介入诊疗手术不少于 200 例,与介入诊疗操作相关严重并发症发生率低于 5%,死亡率低于 1%。未发生二级以上与介入诊疗相关的医疗事故。

2. 本规范实施前已经同时具备下列条件的医师,可以不经过培训直接参加考核,经考核合格后开展三级以上综合介入诊疗工作:

（1）取得执业医师资格,执业范围为医学影像和放射治疗专业或与开展的综合介入诊疗相适应的临床专业。

（2）有良好的职业道德,同行专家评议专业技术水平较高,并获得 3 名以上本专业主任医师的推荐,其中至少 1 名为外院医师。

（3）连续从事综合介入诊疗临床工作 8 年以上、具有主治医师以上专业技术职务任职资格。

（4）近 5 年累计独立完成综合介治疗病例不少于 500 例。其中三级以上综合介入诊疗手术不少于 200 例,与介入诊疗操作相关严重并发症发生率低于 5%,死亡率低于 1%。未发生二级以上与介入诊疗相关的医疗事故。

第八节　DSA 管理与常见并发症

一、医学影像科介入诊疗管理制度

为确保介入治疗的医疗质量,保障医疗安全,对于其他临床科室的患者由医学影像科介入治疗医师实施介入治疗的,管理规定如下:

1. 介入放射治疗由医学影像科统一管理,医学影像科主任为管理责任者。

2. 从事介入放射治疗者必须取得执业医师资格,独立实施介入放射治疗医师准入资格符合卫生行政部门介入诊疗技术管理规范的要求。

3. 医学影像科介入治疗医师和主管医师共同决定诊疗方案,介入诊疗手术由介入诊疗医师负责。疑难病例的介入治疗应由副主任医师以上人员决定诊疗方案。三级以上介入诊疗手术由具有副主任医师以上专业技术职务任职资格的本院介入医师决定,术者由具有副主任医师以上专业技术职务任职资格的本院介入医师担任。

4. 临床医师开具介入治疗会诊单,放射科主治医师以上人员进行会诊。

5. 严格把握介入治疗适应证,恶性肿瘤的介入治疗必须以病理诊断或典型影像诊断结合典型临床诊断为治疗依据。

6. 介入治疗医师术前要和家属谈话,记录谈话内容,说明可供选择的治疗方案,介入手术目的、手术经过、预后、术后注意事项、不良反应及其预防和处理方法。谈话医师和患者或家属签署知情同意书。

7. 介入放射治疗室必须建立严格遵守管理制度和消毒灭菌制度,介入放射治疗的器械消毒灭菌必须遵照医院内感染管理的要求,使用经药品监督管理部门审批的外周血管介入诊疗器材,不得违规重复使用一次性介入诊疗器材。

8. 建立外周血管介入诊疗器材登记制度,保证器材来源可追溯。在介入诊疗患者住院病历的手术记录部分中留存介入诊疗器材条形码或者其他合格证明文件。严格执行国家物价、财务政策,按照规定收费。

9. 介入治疗中必须注意术者和患者的 X 线防护,避免不必要的照射。实施血管内介入治疗必须有造影记录。介入治疗过程中治疗方案的变更应及时与经管医师协商,并取得患者或家属的知情同意。

10. 危重患者的急诊介入治疗应有经管医师陪同。

11. 介入治疗结束后及时做好介入手术记录,包括介入治疗过程、术中所用药物及有无不良反应等。术后告知患者注意事项。

12. 介入治疗术后的医嘱由介入治疗医师与经管医师共同协商决定。

13. 如有留置导管,应由介入治疗医师拔除或经协商由经管医师拔除。

14. 做好介入治疗病例的术后随访、疗效追踪及统计资料的保存,以不断提高介入治疗的工作质量。

二、介入手术室管理制度

1. 严格执行各项规章制度和操作规程。

2. DSA 设备须由具备资质的专业技术人员按操作程序进行操作。

3. 做好患者的辐射防护,无关人员不得在检查室内逗留,如必须有家属或医务人员陪同,要做好辐射防护工作。

4. 技术操作参数,如造影程序、对比剂的总量以及高压注射器注射的流量等须在医生的指导下设置。

5. DSA 设备未经介入手术室技师许可,其他人员不得随意操作。

6. DSA 设备每周保养 1 次,做到干净、清洁和卫生。

7. 介入手术室工作人员须严格遵守无菌操作原则,保持室内肃静和整洁。

8. 进入介入手术室见习或参观须经有关部门批准,未经同意,见习者和参观人员不得在介入手术室内随意游走和出入。

9. 进入介入手术室人员均需戴口罩、帽子、更换参观衣或洗手衣,更换室内鞋。

三、介入手术室消毒隔离制度

1. 严格执行无菌操作规程。

2. 设专人负责管理,术前必须穿洗手衣、戴口罩及帽子,建议戴防护眼罩及防护铅帽,洗手消毒(按外科手术室规程)。

3. 凡规定一次性使用的无菌医疗用品不可回收再用,一次性使用导管不得重复使用。

4. 国家药品监督管理部门审批的医用产品,其说明书未规定一次性使用的物品如要重复使用,应按去污、清洗和灭菌的程序进行处理。

5. 每天用含氯消毒液擦拭物体表面。

6. 每台介入手术结束后,做好室间消毒,及时处理医疗废物,医疗污染垃圾扔入专用污物袋按规定统一处理。传染病患者所用用品必须与普通患者分开放置、使用和处理。

7. 设专门的无菌物品存放室,无菌物品存放应符合院内规定。

8. 常规每天空气消毒 1 次,必要时随时消毒,并记录在册。每月空气培养 1 次,如不合格时,应立即查明原因并进行消毒处理。

9. 每月监测手指、空气、消毒液、操作台和医用器材。

10. 机房定期通风,保持室内空气清洁。

四、DSA 检查后注意事项

1. 穿刺部位用沙袋加压包扎 6 小时。

2. 穿刺侧的肢体限制活动 12 小时,24 小时后方可下床活动并解除包扎。

3. 观察足背动脉搏动和远端皮肤颜色、温度。

4. 及时观察穿刺处有无渗血。

5. 嘱患者多饮水,促进对比剂等的代谢,防止并发症的发生。

五、穿刺插管的并发症

1. 严重心律失常　当导管顶端触及心室内膜,常见有心律失常。术前应严格掌握适应证,给予镇静剂;术中操作应轻柔、灵巧,做好监测,出现症状及时处理。

2. 急性肺水肿　多见于风湿性心脏病二尖瓣狭窄的患者,应掌握适应证。

3. 导管在血管内打结或折断　使用网篮导管取出或手术取出。

4. 静脉撕裂　应选择合适的穿刺器械和导管、导丝。

5. 动脉血栓形成　手术中避免血管内膜损伤,注意抗凝,动作要轻巧。

6. 假性动脉瘤　动脉穿刺要准确,避免多次穿刺,压迫时间要充分。

7. 心肌损伤　心腔造影时如用端孔导管触及心壁,高压注射可使对比剂进入心肌内,造成心肌损伤,应注意插管动作轻柔。试注射少量对比剂确定导管端位置正确后,方可高压注射对比剂。

六、DSA 检查常见的并发症

1. 肺循环衰竭　可经静脉滴注低分子右旋糖酐,给予强心、吸氧处理等。

2. 其他严重的并发症　心脏停搏、休克、抽搐、惊厥,但这些并发症很少见。

3. 支气管动脉造影　可能出现的严重并发症是脊髓动脉受损而出现的截瘫。因脊髓动脉常和支气管动脉共干,主要预防措施是影像形成后仔细观察有无脊髓动脉共干,杜绝向脊髓动脉注入大量对比剂、化疗药物和栓塞剂。密切观察患者有无下肢感觉异常等症状。如发生脊髓损伤症状,应及时使用血管扩张剂,改善脊髓血液循环,以及应用地塞米松或甘露醇脱水治疗,以减轻脊髓水肿。

DSA 检查的并发症,严重时有致死可能。有些检查确实有很高的风险,医生应给予足够的重视,一切可能的情况必须向患者及其家属交代清楚,并签手术协议。

（冯楠、李伟、王骏、刘小艳、陈凝）

第八章　超声成像质量控制

超声成像质量控制内容广泛,既涵盖质控组织的管理、规章制度的建立与完善、岗位职责的履行、人员资质准入与技术提升、仪器维护、维修与保养的常态化、超声仪器的规范化操作以及超声诊断报告的规范化书写等。质控管理机构是组织保障、制度建设是运行关键、规范是质控主线、高质量的检查技术是质控基础、规范化检查报告是质控的载体、督导和持续改进是质控的手段。加强超声检查技术质量控制有助于降低超声医师在诊断过程中不合理、不符合标准的检查操作,提升超声检查的质量,保障患者接受合理、安全的超声检查,增强超声科医疗风险防范,具有重要的意义。

本章主要围绕患者体位、标准化扫查断面与方法、超声仪器规范化操作与调节、超声伪像的识别与控制等核心环节来介绍超声成像的质量控制。

一、患者体位、标准化扫查断面与方法

(一)患者体位

合适的体位对获取高质量的超声图像十分重要,常用体位如下:

1. 仰卧位　患者腹侧向上平卧,该体位有利于检查者将探头置于患者的腹侧和左右两腹进行扫查,该体位最常用。

2. 侧卧位　分为左侧卧位与右侧卧位。左侧卧位时患者向左侧卧30°~90°,该体位有利于通过右上腹、右肋间和右侧腹扫查、心脏扫查及经直肠扫查;右侧卧位时患者向右侧卧30°~90°,该体位有利于通过左上腹、左肋间和左侧腹进行扫查,该体位为主要的补充检查体位。

3. 俯卧位　患者腹侧向下平卧,该体位便于扫查肾脏和腰背部病变,该体位较少采用。

(二)主要的扫查断面

超声扫查的主要断面包括横断面、冠状断面及矢状断面。

1. 横断面　将人体分为不等的上、下两部分。

2. 冠状断面　将人体分为不等的前、后两部分。

3. 矢状断面　正中矢状断面将人体分为相等的左、右两部分。旁矢状断面位于中线的左边或右边,将人体分为不等的左、右两部分。除非特别说明,一般矢状断面指的是旁矢状断面。

(三)超声检查基本手法

超声检查的手法多样,根据检查的部位、病情可选择不同手法,综合应用多种扫查方式,以获取高质量超声图像,提高病变显示率。常用扫查手法如下:

1. 平移扫查法　探头在体表平行移动扫查,探头方向与体表保持相对固定的角度。

2. 定点扫查法　探头位置固定,声束方向不变,检查完一点后再换在另外一个位置检查。

3. 旋转扫查法　探头位置固定,将探头绕探头指向的轴线方向旋转探查。

4. 扇形扫查法　探头位置固定,改变探头与体表的角度,得到扇形范围的多切面图像。

超声检查手法注意要点:① 扫查全覆盖:应做到横向到边,纵向到底,尤其是扫查"盲区"。② 动静结合:即"探头动,脏器静;脏器动,探头静",腹部超声检查时,呼吸运动可使器官发生移位,另外扫查速度过快,会出现图像闪烁,影响图像质量;心脏扫查时有时也难以显示心脏典型断面,这些情况都应注意

扫查时动静结合,以清晰地显示靶目标,减少漏诊。③ 呼吸、体位的配合:适当的鼓腹和加压扫查可使病变区位于聚焦区内,提高图像清晰度及病变显示率;体位和呼吸的配合还可观察脏器的相对运动情况。

二、超声仪器规范化操作与调节

(一)超声仪器的选择

超声诊断仪根据成像原理不同,可分为二维灰阶超声(利用回声幅度获取组织信息)和彩色多普勒超声(利用多普勒原理获取信息)两大类。前者俗称为黑白超声,后者俗称为彩色超声。二维灰阶超声主要观察组织、器官的形态、结构和活动度等;彩色多普勒超声则获取血流相关信息。目前临床使用的彩色超声诊断仪,通常在二维显像的基础上,叠加彩色血流信号,它包含 M 型、二维、彩色多普勒血流成像和频谱多普勒等各种功能,高档彩色超声诊断仪还配备组织多普勒、谐波成像、实时三维成像等多种新技术。

目前临床上超声诊断仪器种类较多,大致可分为低档、中档和高档三类。低档仪器价格便宜,由于通道数较少(一般为 32~64 通道),线密度较低,前处理和后处理功能有限,分辨力低,二维图像质量较差,因此只能用于器官与病变大体轮廓的观察和体积较大的肿块、结石的检出,而一些细小的结构和小病灶则无法清晰显示,极易造成漏诊。高档仪器采用了当前最先进的电子技术,其通道数较多(一般在 512 以上通道)较高,具有变频功能,前处理和后处理功能强大,分辨力高,二维图像细腻清晰,并且彩色血流显示敏感,是理想的检查仪器;中档仪器的图像质量介于两者之间,且价格相对高档仪器较低,因此临床应用较普遍。鉴于图像质量直接影响到诊断效果,在条件允许的情况下,应尽量选用图像质量较好的中、高档仪器。

(二)探头的选择与合理使用

超声探头种类较多,目前在临床广泛应用的是电子探头。线阵型探头没有扇角,适用于血管和浅表组织的检查;凸阵型探头接触面大,探查扇角也大,适用于腹部和妇产科等深部脏器的检查;相控阵探头接触面小,探查扇角大,则适合于心血管系统检查。高档探头还具有多重功能,如心脏检查使用的相控阵探头,同时具有 M 型、二维、多普勒、谐波成像甚至实时三维成像功能。变频探头或宽频探头应用逐渐增多,成像质量好。此外,腔内探头如经食管、经直肠、经阴道和经内镜探头探查,可获得在体表探查难以得到的高质量图像。

探头使用时注意要点:① 需要选择最适合于待检查脏器的探头;② 用执笔的方式握持探头,该姿势最为舒适且手腕压力最小;③ 使用耦合剂消除探头与患者皮肤间空气的干扰;④ 扫查过程中应灵活使用探头,通过摆动、侧动及滑动探头扫查人体组织器官;⑤ 探头施加在患者皮肤上的力度应适中,以尽量保证患者舒适,同时获得被检脏器正常生理状态时的超声图像。

(三)探头频率的选择

超声波频率越高,图像分辨力越高,但超声波在介质内的衰减越显著,穿透力会下降。因此,在选择检查频率的时候,应根据扫查对象的大小、位置深浅具体选择。

一般腹部、妇产科脏器超声检查选用发射频率为 3.5~5.0 MHz 的探头;成人心脏检查选用发射频率为 2.5~3.5 MHz 的探头,婴幼儿及儿童心脏检查选用的探头频率可达 5.0~8.0 MHz,浅表脏器和血管选用发射频率为 7.0~12.0 MHz 的高频探头,腔内检查探头频率为 5.0~30.0 MHz 或更高。

(四)超声仪器调节及规范

1. 调节目的　二维灰阶超声的调节可获得高分辨力、高清晰度的二维声像图,最大限度地获取诊断信息,而彩色多普勒超声的调节主要目的是既要提高彩色灵敏度,又要减少"彩色溢出"等伪像,提供被检脏器的实时、准确的血流动力学信息。

2. 常规调节规范　二维灰阶超声检查时应注意调节的顺序。首先,应该调节探头输出超声的功率,在保证图像清晰的前提下尽量降低超声输出功率,即 ALARA(as low as reasonably acceptable)原则,以达到国际安全标准的要求,对于产科和眼部的检查更应注意。然后,调节好图像前处理及后处理功能,同时调节显示屏对比度、亮度,保证图像质量,使用适当放大图像功能,使微小病变易于显示。

3. 二维灰阶超声性能的调节

(1)前处理:包括动态范围调节、边缘增强调节、深度调节、总增益及深度增益补偿(DGC)调节、聚焦调节等。

① 动态范围调节:指放大器对输入回声转变成的电信号所能做出不失真放大的范围。用最高电压与最低电压之间的比值表示,以分贝(dB)为单位。如 1∶1 为 0 dB;10∶1 为 20 dB;100∶1 为 40 dB。动态范围越高,越能分辨多种水平的强、弱回声,图像中信息量多但较模糊,反之亦然。

② 边缘增强调节:用电子技术增强相邻两个回声电压之间的差别。在声像图上则表现为轮廓、边缘的突出,易于识别病灶。

③ 深度调节:探查的深度要根据扫查部位的不同进行选择与调节,原则上应该将整个扫查对象及其毗邻关系显示出来。若深度太小,则不能完全显示扫查对象或无法良好显示与周围组织、脏器的关系;若深度太大,则扫查对象在图像上所占比例太小,其内部结构难以清楚显示,测量也较困难。

④ 总增益及深度增益补偿(DGC)调节:增益指超声诊断仪调整回声信号放大程度的功能,主要包括总增益、深度增益补偿。总增益调节整个图像总的信号放大程度,即对整幅图像回声稀密程度统一增加或减弱,深度增益补偿则将整个图像从近场至远场或从左至右分为若干区域进行分别调整。图像要获得良好质量,需选择合适的增益。总增益过强,噪声和伪像的干扰强,图像不清晰;总增益太弱,则会遗漏部分图像信息。由于人体组织对入射超声波的吸收,离探头远的组织回声信号必然会比离探头近的弱,利用深度增益补偿进行近场抑制、远场放大,可以使图像在深浅层次间整体回声均匀一致。随着深度的增加,深度增益补偿应逐渐增大。

⑤ 聚焦调节:聚焦的目的是使探头发射的声束在聚焦区内变窄,以提高横向分辨力。因此位于聚焦区域的超声图像分辨力最高。因此,聚焦区域应尽量调节至超声检查或测量观察的区域。一般可选择单个或同时设置多个聚焦区,但在检查较厚脏器时,如聚焦区过多,必然使帧频降低。目前使用的超声诊断仪均使用电子变焦技术,即动态聚焦功能。根据所需观察的目标区不同,可自由聚焦段的数目和调整聚焦区的位置。一般探查活动的器官如心脏时,选择单段聚焦;探查静止器官选择双段或多段聚焦。

(2)后处理:包括 γ 曲线、帧平均功能等。

随着数字化超声的应用,数字化冻结和存储的图像重建后同样可利用中间处理器的功能再做多种调节。

4. 多普勒超声性能的调节

(1)彩色多普勒的调节

① 彩色前处理功能:包括对彩色信号和多普勒信号阈值的调节、壁滤波范围的调节。

② 彩色取样框调节:提高彩色血流敏感性显示。取样框大小、部位取决于取样区域的大小,选调至略大于需要显示的区域为最佳。当多普勒声束线与被检血管角度接近 90°,应偏转取样框以提高彩色显示。

③ 彩色滤波器:应根据血流速度大小适当调节。如滤波阈值过高可造成低速血流的丢失;反之,横膈、脏器等运动可产生"闪烁"伪像。通过彩色滤波器可滤除血流以外的其他器官活动所致的彩色伪像等干扰信号。

④ 彩色总增益:调节过低出现血管假性充盈不佳,过高则出现彩色溢出。彩色总增益应根据被测血流速度进行适当调节,以显示取样框范围血管内的全部血流而又使彩色溢出最低为准。

⑤ 脉冲重复频率:应当调节至能真实显示所检查血管的流速为宜。

⑥ 与二维灰阶超声一样,可通过探头频率来改变彩色多普勒超声的分辨力和穿透力。

（2）频谱多普勒流速曲线的调节

① 显示彩色流道：若流道方向与声束方向接近垂直时，必须作彩色取样框偏转调整。

② 取样线的放置：取样线指示发射多普勒超声的声束方向。该线应通过彩色流道直径的中轴方可获得具代表性的流速曲线。当取样线与流道间的夹角 $\theta<60°$时，可不做多普勒声束偏转；若取线与流道间的夹角 $\theta>60°$时，必须做多普勒声束偏转。

③ 取样门的位置：必须置于流道中轴处。

④ 取样门的大小（门宽）：小门（1～2 mm）用于观察曲线下窗口大小，有无湍流；大门（占管径 1/2～2/3）用于提高低容量、低流速的检测灵敏度；超大门，以充满血管腔为止（用于取得搏动指数 PI）。

⑤ θ角（声束-血流夹角）：检测血流速度时必须进行 θ 角校正。校正线与选测段的流道平行为准确校正。

⑥ 脉冲重复频率的调节：应根据所检查血管的流速作相应调整。

⑦ 不要在反转的多普勒频谱上进行测量：正常应将流向探头的血流设置为红色，频谱位于基线上方；将远离探头的血流设置为蓝色，频谱位于基线下方。

⑧ 多普勒扫描速度：应设置适中水平，最好每屏显示 5～10 个完整的心动周期的波形。

⑨ 多普勒增益调节：应使频谱清晰显示而又不出现背景噪声。

三、超声伪像的识别与控制

超声伪像是由超声成像系统和其他原因造成的图像畸变或失真所致，是指超声断层图与相应真实解剖结构的差异，亦称超声伪影或假象。在超声图像中，伪像是普遍存在的，而且不可能完全消除伪像。因此应该了解伪像的原因和来源，以利识别伪像、避免伪像，甚至利用伪像来提高超声诊断的准确性。下面介绍一些常见超声伪像的识别与控制方法。

（一）混响伪像

指超声垂直入射体内声阻抗差较大的平滑界面时，反射回波能量大部分被探头接收形成回声影像，小部分声能会在探头表面反射，二次进入体内，在扫查界面形成畸变的二次回声影像。混响伪像是声束在平滑大界面多次回声的总和效果，属于界面与探头之间多次反射形成的多重回声伪像，亦称"多次反射"。临床常见情况包括：① 膀胱前壁（图 8-1）、胆囊底部及大囊肿前壁，易被误认为壁的增厚、水肿或肿瘤等而造成误诊；② 某些前壁病变如胆囊隆起性病变、膀胱癌等会被误认为混响伪像而造成漏诊。

混响伪像的控制方法包括：① 侧动探头扫查以避免声束垂直于胸壁或腹壁等平滑大界面；② 加压探查以缩小探头与平滑大界面间的间距；③ 适当降低近场增益。

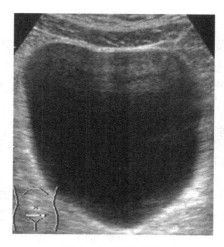

图 8-1　混响伪像

（二）振铃效应

当声束入射到软组织与含气组织界面处或液体与结晶体界面处时，由于声阻抗差别大，声束在软组织内往返振荡，每次往返均使声能降低，最终形成向深部延伸，并逐渐变淡的多层光亮回声，称为振铃效应，因形如彗星尾，亦称"彗星尾征"（图8-2）。振铃效应亦属于多次反射形成的多重回声伪像。临床常见情况包括：① 胃肠道及肺部等含气部位的超声检查；② 胆囊壁内胆固醇小体伴少量液体；③ 超声探头与皮肤局部耦合不好。

振铃效应的控制方法包括：① 尽量减少含气部位的超声检查；② 改善超声探头与皮肤局部的耦合。

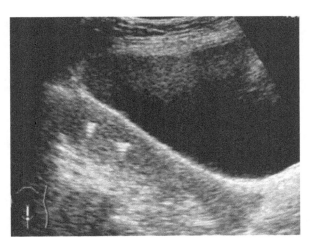

图8-2 振铃效应

（三）旁瓣伪像

超声波波束有主瓣和旁瓣之分，主瓣波束与探头面垂直进行超声扫描并生成图像；旁瓣以不同角度向侧向发散，当探头接收到这些由侧向反射回来的回声时，旁瓣回声与主瓣回声重叠产生导致重影或虚影。旁瓣的存在使回声信号的对比分辨力降低，图像质量下降。旁瓣伪像常出现在液性暗区中，临床常见于子宫、心脏、胆囊、膀胱等部位的检查。如检查充盈膀胱下方的子宫时在后缘面上方出现的淡淡浅弧状线条；扩大的左房会出现旁瓣伪像；在胆囊或膀胱结石强回声两侧呈现的"狗耳"样或"披纱"样图像，亦称"狗耳征"或"披纱征"（图8-3）。

旁瓣伪像的控制方法包括：改变探头扫查方向或从另一角度探查，可以减弱甚至消除这类伪像的产生。

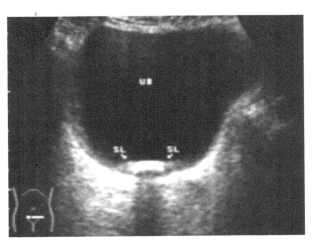

图8-3 旁瓣伪像

（四）声影

声束在传播过程中由于反射体对声束的反射、折射和吸收，导致其后方的超声能量衰减而出现的暗区，使其后方的结构无法显示，称为声影。当声束遇到骨骼、气体、钙化物等与周围组织声阻抗差别很大的强反射体时，形成强反射型声影（图8-4）；当声束遇到韧带或纤维组织等衰减较强的组织时，超声能量被大量吸收，而下方组织不能产生回声，形成衰减型声影。

声影一般无法避免，但声影有弊有利，临床应用中利用声影可以识别体内的结石、钙化灶以及骨骼等。

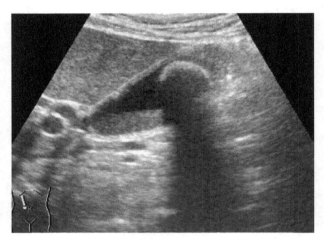

图8-4　声影

（五）折射声影

当超声声束从低声速介质进入高声速介质时，若入射角等于或超过临界角，则折射角等于或超过90°，产生全反射，以致其后方出现声影的现象称为折射声影。常见于球形结构的两侧后方或器官的两侧边缘，呈细狭纵向条状无回声区（图8-5），也可以表现为两个类似相邻的结构存在，如"双孕囊""胆囊壁双边征"等，因此亦称为"棱镜效应"。

折射声影的控制方法包括：改变探查部位或调整探查角度，可识别或消除这种伪像。

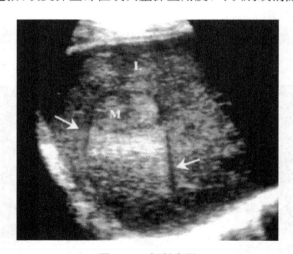

图8-5　折射声影

（六）部分容积效应

由超声声束宽度过大引起检查目标与周围组织重叠的伪像，亦称为切面厚度伪像，其与声束的横向分辨力直接相关。临床常见于：① 腹部大血管和肝、肾小囊肿的扫查过程中，部分容积效应会显示组织内部出现细小的回声。② 在胆系扫查时,胆囊或胆总管与附近含气的十二指肠重叠可酷似胆囊/胆总管肿瘤或结石(图 8-6)。胆囊内呈现的胆泥样图像,也称为假胆泥,患者改变体位时,假胆泥回声不会向重力方向移动。③ 在膀胱扫查时,膀胱与附近含气的肠腔重叠可酷似膀胱肿瘤或结石(图 8-7)。

部分容积效应的控制方法包括:作纵、横相互垂直切面,并侧动探头,改变声束方向,从不同角度观察对比,这种伪像一般可以消失。

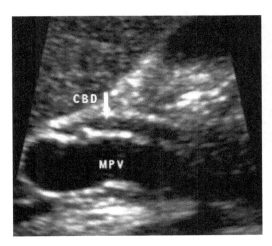
图 8-6　部分容积效应

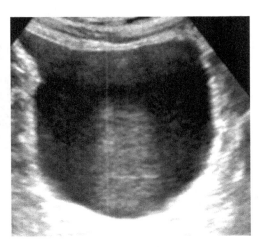
图 8-7　部分容积效应

（七）后方回声增强

超声在穿透某介质时,由于该介质的声衰减值低于周围介质的声衰减值(或低于假定声衰减值),使得该介质后方的回声信号高于其周围介质的回声信号,出现透声增强现象,表现为后方回声明显强于同深度的周围组织引起的伪像,称为后方回声增强(图 8-8)。临床常见于:① TGC 补偿;② 同一横断面,囊腔、脓肿及其他液区的后壁等衰减差别大的结构;③ 在某些小肿瘤,如小肝癌的后壁亦可见后壁增强效应。利用囊肿和胆囊等液性结构的后方回声增强可鉴别液性与实质性结构。

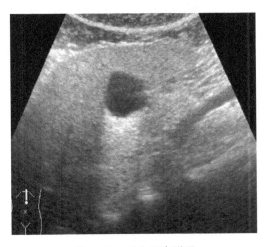
图 8-8　后方回声增强

（八）镜面伪像

当声束遇到深部大而光滑的强反射界面,界面处的强反射声束又作为第二声源返回至探头,形成与光学镜像类似的虚像,该虚像位于界面下方低回声区,称为镜面伪像。临床上,镜面伪像常见于横膈附近,如在横膈回声的两侧出现对称的两个肿块回声,其表浅处回声是肿块的真正回声,较深处回声是经过横膈再次反射回探头的虚像,易导致检查目标定位判断的失误,如下膈下病变误认为膈上病变(图 8-9)。通过改变扫查部位和角度,镜面伪像一般可以消失。

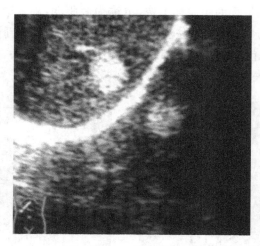

图 8-9 镜面伪像

（九）侧壁回声失落

当扫查大曲率的界面时,如果声束入射角过大,则反射角也过大,使反射声束会发生偏离而不能被探头接收,导致两侧壁在声像图上不被显示,出现侧壁回声失落。临床常见于圆形的、具有光滑边界的结构和肿物,如囊肿和血管的侧壁,声像图上可清晰显示细薄的前、后壁,但侧壁不能显示(图 8-10)。该伪像在线阵、凸阵、环形相控阵扇扫、机械扇扫等成像方式中均可出现,探头沿检查面移动或旋转一定的角度,改变声束投射的方向可识别和消除这种伪像。

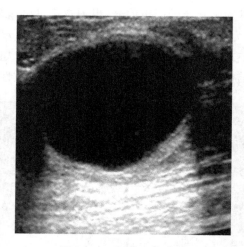

图 8-10 侧壁回声失落

四、操作者在超声图像质量控制的作用

与 X 线、CT、MRI 以及 PET/CT 等图像专门由影像技师采集不同的是,目前我国绝大多数医院的超声图像是由超声医师(操作者)手持探头扫查来获得的。获得优质超声图像是正确进行超声诊断的前提,与操作者的操作手法、熟练程度以及解剖学、临床医学、超声成像等知识等密切相关。超声医学技术具有极强的实践性,超声初学者一般较难获得满意的超声图像,因此除了要求系统地掌握超声成像原理、伪像的识别等超声基础知识外,还要求进行严格、规范的超声仪器操作培训,尤其必须要熟练掌握各种扫查手法以及规范化的调节方法。一台超声诊断仪具备的多种控制功能的调节往往直接影响所采集图像的质量,超声医师要了解不同超声仪器的技术特性及相应功能键的作用,在具体临床场景下充分利用仪器的各种功能并进行适当调节,以获取尽可能优质的图像。

五、图像留存

超声成像利用晶体的压电效应产生及接收超声波,利用超声波的反射、衍射等特性成像。由于超声波本身对人体组织没有损伤,且探头小巧便捷,因此超声成像均由超声医师手持探头,根据器官及组织特点灵活扫查。这是超声独有的优势,同时也给超声成像的通用性造成阻碍,它不能像 CT 及 MRI 那样按照解剖方向逐层显现,打印成片,所以绝大部分的临床医师无法判读超声图像,且各医院之间的超声诊断通常不互认。为了解决这一问题,同时为了保证超声成像的质量,标准图像的留存就显得格外重要。标准图像的留存包括各个器官诊断指南里要求的标准切面(图 8-11),左右方向标定(图 8-12),彩色、频谱、弹性等特定技术图像(图 8-13),特定时间节点图像(超声造影等特殊成像),阳性诊断征象(图8-14),动态及静态图像。

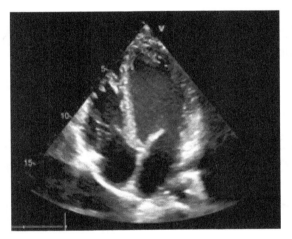

图 8-11 心脏超声标准切面——心尖四腔心切面

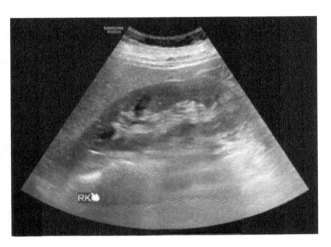

图 8-12 右肾超声成像

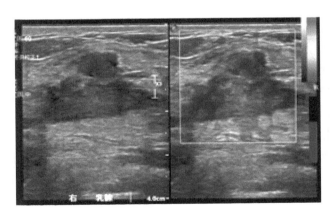

图 8-13 乳腺弹性成像

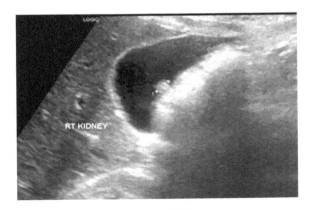

图 8-14 胆囊息肉

(姚志峰、史中青、杨镇糠、王骏、张译文、吴虹桥)

第九章　核医学成像质量控制

第一节　核医学科的组建及其管理

核医学是一门研究核技术在医学上应用及其理论的学科。其主要任务是应用放射性元素来诊断、治疗和研究疾病,其性质是临床科室。按照国家相关标准,二级和三级医院应设立核医学科。

一、组建核医学科的基本要素

（一）核医学科的特点

1. 核医学技术是临床诊断、治疗和研究疾病的重要手段。核医学科（室）的业务工作不仅为临床各科（室）提供诊疗服务,而且还承担相应的科研与教学任务。建立核医学科是医院现代化建设的基本条件之一。

2. 核医学是一门综合性的边缘学科,涉及医学、生物学、核物理学、放射化学、药学、电子工程学、计算机等学科。因此,核医学科（室）是一个多专业、多层次的综合技术结构体。科室工作人员除医护人员外,应根据需要配备其他有关专业人员。由于核医学技术发展迅速,应重视专业人员业务技术的培养和提高。

3. 核医学工作大多采用开放型放射性元素,操作者及周围人员除可能受到电离辐射的外照射,还可因操作不慎造成内照射以及污染环境。因此,必须按照国家放射防护规定,对工作场所的设计、剂量监督、放射性废物的处理、放射性污染的清除、放射性工作安全操作、工作人员的个人防护和保健等各个方面应采取有效措施,以保障工作人员和周围人群的安全以及环境保护。

4. 开展核医学科业务工作必须配有仪器设备和放射性药物（放射性元素、放射性标记物、放射性试剂盒）等基本条件,并有计划地更新设备,扩展放射性药品种类,以适应新技术的发展。

5. 核医学专业涉及面广,诊疗内容繁多,与临床诊疗和科研工作关系密切,应加强科室间的联系与协作,充分发挥核医学技术的特长和作用。

（二）组织建制

1. 原则和要求　核医学科的建设原则上应根据医院的等级规模,考虑到科室的专业特性、承担的工作任务、发展趋势和各地具体情况等诸因素来确定。要求有利于放射诊断、超声、核医学等学科有机结合,有利于科室科学管理,有利于提高诊疗质量和工作效率。

2. 科室设置　根据我国核医学的现状及发展趋势,省、市、县各级综合性医院核医学科设置模式建议见表 9-1~表 9-3。

3. 编制和人员的结构　核医学专业涉及面广,技术更新快,人员的专业技术培训和提高任务重;核医学科（室）的医技人员除工龄假外,尚有法定放射保健休假;核医学检查大多需做动态和定量分析,检查较费时。因此,核医学科的人员编制应考虑上述因素。

各级医院核医学科的编制在国家尚未明确规定之前可暂按 100 张床位配备 1.5 人定编（医药院校附属医院教学人员编制另定）。各级医院可根据核医学科（室）的设备条件,承担诊疗、教学、科研任务,开展的项目和工作量等实际情况适当增减人员编制,开设有治疗病房的科室或 PET 中心的人员编制也应相应增加。

表 9-1 省级以上医院核医学科的设置

组别	主要工作内容
脏器显像室(PET 可设独立室)	SPECT、PET 显像等
功能测定室	甲状腺功能测定、肾功能测定、其他功能测定
体外分析室	放射免疫分析、其他相关的非放射体外分析
核素治疗病区(室)	放射性核素内照射治疗、介入治疗、敷贴治疗等
高活性室	发生器淋洗、放射性药物制备、分装等
回旋加速器室	正电子药物生产、制备与研究
核医学研究室	核医学有关实验研究、研究生培养
工程技术室(按各医院实际情况定编)	仪器检修、计算机图像处理、计算机软件开发

表 9-2 市级医院核医学科的设置

组别	主要工作内容
脏器显像室	单光子发射型计算机断层显像
功能测定室	甲状腺功能测定、肾功能测定、其他功能测定
体外分析室	放射免疫分析、其他体外分析
核素治疗病室	放射性核素内照射治疗、敷贴治疗
高活性室	发生器淋洗、放射性药物制备、分装等

表 9-3 县级医院核医学科的设置

组别	主要工作内容
脏器显像室	单光子发射型计算机断层显像或 γ 照相
功能测定室	甲状腺功能测定、肾功能测定、其他功能测定
体外分析室	放射免疫分析或其他体外分析
核素治疗室	根据实际条件开展核素治疗工作
高活性室	发生器淋洗、放射性药物制备、分装等

科室人员组成有医、护、技和工勤人员。省级医院、医学院校附属医院和规模较大的市级医院的核医学科除医护人员外,尚应配有放射药物专业和核仪器工程技术人员 1～2 名。有 PET 和回旋加速器的单位还应配备化学合成的专业人员。

各级医院核医学科实行科室主任负责制。县级医院由主治医师以上人员担任科(室)主任;市级和省级医院由副主任医师或副教授以上人员担任科主任。科内各专业室(组)由相应专业的中级以上职称的人员担任室(组)长。

(三)仪器设备

仪器设备是开展核医学工作的必要条件。由于核医学技术发展迅速,设备更新快,少数设备经费投资较大,各级医院在装备时应遵循下述原则:

1. 根据医院分级管理要求及目前实际情况,有计划有步骤地添置或更新大型设备。

2. 国产设备如能满足技术要求,尽量使用国产设备。

3. 为了充分发挥仪器的效用,加强放射卫生防护,凡设立有核医学科(室)的医院或研究机构,核仪器设备应集中于核医学科(室)管理,并由具有上岗资格的专业人员使用,避免各科分散装备,且易造成设备浪费和放射性污染。

4. 贵重设备的购置(如 SPECT、PET 等)应根据国家有关规定采取公开招标方式引进。各级医院可根据各自核医学科(室)所承担的工作任务、开展的项目及工作量等实际情况,配备相应的仪器设备。

(四)建筑要求

临床核医学是开放型放射性工作,存在内、外照射和环境污染等放射防护问题。因此,核医学科的建筑设计除满足使用和管理需要外,还应符合放射性防护要求。科室的建筑面积应根据科室开展的业务范围、工作量并兼顾近期需要和远期发展,县级医院不小于 200 m²,地市级医院不小于 500 m²,省级医院不小于 800 m²(开设病房者,根据床位数另定)。配备有 PET 和回旋加速器的科室,其建筑面积需在原标准基础上增加 800～1 000 m²。建筑要求主要根据开放型放射性工作单位的类别和工作场所的级别而定。具体内容包括正确选址、用房的合理布局、内部设施及附属设施应符合放射防护要求等。临床核医学科(室)多属于第 3 类开放型放射性工作单位,可以设在医院的一般建筑物内,但应集中在建筑物的一端或一层,与非放射性工作科室相对隔离,有单独的出入口,注意远离产科、营养室等部门。核医学治疗专用病房应与普通病房分开。核医学科的显像检查室最好与放射诊断、超声等专业科室集中在同一建筑物内,以便相互联系和统一管理,组成完整的影像学科。

根据放射防护法规,新建、扩建、改建放射性工作场所,工程项目的选址、设计和建设必须报经所在地区卫生、公安、环保部门同意后才可施工,工程结束须报省卫生、公安、环保部门验收合格,领取许可证后,方可启用。

二、核医学科的管理

(一)工作制度

1. 实行科主任负责制。健全科室管理系统,加强思想教育,改善服务态度,提高诊疗质量,密切与临床科室联系,积极开展医疗、教学、科研和培训工作。

2. 根据医院年度工作要求,结合科室具体情况,制定科室年度工作计划,组织实施,定期检查。年终总结,肯定成绩,找出差距,以便改进与提高。

3. 贯彻执行各类各级人员岗位责任制,明确分工。人员相对固定,适当轮换,以扩大知识面,适应科室工作需要,保证诊疗质量。

4. 健全会议制度。每周召开科室会议 1 次,传达院周会内容与要求,总结本周科室工作,研究和安排下周科室工作。建立定期业务学习制度。

5. 自觉遵守医院各项规章制度,坚守工作岗位,严格考勤考核。

6. 根据工作需要和技术条件,可设核医学专科门诊和专家门诊,安排高级职称医师或有一定经验的医师担任门诊诊治工作。对患者检查要认真,病历书写简明扼要,符合规范。关心病员,态度和蔼、耐心。

7. 建立和执行医师接诊制度,工作内容包括:掌握适应证,填写或补充患者的病史、体检及其他有关特殊检查结果,确定检查项目、部位、方法、放射性药物的品种、剂量;及时处理在检查中出现的问题,显像检查完成后,决定患者可否离去或复查;及时发报告,并安排必要的进一步检查,有不能解决的问题应及时请示上级医师或科主任等。

8. 根据工作需要,可设核素治疗病房。病房应保持整齐清洁,非住院患者不得进入病房。患者服用放射性核素后,须使用专用厕所,不得随意走出病房。住院医师对所管患者每日至少查房 2 次。病历应完整,记载内容准确。出院时,应向患者详细交代有关事宜。

9. 加强质量管理,保证检查质量。检查结果如果与临床表现不符,应分析其原因,必要时应复查。

10. 建立集体阅片制度,必要时与放射科、超声科组织联合阅片,研究诊断和检查技术,解决疑难问题,不断提高工作质量。报告书写项目应填写完整,叙述准确、客观,结论合理。

11. 加强与其他临床科室联系,不断开展新项目、新技术,及时总结工作经验。

12. 物品管理应指定专人负责,合理使用。

13. 建立差错事故登记制度。

（二）仪器管理、操作、保养和维修制度

1. 科室仪器设备应建立账册,专人负责,做到账物相符。

2. 每台仪器均应有操作规程,使用时应严格按照规定步骤操作。新来或进修人员在未掌握使用方法前,不得独立操作仪器。贵重仪器应专人使用,指定专人负责仪器的保养工作。

3. 建立仪器技术档案（使用说明书、线路图、故障及维修记录）。

4. 仪器发生故障,应及时报告维修人员,及时修理。

5. 做好"五防"（防寒、防热、防潮、防尘和防火）工作。

6. 每日清洁仪器外壳,保持仪器清洁。

7. 每3个月清除机内积尘1次,做到定期保养。

8. 在非空调室内,高温季节开机时间不得过长,如工作需要,应采取散热措施。必要时,可停机散热后再继续使用。

9. SPECT 室应保持恒温（温度范围可定在 18～22 ℃）,温度梯度不超过 3 ℃/h,相对湿度范围为 40%～60%。

10. 检查结束后,必须认真搞好室内整洁工作。

11. 未经科室批准,仪器设备不得外借。

12. 有计划地做好仪器设备更新工作。

（三）放射性元素订购、领取、保管、使用制度

1. 国家规定订购与使用放射性元素实行许可证制度。应根据工作实际需要,在规定允许使用量范围内,制定年度订购计划。

2. 放射性元素及放射免疫分析试剂盒应有专人领取和保管,到货后迅速取回,及时登记,妥善保存,防止丢失或变性。

3. 使用时,将放射性元素移入专用铅罐内,盖上铅盖,贴妥标签,注明放射性核素种类、放射性浓度及日期,出厂说明书应妥善保存,以备查对。

4. ^{99m}Tc 和 ^{113m}In 发生器应按规定步骤与要求安装,质量检测符合要求后方可使用。

5. 标记及注射放射性药物时,应严格核对,防止发生差错。应定期质控检查,如需要可随时检测。

6. 放射免疫分析试剂盒不符合质控指标者不得使用,以保证检测结果准确可靠。

7. 放射性元素到货后,应及时通知患者检查或治疗,以减少浪费。

8. 放射性元素空容器应固定地点集中存放或按规定退回生产厂家。

（四）查对制度

1. 接受检查申请单时,做到"三查"（查申请单填写是否符合规范、查临床诊断及检查目的是否清楚、查是否已交费）。

2. 收集检测标本时,除做到上述"三查"外,还应检查样品是否符合检测要求。

3. 放射免疫分析时,检查试剂盒种类是否相符,有无超过有效期。

4. 标记放射性药物时,要查药物种类是否与检查目的相符,查注射放射药物的剂量是否符合检查要求,查注射方法是否符合检查目的。

5. 查对检查报告是否符合规范,图片与报告是否一致,SPECT 报告有无主治医师以上人员审签。

6. 放射性元素治疗剂量必须经 2 人计算及核对。

（五）资料管理制度

1. 检查申请单项目应填写齐全。检查结束后，申请单应存档。

2. 患者应用药物种类、药物标记质量、给药剂量、检查时间以及仪器条件应记录详细。

3. 各种检查登记簿应保持整洁，项目填写齐全，及时更换，妥善保存。

4. X线片按规定地点存放。借阅照片应办理借片手续，经借医师签名，按期归还。

5. 供教学示教的特殊病例图片应另行存放，应在登记簿上注明，以便查对。

6. 加强随访工作，有手术、病理对照结果者，应及时在登记簿注明。

7. 建立主要病种随访制度，由医师负责随访，填写随访登记卡片、统计报告与疾病诊断符合率。

（六）安全管理制度

1. 工作人员应妥善保管科室大门及房门钥匙，防止丢失，一旦不慎遗失，应及时报告，并作应急处理。

2. 科室设有病房的，在大剂量放射性核素治疗的患者住院治疗期间，每日应有专人值班，病房内不得接待非住院患者，不得会客。

3. 工作人员下班前必须检查仪器、水、电、煤气及关窗锁门。全科（室）人员应熟知总电源开关位置，灭火机置于醒目地点，工作人员应熟练掌握灭火机的使用方法。

4. 非工作需要，在科室内不得使用电炉。

5. 室内无人时，工作人员应随手关门，高活性区（室）闲人不得入内。

6. 放射性元素及放射免疫试剂盒应有专人负责妥善保管，不得遗失。

7. 未经科室同意，本科工作人员不得在科室留宿。

8. 提高警惕，发现非本科（室）就诊人员应及时查问，发生重大事故应及时向领导汇报。

9. 专人负责安全管理，应定期检查，发现问题及时改进。

（七）消毒隔离制度

1. 严格执行无菌操作规程，防止交叉感染。制备和操作注射用放射性药物时，应佩戴口罩及工作衣、帽。

2. 器械要定期消毒和更换，保证消毒液的有效浓度。

3. 传染病及可疑传染病患者检查后，应立即更换检查床单，有关物品要严密消毒。

4. 通风橱要保持整齐清洁，定期用紫外线消毒。

5. 接受放射性核素治疗或检查的患者，必须使用专用厕所，严禁随地吐痰，污染地面。

6. 带有放射性的器具和一次性用品应按放射卫生防护要求妥善处置，防止污染环境。

（八）清洁卫生制度

1. 核医学科（室）是开放型放射性工作场所，又是电子仪器比较集中的科室，应重视科室清洁卫生工作。

2. 科室应经常保持整齐清洁，墙壁不得随意张贴，物品用后归还原处。

3. 科室清洁工作应由专人负责，具体实施办法视单位实际情况决定。

4. 每日上下午各清扫科室1次，并定期组织进行清洁卫生，集中处理仪器清洁、室内外清扫、物品换洗等事宜，结束时应有检查。

5. 毛巾每日换洗1次，其他布类物品每周换洗2次，遇有特殊情况随时更换。

6. 进入贵重仪器检查室（SPECT室、PET室、γ照相机室及药物制备室等）时，应换穿工作鞋。

7. 高活性区（室）清洁工具应专用，不得拿至其他区（室）使用，以防污染扩散。

第二节　核医学机房的质量控制

一、核医学机房建筑要求

核医学工作大多采用开放型放射性元素,操作者及周围人员可能受到电离辐射的外照射,还可因操作不慎造成内照射以及污染环境。因此,必须按照国家放射防护规定,对工作场所的设计、剂量监督、放射性废物的处理、放射性污染的清除、放射性工作安全操作、工作人员的个人防护和保健等各个方面应采取有效措施,以保障工作人员和周围人群的安全以及环境保护。

1. PET-CT 机房　PET-CT 机房面积约为 47 m²(7.6 m×6.2 m),防护设计按^{18}F-FDG 检查患者最多注射 10 mCi,离患者最近 3.1 m 处的剂量率为 5.96 μSv/h,限制值 2.5 μSv/h,居留因子为 1,$K=2.4$,计算墙厚为 14 cm 混凝土或空心砖加 6.0 mm 铅防护材料。

2. SPECT-CT 机房　SPECT-CT 机房面积约为 42 m²(7.6 m×5.6 m),层高 3.5 m;按患者给药5 mCi ^{131}I 计算,离患者最近 2.8 m 处的剂量率为 1.42 μSv/h,限制值 2.5 μSv/h,该 SPECT-CT 机房四周墙体及防护门窗只需按一般建筑要求就可以。

二、核医学机房内质量控制

（一）核医学机房布置要求

1. 核医学机房环境　核医学机房应建在周围震动小、无严重电磁场干扰、噪声低、空气净度较高的环境中,可能的话还应考虑离配电房近及患者进出和机器安装方便。

2. 部件位置　基础、各大部件在机房的安放位置要兼顾机器运行安全、维修留有空间、患者进出通畅、医生操作方便和通风换气良好等几个方面,要尽可能地减少各个工作区域的相互干扰。

3. 地面和线缆铺设　机房的地面支撑要满足机器的载荷要求。要抗静电、防火、防尘、耐压和耐摩擦。电缆的铺设应避开交流电磁场(变压器、电感器、马达等),且信号线和电源线应屏蔽、分路铺设。必要时需要做有白铁皮衬里的电缆暗沟,上面加盖,且有防鼠害措施。电缆线若太长,必须波形铺设,不可来回折叠或圈缆。

4. 安全紧急装置　扫描室和控制室要安装紧急断电开关,以便工作人员一旦发现机组情况异常,可立即进行断电操作,防止意外事故的发生。安全紧急开关应安置在离地 1.6~1.8 m 的墙上,防止人员靠墙而引起误操作。在扫描室、控制室离地 0.3 m 的墙壁上,需设若干个单相三线的电源插座,以便今后机器维修、保养、局部照明和其他辅助用电设备或仪器的使用。每组插座旁最好有单板空气开关控制保护。

（二）核医学机房空气要求

除非另有说明,否则,核医学机房扫描装置的空气环境工作条件应满足:
1. 环境温度　扫描室为 18~22 ℃,控制室为 20~24 ℃。
2. 相对湿度　扫描室为 40%~60%,控制室为 20%~40%。
3. 大气压力　700~1 060 hPa。

（三）核医学机房电源要求

1. 供电要求　电源电压值的允许范围为额定值的 90%~110%;电源频率为 50 Hz 或 60 Hz,频率值的允差为±1 Hz;电源容量由各企业标准规定。核医学机房所需的电源应尽量由配电室专用电缆引来,切不可和空调、电梯等具它感性负载设备共用同一变压绕组。为了确保核医学机的供电稳定,抑制脉冲浪涌干扰,一般需加接交流稳压器。若条件许可,建议每相再安一个滤波器。系统计算机若本来未配置 UPS,则应该配置 1 台 UPS,以保证计算机系统正常工作。防止突然断电造成数据丢失和程序损坏的事故。

2. 功率要求 核医学机房电源干线容量应大于机组额定总功率的 10%～20%,并且接地要求具有足够小的内阻。核医学机组必须有良好的接地装置,其电阻<4 Ω,并每隔半年需检查 1 次。而接地端到所有被接地保护的金属零部件间的电阻也必须<0.1 Ω。

第三节 核医学显像的质量控制

何谓核医学显像? 就是将放射性药物引入体内(口服,静脉、皮内或鞘内注射),用显像仪器记录时间-放射性变化图像及曲线或经过一定时间后,示踪剂聚集在某一特定脏器或病变部位,用显像仪器(γ 照相机、SPECT 或 PET)成像。由于应用示踪剂,核医学成像才有可能反映人体的生理、生化改变,即所谓功能性成像,它不仅能反映某一病变的血流、代谢变化,亦可反映受体和基因变化。由此,不难看出决定核医学显像质量有以下 3 个主要因素:① 仪器设备;② 放射性示踪药物;③ 工作人员技术水平和临床经验。

一、照相机的质量控制

1. 均匀性 γ 照相机的均匀性是指 γ 照相机的探头对一个均匀泛源的响应,包括固有均匀性和系统均匀性。固有均匀性是指 γ 照相机探头不带准直器时的均匀性。系统均匀性则是指包括带有准直器的 γ 照相机探头的均匀性。系统均匀性与准直器的关系很大,应对不同的准直器分别进行测量。对 γ 照相机的均匀性的评价有定性法和定量法两种。定性法用肉眼观察图像中放射性的分布是否均匀,用感兴趣区技术测量单位时间内的放射性计数,评价均匀性在±10%的范围。定量法用于对均匀性更为精确的评价,常用方法有积分均匀性和微分均匀性两种。

积分均匀性反映的是照相机视野内最大计数与最小计数之差的相对百分比。

$$U_1 = [(C_{max} - C_{min})/(C_{max} + C_{min})] \times 100\%$$

微分均匀性指的是均匀性随距离的变化。NEMA 规定应考察 5～6 个像素单元内视野在 x、y 两个方向最大计数和最小计数的相对百分比。

$$UD = [(CH - CL)/(CH + CL)] \times 100\%$$

2. 空间分辨力 空间分辨力表示 γ 照相机探头分辨两个点源或线源最小距离的能力。它同样分为固有分辨力和系统空间分辨力。系统空间分辨力由固有分辨力加准直器共同决定。经常用公式 $Rs = (RI2 + Rc2)/2$ 表示,其中 Rs 为系统分辨力,RI 为固有分辨力,Rc 为准直器的分辨力。空间分辨力的测定有 3 种方法:四象限铅栅测定法、线伸展函数测定法、线性模型测试法。

3. 平面源灵敏度 平面源灵敏度是指某一采集平面对平行于该面放置的特定平面源的灵敏度,单位为计数/(min·μCi)。测量平面源灵敏度的模型为圆盘,容器深 5 mm,内直径为 100 mm。测量前应将注入容器内的放射源经活度计测量,活度计应校正到±5%的精确度。测量条件与均匀性测量时相同。采集总计数要达到 104,并记下采集时间。采集完毕,移去平面源模型,测量本底计数 1 min,将平面源计数经衰减校正和减本底后以计数/(min·μCi)表示。平面源灵敏度测试主要用来检验仪器工作是否正常和比较各种准直器的计数效率。灵敏度明显下降反映 γ 照相机有问题,灵敏度增高则为污染等因素造成。

4. 空间线性 空间线性描述 γ 照相机的位置畸变。测定按 NEMA 规定使用圆形线性模型,该模型与测量空间分辨力的模型为同一种模型。测量条件和模型放置均与空间分辨力测定时相同。它也分为固有线性和系统空间线性两种。空间线性应在中心视野(CFOV)和有效视野(UFOV)中测量。

5. 最大计数率　最大计数率反映 γ 照相机对高计数率的响应特性,包括 5 个方面的性能:20％的输入计数率、最大计数率、入射计数率与观察计数率关系曲线、75 000 CPS 时的固有均匀性、75 000 CPS 时的固有空间分辨力。

6. 多窗空间位置重合性　使用不同能量窗对同一点源图像在 x、y 方向测量的最大位置偏移是检验多窗重合性的指标。测量点源为准直的 68 Ga 点源。分别将点源置于 x 轴和 y 轴的两个不同位置,窗位分别位于能量 93 keV、184 keV 和 296 keV,测量点源在 2 个位置时的位移,用"mm"为单位表示。具体测定方法以 x 轴位移测定为例:点源的空间取样间隔要小于或等于 0.1FWHM。点源置于 $+x$ 方向与中心视野相切割的边界上,对每窗位峰值计数应不少于 10 000。峰的中心应以点源响应函数 FWHM 的一半为标准。在 296 keV 和 184 keV 窗位相对于 93 keV 窗位的位移称为峰中心位移。将点源移至 $-x$ 方向相同位置,重复上面的测量。用已知两点的距离,把点响应函数的峰值转换为 mml。最大位移是指上述各窗位位移的最大值为最大位移。在 $+x$ 方向有 2 个位移值,在 $-x$ 方向上有 2 个位移值,总共 4 个位移值。y 方向的最大位移值测量与 x 方向相同。

7. 固有能量分辨力的测定　卸掉准直器,置点源于探头下方,使点源照射探头全视野,用多道分析器测量能谱曲线,能谱曲线峰值为分母、半高宽为分子的相对百分比即为照相机的能量分辨力。

二、SPECT 的质量控制

γ 照相机的所有质控项目都应是 SPECT 的质控项目的重要内容,只是根据 SPECT 的断层显像特点,增加了针对断层显像的质控项目。

1. 断层均匀性　SPECT 断层均匀性通常比 γ 照相机差。主要原因有三个方面:构成断层图像的原始信息量低,统计噪声高;探头旋转造成均匀性变化;重建过程对非均匀性要加以放大。保证断层图像的均匀性不仅要把 γ 照相机探头本身的均匀性调节好,还要加大计数,加准直器和散射媒质。对 64×64 矩阵,校正总计数 32M;对 128×128 矩阵,校正总计数 128M。校正后的均匀性应小于 1％。

2. 旋转中心　旋转中心是 SPECT 质控的一个重要指标。SPECT 的旋转中心是一个虚设的机械点,它位于旋转轴上,它应是机械坐标系统、γ 照相机探头电子坐标和计算机图像重建坐标共同的重合点。任何不重合表现为旋转轴倾斜和/或旋转中心漂移。对旋转中心漂移与否有多种方法进行测量。一种是观察点源的正弦曲线,将一个点源置于离旋转中心 10～15 cm 的距离,然后沿 360°轨道采集 32 帧图像,用重心法确定图像中点源的 x、y 位置。用直角坐标画点源位置—角度关系曲线应为一正弦曲线。正弦曲线不连续,中线偏移均表示旋转中心有漂移。y 坐标与角度的关系曲线应为一直线,距离平均值的差异表示旋转轴倾斜的情况。另一种是测量点源在 2 个 180°位置上的距离差。如果旋转中心无漂移,则对应两点所测的距离应相等;漂移越大,两者相差就越大。

3. 空间分辨力　SPECT 的空间分辨力是指断层面内的空间分辨力。可用线伸展函数半高宽(FWHM)表示。具体测量方法为:模型为圆柱形模型加线源,模型内充水,线源内 ^{99m}Tc 溶液,活度要求不大于 29 kCPS。线源共 3 根,1 根与旋转轴重合,另 2 根分别距离旋转轴 7.5 cm,相距 90°,旋转半径 15 cm,采集矩阵 128×128,Zoom 为 2,重建厚度 10 mm,沿 x、y 两个方向分别计算线伸展函数的半高宽,所得即为 SPECT 断层面内的空间分辨力。

4. 断层厚度　SPECT 断层厚度指轴向空间分辨。测量方法仍用测量线伸展函数半高宽的办法,又称为 z 方向的空间分辨。

5. 断层灵敏度和总灵敏度　断层灵敏度和总灵敏度是指 SPECT 的计数效率。断层灵敏度定义为断层内总计数被放射性浓度去除。总灵敏度为所有断层计数和被放射性浓度去除。SPECT 的灵敏度与多种因素有关,仅作为临床使用时的参考。模型本身几何特征、衰减及散射影响、准直器的类型等都会直接影响 SPECT 的灵敏度。

6. 对比度　对比度的定义为计数与本底计数的差的相对百分比。测量时用一个圆柱形模型,内有不同直径的圆柱棒若干个,直径从 7.5～30 mm。计算每个圆柱棒的计数与本底计数的差的相对百比。圆柱棒为靶区、冷区；本底区为充满^{99m}Tc的活性区。对比度与散射线、单道分析器窗宽等因素有关。

三、PET 的质量控制

PET 仪器质控项目主要有空间分辨力、散射、灵敏度、计数特性和随机符合、均匀性、散射校正精度等。在可行二维、三维采集的 PET 显像仪还需要对二维及三维模式进行相同内容的测试。测试所用元素为可发出正电子的元素，一般多为^{18}F。对 PET 性能测试标准为 NEMA Standards Publication NU 2-1994 的"Performance Standard in Positron"。

（一）测试模型和放射源

1. 测试模型　是 1 个由纯聚甲基丙烯酸甲酯(PMMA)构成的正圆柱体，外部直径为 203 mm±3 mm，壁厚 3 mm±1 mm，内高为 190 mm±1 mm。两端盖板用 PMMA 材料，可注入水和放置内插件（包括线源插件、水和空气插件、实心圆柱体插件）。

2. 可灌注点源　是不大于 2 mm 的液体源，源的比活度要求较高。

3. 可灌注线源　由不锈钢制作，长度至少等于轴向 FOV，其他尺寸不超过 2 mm。

（二）PET 性能测试具体项目

1. 空间分辨力　包括横向分辨力和轴向分辨力。横向分辨力测试：悬挂在空气中的线源，其平行于断层长轴，置于 9 个垂直于断层长轴的坐标(x 轴和 z 轴)$r=0$ mm、$r=10$ mm、$r=50$ mm、$r=100$ mm、$r=150$ mm、$r=200$ mm 的位置 L。轴向空间分辨力：悬挂在空气中的点源置于 $r=0$ mm、$r=50$ mm、$r=100$ mm、$r=150$ mm、$r=200$ mm(y 轴上 5 个位置)。分别进行不同位置的空间分辨力的测试。

2. 散射测量　正电子湮灭产生的 γ 射线引起的散射会导致假的位置符合事件。对于整个断层仪，散射用散射分数 SF 表示。测试基于 40 mm 宽度内散射值是相对不敏感的，以及大多数 PET 的线源图像中很少有散射事件会落入 20 mm 以外，这是理论基础。模型注入无放射性的水作为散射介质。测试模型内依次在 0 mm、45 mm、90 mm 半径位置插入线源插件，线源平行于柱体模型的轴线。模型置于 FOV 的轴向和横向中心。对每一切面的测试进行分析，得到 SFi 列表。取 SFi 平均值得到均匀放射源的系统散射分数 SF。

3. 计数丢失和随机符合测试　这一指标主要用来观察 PET 对高活度源的测量精度和重复性。在测试不同放射性活度水平时，由于系统死时间和随机事件的发生会造成事件丢失。测试模型内灌满水，排除气泡，加入已测定活度的元素。模型置于横向和轴向 FOV 中央。数据采集间隔要小于元素半衰期的一半，并直到真实事件的计数丢失率少于总计数的 1% 和随机率少于真实计数率的 1% 为止。各次的采集持续时间少于半衰期的 1/10，并要在足够高的计数率下至少测试 3 次，并有足够长的采集持续时间，为数据的统计避免误差提供条件。

4. 灵敏度测试　灵敏度定义为在忽略计数率丢失的情况下，一定放射性活度的放射源产生符合事件的探测率。测试分两种：第一种是在任何探头灵敏度变化校正之前，测试 PET 每个图像平面的平均灵敏度。第二种是测定轴向灵敏度均匀性。测试在低计数率下进行，以略去随机和死时间校正。将含有已知放射性活度和已知容量的水放置在 PET 的 FOV 中。测试计数率，计算系统灵敏度。测试依赖于活度计的分析精度。

5. 均匀性测试　系统均匀性描述在 FOV 内，测量不依赖位置的能力。测试分析前必须进行自衰减校正。至少有两种衰减校正方法：① 通过 1 个或多个外部源的穿透测量；② 通过圆柱体数学描述，由已知介质衰减率导出衰减校正的估计。测试模型注满水，排出空气，加入经活度计测定的放射性元素。模型置于 FOV 轴向中心位置偏离中心轴 25 mm 处，模型采集时间要保证每一平面的平均计数不小于 20 M。

6. 衰减校正　PET 对 FOV 内任意分布的衰减介质通过穿透测量可以进行明确的校正。衰减校正的精度对 PET 的定量分析是非常重要的。对穿过非均匀衰减介质的外部辐射穿透量进行处理，用衰减校正矩阵,该矩阵作为重建处理的一部分被作用于投影数据。测试模型放置在 FOV 轴向中心位置偏离中心轴 25 mm 处。3 个 50 mm 的插件放置在模型中轴 60 mm±3 mm 半径,间隔 120°位置,3 个插件分别为空气插件、注水插件和实心插件。

第四节　核医学机维护的质量控制

先进的医疗仪器设备是医疗单位开展医疗、教学、科研工作的重要物质基础,是其综合实力的体现。现代医学对医疗仪器的依赖性越来越强,特别是代表现代分子影像学的核医学影像设备更是重点和骨干设备。核医学影像仪器设备投资大,系统复杂,科技含量高,工作环境要求高,对其安装、操作、使用等方面均有严格要求。保证仪器经常处于良好工作状态,发挥其应有效能,对提高医疗服务质量和实现预期效益意义重大,而积极做好设备维修工作就尤为重要。

一、维修人员的素质

1. 具有良好的工作作风和心理素质　核医学大型仪器的维修是一种技术性很强的工作,维修人员必须具有勤奋好学、刻苦钻研的精神,并养成多观察、多动手、多分析、多记录、多总结的良好习惯,以便不断积累经验,提高维修水平。另外,维修人员还应具有良好的心理素质,不会被困难吓倒,要知难而进,胆大而心细。

2. 具有丰富的知识　大型仪器维修人员的知识面要求比较广泛,特别是随着现代化大型仪器设备的精密度、复杂性的提高,要求知识面越来越广泛,且逐渐加深。通常维修核医学大型仪器一般应具有以下几个方面知识:

(1)电工基础、电子线路、计算机、光学和机械基础等知识。

(2)医用大型仪器的原理。

(3)微型电子计算机技术。

(4)电子仪器设备知识。

(5)电子仪器设备的结构设计知识。

(6)计量测试方面的知识。

3. 维修人员的基本技能

(1)熟练的焊接技术:熟练的焊接一般指能根据不同焊接对象灵活使用焊接工具和焊接方法。保证既不损坏元件,又使焊点焊牢、光滑,不出现虚焊。

(2)能熟练掌握各种基本元器件的性能和测试方法:大型仪器中不仅大量采用各种类型的电阻、电容、电感、半导体元件、集成电路块、光电器件、继电器、电机、泵、电表等元件,还采用各种传感器、电极、微处理器、显示器和光学器件等,要修理好仪器,必须熟练掌握这些元器件的性能和测试方法。

(3)能熟练使用测试设备对整机性能进行测试。

(4)具有熟练的阅读原理图能力:对有仪器说明书、电路原理图的仪器,要先弄清整机原理和框图后,再按框图指引,去分析每部分的具体电路。能熟练阅读电路图,并根据电路图,对照实物找出各测试点及相应元件,就能顺利进行检修工作。在修理中,常会遇到无说明书及其他资料的情况,这就需要根据实物绘出电原理图以便修理时胸有成竹。这个过程可以分两步走:先根据实物相互位置和连线画出实体装配图;再根据实体装配图整理绘出电路图。这是非常难掌握的一种技能,但又是维修人员提高维修水平非常重要的一关。掌握了这一技能,面对实物的布线,就能清晰地检查分析和处理故障,往往会事半功倍。

(5)能灵活运用各种检查故障的方法:仪器设备故障的原因和损坏的情况千差万别。修理时,为了查找故障,可以用不同的方法,采用不同的检查程序,以尽快找出故障的根本原因为目标,就同医生诊断和治疗疾病一样,实际检修时,修理者的工作经验、学识水平和灵活采用检查方法的能力等将起决定性的作用,能力越强,效率越高。该项能力的提高,离不开实践,应在实际工作中仔细观察,认真分析,不断总结经验。

（6）能够掌握基本操作:核医用大型仪器常包括精密机械、电子、微机、各种传感器等设施,因此除了懂得所维修仪器设备的基本原理以外,还应掌握光学与精密机械零部件的安装、拆卸与清洗、加油、调整等项基本操作技能。另外,对仪器的整机使用、操作以及一些注意事项也应掌握,以免造成人为故障。

（7）应具有一定的维修安全知识:维修安全不仅是维修人员自身安全,要有良好的操作习惯和防电击等安全措施;而且还要确保仪器设备的安全,维修仪器的最基本的要求之一,就是保证不进一步损坏器件或扩大故障范围。所谓胆大心细,就是指既不要被故障的难度吓倒,又要仔细分析弄清原因,合理地、正确地使用维修工具和采用恰当的方法进行检查维修,防止盲动。

（8）要求有良好的观察、实际制作、分析与记录和总结能力:在维修时,需要敏锐的观察能力。有时为了证实某种推断还要求有进行模拟实验设计和制作能力。记录和总结是一个良好的习惯,维修人员不要把查到某个故障作为最后目标,而应从维修过程中总结经验,开拓思路,以达到触类旁通、举一反三的功效,不断提高维修能力。

二、维修工具和测试仪器

1. 一套小型组合工具　如电烙铁、镊子、剪子、螺丝刀等。
2. 机械安装工具　大中小螺丝刀、活动扳手、台钳、手电钻等,用于拆卸、装配仪器各种旋钮、开关、电源变压器以及机械联动装置等。
3. 真空压力表　用于检测各种管路的负压。
4. 万用表、兆欧表和电容/电感表　万用表最好选用内阻高的万用表。兆欧表常用于仪器的绝缘检查。
5. 示波器　最好选用频率较高的双踪示波器,有条件的应配备高频记忆示波器。
6. 信号发生器　有音频、高频、脉冲等类型。
7. 稳压电源　用以替代待测仪器内部的相应直流电源,进行故障诊断。
8. 各种备件和转接板。

三、技术资料

技术资料包括:技术说明书、维修手册、仪器的结构图、装配图、电器原理图、印刷电路版图、元器件明细表等。这些维修资料可作为重要的参考依据,便于找出一些复杂的和隐蔽的故障,以提高维修效率。另外,维修人员还应配有相关原理书籍和元器件手册,并善于收集和整理技术资料。

四、维护保养

任何仪器,无论其设计如何先进、完善,在使用过程中都避免不了因各种原因产生这样或那样的故障,只是仪器的故障率不同而已。为保证仪器的正常工作,对仪器进行正常维护和及时修理是非常重要的。

（一）核医学仪器的特点

核医学仪器是用于疾病诊断、疾病研究和药物分析的现代化仪器,主要特点如下:

1. 结构复杂　核医学仪器多是集光、机、电于一体的仪器,使用器件种类繁多,尤其是随着仪器自动化程度的提高和仪器的小型化,仪器功能的不断增强,各种自动检测、自动控制功能的增加,使仪器更加紧凑,结构更加复杂。

2. 涉及技术领域广　核医学仪器常涉及光学、机械、电子、计算机、材料、传感器、生物化学、放射等技术领域,是多学科技术相互渗透和结合的产物。

3. 技术先进 核医学仪器始终跟踪各相关学科的前沿。电子技术的发展、电子计算机的应用、新材料新器件的应用、新的分析方法等都在核医学仪器中体现出来。

4. 精度高 核医学仪器是用来测量某些物质的存在、组成、结构及特性的,并给出定性或定量的分析结果,精度非常高。核医学仪器多属于精密仪器。

5. 对环境要求高 核医学仪器因具有以上特点,以及其中某些关键器件的特殊性质,所以仪器对于环境条件要求很高。

(二)核医学仪器的维护

核医学仪器维护工作的目的是减少或避免偶然性故障的发生,延缓必然性故障的发生,并确保它的性能的稳定性和可靠性。仪器的维护工作是一项贯穿整个仪器寿命周期的长期工作。因此,必须根据各仪器的特点、结构和使用过程,并针对容易出现故障的环节,制定出具体的维护保养措施,由专人负责执行。当然,维护保养属于主动维修,又称超前维修、预防性维修。其目的就是确保仪器设备健康运行,提高完好率,延长使用寿命。

1. 一般性维护工作 一般性维护工作所包括的是那些具有共性的,几乎所有仪器都需注意到的问题,主要有以下几点:

(1)仪器的接地:接地的问题除对仪器的性能、可靠性有影响外,还对使用者的人身安全关系重大。因此,所有接入市政用电电网的仪器必须接可靠的地线。

(2)电源电压:由于市政用电电压波动比较大,常常超出要求的范围,为确保供电电源的稳定,必须配用交流稳压电源。要求高的仪器最好单独配备稳压电源。另外,插头中的电线连接应良好,使用时切莫把插孔位置搞错,导致仪器损坏。

(3)仪器工作环境:环境对精密检测仪器的性能、可靠性、测量结果和寿命都有很大影响,为此对它有以下几方面的要求:

① 防尘:仪器中的各种光学元件及一些开关、触点等,应保持清洁。由于光学元件的精度很高,因此,对清洁方法、清洁液等都有特殊要求,在做清洁之前需仔细阅读仪器的维护说明,不宜草率行事,以免擦伤、损坏它的光学表面。

② 防潮:仪器中的光学元件、光电元件、电子元件等受潮后,易霉变、损坏。因此,有必要定期进行检查,及时更换干燥剂;长期不用时应定期开机通电以驱赶潮气,达到防潮目的。

③ 防热:核医学仪器一般都要求工作和存放环境要有适当的、波动较小的温度。因此,一般都配置温度调节器(空调),温度以保持在 18～22 ℃最为合适;另外,还要求远离热源,避免阳光直接照射。

④ 防震:震动不仅会影响核医学仪器的性能和测量结果,还会造成某些精密元件损坏。因此,要求将仪器安放在远离震源的水泥工作台或减震台上。

⑤ 防蚀:在仪器的使用过程中及存放时,应避免接触到有酸碱等腐蚀性气体和液体的环境,以免各种元件受侵蚀而损坏。

以上是有关仪器的一般性维护的主要内容。所有仪器在关机停用时,要关断总机电源,拔下电源插头,以确保安全。

2. 特殊性维护工作 这部分内容主要是针对核医学仪器所具有的特点而言的,由于每种核医学仪器有其各自的特点,这里只介绍一些典型的有代表性的方面。

(1)光电转换元件,如光电源、光电管、光电倍增管等在存放和工作时均应避光,因为它们受强光照射易老化,使用寿命缩短,灵敏度降低,情况严重时甚至会损坏这些元件。

(2)核医学仪器在使用及存放过程中应防止受污染。如有酸碱的环境将会影响酸度计的测量结果;做多样品测量时,试样容器每次使用后均应立即冲洗干净。另外,杂散磁场对电流的影响也是一种广义的污染。

（3）如果仪器中有定标电池，最好每半年检查 1 次，如电压不符要求则予以更换，否则会影响测量准确度。

（4）各种测量膜电极使用时要经常冲洗，并定期进行清洁。长期不使用时，应将电极取下浸泡保存，以防止电极干裂、性能变差。

（5）检流计在仪器中作为检测指示器使用较多，但它极怕受震，因而每次用毕，尤其是在仪器搬动过程中，应使其呈断路状态。

（6）仪器中机械传动装置的活动摩擦面应定期清洗，加润滑油，以延缓磨损、减小阻力。

（7）检测仪器一般都是定量检测仪器，其精度应有所保证，因此需定期按有关规定进行检定、校正。同样，在仪器经过维修后，也应经检定合格后方可重新使用。此外，仪器维护还有其他许多特殊内容，如用有机玻璃制成的元件，应避免触及有机溶剂；气相色谱仪在使用时需避开易燃气体，且氢气源应远离火源等。通常这些内容在仪器的使用说明书中有详细的描述，负责维护工作的人员应仔细阅读使用说明书中的有关内容，以进行正确的维护。

3. 日常维护　日常维护一般由使用科室和操作人员完成，它是一项每天都要进行的工作，应该制度化，它的内容应写进操作规程和注意事项中。使用科室应选派 1 名懂得一定仪器知识且责任心强的技术员担任专职或兼职仪器设备管理员，协助和指导操作人员做好这一项工作。日常维护工作的内容一般包括：

（1）机房及仪器设备的保洁；观察调整机房温度、湿度的稳定情况。

（2）检查机器的机械、转动、气路、水路、螺钉、螺母等部位是否正常。

（3）检查仪器表面的开关、旋钮，指示灯、仪表及显示参数是否正常。

（4）正式工作前，利用仪器自检程序检测仪器各部分的状态情况。

（5）注意仪器在运行过程中有否异常气味和声音，图像质量是否正常。

（6）检查操作人员操作仪器是否符合规程，并及时纠正。

4. 定期保养　定期保养一般由仪器设备管理员配合工程技术人员完成，它是一项不断循环进行的有组织、有计划的维修措施，这有利于掌握仪器的运行规律，有利于出现故障后的查找。定期保养的内容和时间不同仪器有不同的做法，一般可以分 3 个等级：

（1）一保：一般可以 1 个月至 1 个季度进行 1 次，主要内容除日常维护的工作外，可以拆开机壳，清除各处积尘、污垢、异物、紧固螺丝、添加润滑剂；检查器件、元件有无磨损、变形、烧蚀、击穿、松动、受潮、老化、接地不良等情况；检测各组电源电压及波形，检查高压部件运行和接触情况等。

（2）二保：一般可以半年至 1 年进行 1 次。主要内容除做好一保外，可以对整机控制台上的各个仪表及操作控制系统的灵敏度、精度进行测试校正和计量检定，更换高压发生器绝缘油等到期的损耗品，对电路中各测试点的电压、波形进行系统检测和做拉偏试验。

（3）三保：一般可以 2～4 年进行 1 次，主要内容除做好二保外，必要时可以将整机进行全部拆卸予，以清洗检修，超过使用期的元器件应尽量更换或修复，应对仪器进行较为全面彻底的调试，恢复它的工作精度和性能，达到或超过新机的程度是完全有可能的。

五、故障检修

故障检修又称被动维修，核医学影像设备也同其他各类仪器一样，在长期使用过程中，由于种种原因，出现故障是不可避免的。故障维修仍然是设备管理和工程技术人员的一项重要工作。

1. 核医学仪器设备的故障检修方法

（1）在组织管理方面：如划分专业组，一专多能；计算仪器复杂系数，合理分担；分科室或仪器到人，包干负责；组织故障会诊；总工程师负责制等。

（2）在人才培养方面：如引进和培养相结合，逐步形成人才梯队；在职提高和外送培训相结合；基础理论深入和专业技术提高相结合等。

（3）在维修程序方面：先了解仪器故障起因，熟悉仪器的工作原理，然后运用自己掌握的基础理论知识针对仪器的电路图分析故障产生的可能部位，逐步检测排查，从中找出故障的真正部位，最后修复或更换故障部件，并完成局部或整机调试。

（4）维修具体方法：应遵循先询问，后诊断；先直观，后测查；先全面，后局部；先传动，后电路；先独立，后整机；先外围，后芯片；先控制，后数据；先定性，后定量的原则。故障部位一般具有机械部分比电路部分多，强电部位比弱电部位多，高温部分比低温部分多，电源部分比主体部分多，传动部位比静止部位多，按插部位比固定部位多，阻容器件比半导体器件多，模拟电路比数字电路多等客观规律，检测方法有敲击法、直观法、测量法、比较法、替换法、变温法、信号追踪法、信号输入法、前后合追法、负载分离法等实用方法。

2. 无图纸仪器设备的维修方法　近年来厂商提供仪器设备图纸资料的越来越少，这无疑给仪器设备的维修带来更大的困难，通过广大工程技术人员的实践已探索了很多方法。比如：

（1）排除接触不良的故障：当仪器出现故障后，只要不是明显的爆裂、冒烟，均有可能是接触不良引起，特别是时好时坏，更应首先怀疑接触不良，可以采用轻震、敲击、插拔、轻扭、按压等使故障重现并追查出故障部位。

（2）充分利用说明书上的点滴信息寻找故障：在没有仪器电路图的情况下，操作说明书中的仪器基本原理、流程框图、功能选择、操作程序、状态显示、调试方法以及仪器某些检测点的信号、波形等都能在一定程度上给检查仪器故障提供启示。经过反复细微分析，可能达到板级维修。

（3）充分利用仪器故障自检操作：仪器故障自检是仪器内部的计算机控制系统借助于软件程序对仪器各部分工作状态进行检测，并以代码形式提示故障原因的系统；借助这个系统，我们可以比较容易地分析出故障的可能原因或部位，一般能达到板级维修。在此范围内，再综合各学科的基础理论进行细微分析，必要时可以把重点怀疑部分的局部电路测绘出来，以利分析，尽量达到元件级维修。

（4）利用电路维修测试仪寻找故障部件：利用这种仪器查找无图纸仪器的故障是一个有效的办法。这种仪器是采用现代电子技术和计算机相结合的一种新的检测工具，具有在线测试或离线测试功能。它能够分析大规模 IC 或测 V-I 特性曲线；能检测模拟、数字电路；能利用数据库中的资料进行对比，还能对非标准电路器件先学习再对比；它还利用后驱动技术将周围器件的影响隔离开，由测试系统自动进行相应的测试，经过分析比较，寻找出故障部件，实现元件级维修，在一定程度上给寻找故障带来了方便和希望。

六、SPECT 和 SPECT/CT 扫描仪日常校正

（一）核医学探头均匀性测试

1. 目的　核医学图像质量控制是保证核医学图像质量的关键，如果有 ^{57}Co 面源，需要每天测试 1 次图像质量，如果使用 ^{99m}Tc，至少 1 周测试 1 次图像的均匀度。

2. 方法　^{99m}Tc 点源 0.5～0.8 mCi，采集时控制计数率在 20～40 kc/s。

3. 步骤

（1）将准直器卸掉，装上模拟准直器的塑料板，将探头模式换至 L 模式。

（2）点击左屏左上角设置工具图标，选择 QC 标签，再打开"Daily QC"。

（3）在弹出的对话框中点击"Background Test"开始进行环境本底测试，并在"探头 2"选项前打勾，测量本底。当本底测量结束时，如果结果中没有出现红色标志，即达标，可进行下一步测试；如果出现红色标志，说明环境有污染，找出污染源，等环境达标后再进行下一步测量。

（4）本底达标后，将探头 1 旋转至对准放置源的位置（放射源的位置已由工程师事先标记在墙壁上），将点源放该位置并固定。选择"Image Quality Test(Detector 1)"，在出现的对话框中点击"Apply"，点击"Start"即开始探头 1 的均匀性测试。

（5）测试完后，点击"Next"即可得到系统自动计算出的均匀度测试结果。如果结果中没有红色标注，则图像质量达标。如果出现红色标志，则系统会提示执行"Periodic Re-tuning"操作，即对光电倍增管进行增益调整。在弹出的对话框左侧点击"Iter. Cal"（仍使用原先的放射源即可），点击"Start"开始校准过程。待程序完成后，点击屏幕左侧的"Z Energy Gain Calibration"，点击"Apply"，待调整自动完成后，重新做"Image Quality Test"，测试达标后即可。

（6）对探头2，重复以上步骤。

（二）SPECT旋转中心测试

1. 测试用放射源　^{99m}Tc点源，约1 mCi。

2. 准直器　LEHR或HEGP。

3. 步骤

（1）点击左屏左上角设置工具图标，选择QC标签。点击"C. O. R. QC"下的"C. O. R. Test"。

（2）点击"Source Positioning Acq"，将点源放在旋转中心测试专用的白色三脚架的前端，架子放在检查床头，使点源伸到位于探头视野中心位置处。

（3）在采集工作站点击"Apply"，到扫描间按"SET"，探头到位后调整床的高度，直至点源的图像位于屏幕显示的红色圈中。

（4）点击屏幕左侧"COR Acquisition"，点击"Apply"后到扫描间按手控盒上的"GO"开始旋转中心数据采集。

（5）采集完成后点击"COR Processing"，系统即可自动计算旋转中心的测试结果。如果结果中的各项没有红色提示，则旋转中心质控通过；若有红色提示，在工程师指导下进行旋转中心校准的测试。

（6）"L"模式的旋转中心测试：不要动三脚架，记住此时的床高和床板伸出距离，将探头换至"L"模式，点击"L"模式下旋转中心采集及处理，步骤同上。

（三）CT图像质量控制

包括"Tube Warmup"和"ast Calibration"。操作步骤如下：

（1）在CT界面点击下方的球管图标，在出现的界面中点击"Tube Warmup"。

（2）在弹出的红色对话框中点击右下角字体，待键盘绿灯闪烁后点击开始键即可开始球管预热。

（3）球管预热结束后，点击"Fast Calibration"，按键盘上开始扫描键，程序会自动完成CT快速校准的各个步骤，待校准结束后点击"Quit"退出。

（四）图像融合测试（在COR测试之后做）

1. 放射源准备6份3 mCi ^{99m}Tc，分别装入6只10 ml的针管内，针管用水充满放置半小时左右，然后将针管放置在配准模型中的各个相应位置处。

2. 操作步骤

（1）将床完全拉出，模型放在70～90 cm处，放置方法是使4、5、6朝向机架，并在床头放置一个15 kg的重物。

（2）点击左屏左上角设置工具图标，选择QC标签。选择"Registration Test（Tomo）"。然后点击"Registration Test Acquisition"，点击"Start"，回到扫描间按"SET"，不要更改任何参数，按手控盒上"GO"开始采集。

（3）待NM断层采集完成后，屏幕显示CT扫描界面时，点击手控盒上"GO"等待床移动到CT位置，点击"Confirm"按钮、移床键、开始采集键开始CT采集。等待CT采集结束后，点击"CT Acq Completed"。数据自动传输到Xeleris工作站。

（4）在xeleris工作站，选择"Tomo"和"CTACTomo"两组数据，点击"Miscellaneous"目录下的"SPECT-CT Registration QC"程序，即可自动处理数据。在采集工作站点击"Fetch Results"。

七、SPECT-CT 质量控制通用测试系统、模型和应用

单光子发射型计算机断层仪（SPECT-CT）是现代核医学的先进诊断仪器，搞好 SPECT-CT 的质量控制是保障其临床诊断质量的根本措施。SPECT-CT 质量控制的定义：通过监测、评价和维护，使 SPECT-CT 的所有性能参数处于最佳水平。SPECT-CT 质量控制包括仪器的验收测试、日常质控和性能检测 3 个方面，主要内容就是按照 SPECT-CT 的性能测试标准，对它的性能指标进行检测和维护。目前国际公认的性能测试标准是美国电气制造商协会（NEMA）颁布的 γ 相机性能测试标准，该标准定义了 γ 相机和 SPECT-CT 的各项性能指标及其测试方法和测试模型。包括 3 项内容：① 按 NEMA 标准设计 1 套 SPECT-CT 质量控制通用测试系统，为医院开展 SPECT-CT 的验收测试和日常质控和为有关部门对 SPECT-CT 的质量监测和性能评价提供通用的测试工具。② 研制成套 SPECT-CT 质控测试模型，包括常用进口模型的国产化和设计新型的质控测试模型。③ SPECT-CT 质量控制的应用。在国内装备有 SPECT-CT 的医院逐步开展质控，保证核医学临床诊断质量。

（一）SPECT-CT 质量控制通用测试系统

SPECT-CT 质量控制通用测试系统以电脑作为工作平台，被测试 SPECT-CT 的图像通过数据传送接口传入 PC 微机，用统一的质控软件进行测试。系统包括两个主要部分。

1. 图像传送接口　完成各种型号 SPECT-CT 与电脑之间的图像传送。根据不同型号 SPECT-CT 所能提供和支持的数据接口形式，选用下述一种方式完成图像传送。

（1）通用和标准的 RS232 或 RS422 串行接口，主要用于早期生产的 SPECT-CT。

（2）局域网络。常用以太网，用于新型号的 SPECT-CT。

（3）磁盘文件。利用磁盘作为测试图像的传送载体，适用于无法进行联机通信的 SPECT-CT，要求 PC 和 SPECT-CT 计算机的操作系统相兼容。

（4）A/D 转换，探头引出 x、y、z 模拟信号经 A/D 转换后接入电脑，适用于模拟探头的 SPECT-CT。

2. SPECT-CT 性能测试软件包　对从 SPECT-CT 接收到的图像进行测试。测试软件遵守 NEMA 标准，可完成对 SPECT-CT 主要平面和断层性能测试。

图像传送接口将图像数据从被测试的 SPECT-CT 传入电脑，存入硬盘或内存，然后通过图像格式转换程序将接收到的图像格式变换为测试软件能够识别和处理的格式。测试软件读取相应的图像进行测试，并给出结果。这个测试软件包没有包括 NEMA 标准中可以直接在 SPECT-CT 上进行测试的项目，例如能量分辨力、计数率特性等。

本系统首次将电脑用于 SPECT-CT 质量控制，并设计为通用测试系统，它可用于各种型号 SPECT-CT 的安装验收测试、日常质量控制和性能检测，尤其适用于不同型号 SPECT-CT 的性能比较、质量监测。

（二）SPECT-CT 质量控制测试模型

SPECT-CT 质控测试模型包括：

1. 按 NEMA 标准制作的用于测试有关性能的全套模型。

2. 全身扫描综合性能测试模型　该模型采用间距渐变式设计，铅栅间距为 2 mm、4 mm、6 mm、8 mm，并有 1 个矩形均匀性区域，灌注 ^{99m}Tc 溶液后，沿模型长轴进行扫描，能够同时测试全身扫描的分辨力、均匀性和 x-y 轴比例。

全套国产化 NEMA 模型经比照测试，各项性能完全达标，可替代进口模型。全身扫描综合性能测试模型用于对全身扫描 3 项主要指标的一次性测试，改善了 NEMA 标准的扫描模型仅能测试扫描分辨力的局限性。

（三）SPECT-CT 质量控制的应用

1. 验收测试　SPECT-CT 安装后的验收测试是 SPECT-CT 质量控制的首要内容,是用户在厂家完成仪器安装后的质量验收,也是投入临床应用前的一次全面性能测试。验收测试按国际公认的 NEMA 标准,项目包括平面固有性能、平面系统性能和断层性能三个部分。

（1）平面固有性能:包括探头的泛源均匀性、空间分辨力、能量分辨力、空间线性、计数特性和最大计数率。SPECT-CT 经安装调试后,各项固有性能指标往往都能达到厂家给出的指标值。这是因为 SPECT-CT 的探头部分除晶体都是电子器件,而电子器件的故障及参数漂移引起的固有性能下降,可以通过更换元件或调整电路参数得以解决。探头性能容易发生变化,所以在完成验收测试后,必须进行定期测试。现代的 SPECT-CT 设计有各种校正电路,例如探头内的均匀性、线性和能量校正电路,这些电路能够对探头相应电路的偏差进行校正,也就是能够掩盖其他电路的不足。验收测试时,应在有关校正电路的工作和关闭状态下分别进行测试。

（2）平面系统性能:包括空间分辨力、灵敏度和计数特性 3 项指标。系统性能可用于评价准直器,对于仪器配套的每一个准直器要分别进行测试。NEMA 没有系统均匀性这一项指标,无法评价准直器的均匀性能,在有些型号的 SPECT-CT 中,断层采集前并不对准直器进行均匀性校正,准直器的非均匀性在断层重建中被放大,严重影响成像质量,所以应增加系统均匀性的测试项目。系统均匀性借用测试固有均匀性的程序进行测试,在相同的视野中,固有均匀性和系统均匀性不应有显著差异,当系统均匀性与固有均匀性的积分均匀性之差超过 3% 时,表明该准直器存在显著的非均匀性。准直器的故障一般无法修复,只有在验收测试中发现并要求厂家给予更换。

（3）断层性能:包括重建空间分辨力、系统容积灵敏度、均匀性、旋转中心漂移 4 项指标。1994 年版的 NEMA 标准只包括重建空间分辨力和系统容积灵敏度 2 项,对于重建均匀性尚未给出测试方法。断层均匀性对于评价断层性能十分重要,但定量分析比较困难,至今没有一个有效的测算方法。采用肉眼观察均匀层面,能发现明显的均匀性问题,正常情况下所有均匀层面上计数分布应基本均匀,没有明显的冷热区,不出现环性伪影。断层测试涉及采集、重建诸多因素,要使测试结果具有可比性,需采用相同的采集和重建处理条件。断层分辨力的测试结果应与在相同准直器和测试距离条件下的系统分辨力相近,不应超过 10%。

仪器的验收测试是对仪器性能的全面测试,应根据 NEMA 标准,对厂家给出的指标逐项进行测试。对于厂家没有给出的指标,也应按照标准进行测试和评价。由于验收测试是在医院进行,一些测试条件如测试环境等往往达不到 NEMA 标准的要求,因而在验收时可允许测试结果对于厂家给出的指标值有 10% 的偏差。

2. 日常质量控制　日常质量控制是 SPECT-CT 质量控制的主要内容,其测试项目依然包括平面固有性能、平面系统性能和断层性能 3 部分。对于用户来说,在仪器验收测试合格投入使用后,需要进行的就是日常测试。与验收测试不同,日常质量控制着重于仪器性能的纵向比较,即同一台仪器在不同时间的测试结果的比较。日常质量控制参照的仍是 NEMA 标准,但由于 NEMA 标准是工业标准,并不完全适用于用户的日常质控。许多机构和团体提出了面向 SPECT-CT 用户的质控测试方法,国内应用较广的是 IAEA 方法。为了适合广大用户,IAEA 对 NEMA 的若干测试方法做了改善,并提出一些容易实现的测试方法。IAEA 还为用户的日常质量控制测试列出了日程表。该表对不同的测试项目要求了每日、每周、每季和每半年进行测试。其中要求每日进行的测试多达 8 项,尽管这些测试都是重要的,但往往难以完成。根据国内的日常质量控制实践来看,用户的日常质控测试主要集中在固有均匀泛源性、最大计数率、固有能量分辨力和旋转中心漂移等项目上。导致这种结果的原因是多方面的,但一些项目测试复杂,费时费事是原因之一。所以,有必要探讨能够较全面反映仪器性能的相关指标,使用户能够在较短的时间内通过少量的测试获得较完整的仪器性能的测试结果。

在完成验收测试后,SPECT-CT 的部分性能指标是相对稳定的。例如,准直器的系统分辨力和均匀性,只要准直器不受到损坏,它们一般不会发生变化。此外,计数率特性、灵敏度等指标也具有相对的稳定性。比较灵敏的指标是固有泛源均匀性、旋转中心漂移。其中,固有泛源均匀性除了能够敏感地反映出探头的均匀性能外,还能够反映出固有线性和固有能量分辨力的性能。旋转中心漂移除了反映探头的机械和电子配准外,还反映了断层分辨的状况。所以固有泛源均匀性、固有空间分辨力和旋转中心漂移应有较高的测试率,以检验仪器是否处于良好的工作状态。一般来说,日常质量控制测试结果不应超出厂家指标的20%或两次相邻日常质量控制测试结果相差在10%范围内。

3. 性能检测　性能检测是指在 SPECT-CT 经过维修,调试或更换部件后,对仪器的质量控制指标进行的测试。其测试内容和强度往往介于验收测试和日常质控之间,可以参照验收测试和日常质量控制的方法进行。

第五节　放射性测量仪器与质量控制

核医学射线测量仪器主要由三部分组成:一是射线探测器,利用射线和物质相互作用产生的各种效应,如电离电荷、荧光现象等,将射线的辐射能转变为电子线路部分能处理的电信号。通常根据需要把探测器和最基本的电子线路,如前置放大器等封装在一起,形成一个独立的单元,这部分常称为探头。二是电子线路部分,即根据不同的测量要求和探测器的特点而设计的分析和记录电信号的电子测量仪器,如放大器、脉冲幅度分析器、计数率计、计数器等。三是各种附加部件,该部分在仪器中起辅助作用,如按不同的检测目的和需要而配备的电子计算机数据处理系统、自动控制系统、显示系统和储存系统等。

一、医用核素活度计

(一)原理

1. 探测原理　医用核素活度计的射线探测器是工作在饱和区的电流电离室。电离室通常为密封的圆柱形,内部充入惰性气体。在圆柱的中央有开口,以放置待测样品。

2. 电流-活度刻度　医用核素活度计可测量各种放射性核素产生的电离电流,由于其工作在饱和区,电子和离子在外加电场作用下的运动速度快,被全部收集。这时的电流大小与样品的放射性活度成正比。对常用放射性核素,工厂已利用一系列已知活度的放射性元素的标准源进行刻度,获得不同放射性元素活度的刻度系数或能量响应曲线。使用时只要选择了待测核素的按钮或菜单,就能利用相应的刻度系数将电离电流转换成活度的读数。

(二)质量控制

1. 强制检定　医用核素活度计属于强检的仪器,应两年一次送检。

2. 每日质量控制

(1)测量本底读数

① 目的:利用本底读数了解仪器的基本性能变化情况。

② 方法:将仪器设置为测量常用元素(如^{99m}Tc)状态,测量本底读数。

③ 本底扣除:应从样品读数中扣除本底读数,或通过相应设置使仪器自动扣除本底。

④ 结果判断:a.高活度样品,如样品活度远大于本底读数,可以忽略本底读数。b.低活度样品,如果本底读数与样品活度相比不能忽略,当本底读数增高20%以上,应暂停使用,查明原因予以排除。

⑤ 本底增高的可能原因及解决方法

a. 内部污染:如电离室隔套和样品托架受到放射性元素污染,应予以更换。可清洗被更换的隔套和样品托架,必要时应放置一段时间,使污染源衰变至可以接受的水平。

b. 外部污染:清除活度计附近的放射源;恢复电离室的屏蔽。

c. 其他原因：排除仪器故障、供电电源变化等因素。

（2）仪器稳定性测试

① 目的：利用长半衰期的监督源（如^{137}Cs）检查仪器在测量常用元素条件下的稳定性。

② 材料：仪器配备的监督源，如^{133}Ba、^{137}Cs、^{226}Ra等，活度约3.7 MBq（100 μCi）。

③ 方法：将仪器设置为测量常用元素（如^{99m}Tc）状态，测量监督源的活度读数，将其描记在质控图上。

④ 结果判断：如果在质量控制图上测量值落在±10％限值线范围之外，应暂停使用，查明原因。

⑤ 导致稳定性变化的因素

a. 污染：可通过更换电离室隔套和样品托架、清除外部放射源等方法减少或消除。

b. 随机误差和系统误差：可多次重复测量监督源的读数，通过精度分布和平均值的变化判断。

（三）注意事项

1. 医用核素活度计在原理上没有元素选择功能。使用时应选择正确的元素按键或菜单，使仪器能利用正确的刻度系数，保证活度读数的正确性。

2. 使用活度计时，要注意几何因素的影响，样品的测量井中的位置（高度）对测量结果有一定的影响，样品离井口越近，探测效率越低。体积大的样品探测效率低于体积小的样品。

3. 注意本底变化、污染、屏蔽等因素对测量结果的影响。

4. 样品测量和质量控制测试应在仪器预热后进行，预热时间应符合仪器说明书要求。

5. 样品放入测量井后，应等待足够时间使读数稳定。

二、脏器功能测量仪器

（一）原理

脏器功能测量仪器的探测器通常是配备NaI(Tl)晶体的闪烁探测器，与准直器一起装在固定的或可移动的支架上作为探头。探头的数目根据测定需要有1个（如甲状腺吸碘功能仪）或多个（如肾脏功能测定仪）。电子线路部分通常有放大器、单道或多道脉冲幅度分析器、定时计数器、记录装置等。很多仪器还配备计算机做数据采集和处理。准直器通常由铅构成，为来自感兴趣器官的射线提供到达探测器敏感区的通道，而吸收来自其他部位的射线。常用于器官功能测量的准直器有单孔圆柱形准直器和单孔张角型准直器。

（二）每日质量控制

1. 探头检查 检查准直器和探测器有无松动、变形等情况。发现异常后应暂停使用，采取措施恢复正常。

2. 能峰设定检查

（1）目的：检查脉冲幅度分析器的能量窗与待测元素是否匹配。

（2）材料：待测元素样品约400 kBq（10 μCi），放入试管或者注射器中。

（3）方法

① 将仪器工作条件调节到待测元素位置。仪器工作条件包括光电倍增管高压、放大器的放大倍数、脉冲幅度分析器阈值和道宽等参数，工作条件的调节可能涉及这些参数中的一个、多个或全部。

② 将样品置于探头前适当位置，测量至少10 000计数，计算计数率。

③ 将脉冲幅度分析器的阈值调高10％左右，测量至少10 000计数，计算计数率。

④ 将脉冲幅度分析器的阈值调低10％左右，测量至少10 000计数，计算计数率。

（4）结果判断：在仪器工作条件位置测得的计数率应高于调高和调低单道脉冲幅度分析器阈值后测得的计数率。否则表明仪器工作条件设置不适当，应重新设置。

（5）设置仪器工作条件的方法简要：调节光电倍增管高压、放大器的放大倍数、脉冲幅度分析器阈值和道宽,使待测核素的光电峰位于单道脉冲幅度分析器窗口的中心。

（6）多测量通道和多探头系统：对有多个独立测量通道或者多个探头的系统,应针对每一测量通道和探头作上述测试,必要时重新设置仪器工作条件。

3. 灵敏度对比

（1）目的：对比并调整仪器中同类型探头的灵敏度。

（2）材料：待测核素样品约 400 kBq(10 μCi),放入试管或者注射器中。

（3）方法

① 将仪器工作条件调节到待测元素位置。

② 对每一种同类型的探头,将样品置于探头前相同位置,测量至少 10 000 计数,计算计数率。

③ 适当调节工作条件,使各个同类型探头的计数率接近。

（4）结果判断：在调节工作条件后,各个同类型探头间的计数率差别应不大于 4%。

（5）调节仪器灵敏度方法简要：最简单的方法是增大或减小单道脉冲幅度分析器的道宽,也可降低初次测量时计数率高的探头的光电倍增管高压或放大器的放大倍数。

4. 本底计数率测试

（1）目的：通过本底计数率测试检查仪器的基本功能。

（2）方法：对每个独立测量通道或探头,将仪器工作条件调节到待测元素位置,测量本底计数率,测量时间通常为 1 min。

（3）结果判断：如果本底计数率比日常增高 20% 以上,应排除探头污染、仪器故障导致的噪声等因素。

5. 探测效率逐日比较

（1）目的：通过逐日比较探测效率检查仪器状况,替代"能峰设定检查"。

（2）应用范围

① 采用脉冲幅度鉴别器替代脉冲幅度分析器。

② 工作条件调节装置在仪器内部,或由仪器自动设置,日常使用情况下无法调节的仪器。

③ 能谱上不形成单一光电峰的元素(如 ^{125}I)。

（3）材料：待测元素样品(如 ^{133}I)约 400 kBq(10 μCi),放入试管或者注射器中,密封,作为参考源。

（4）方法

① 将仪器工作条件调节到待测元素位置。

② 在制作参考源当日测量其计数,计数应大于 10 000;计算计数率,作为参考源计数率的初始值。

③ 在工作日测量参考源的计数,计数应大于 10 000;计算计数率。

（5）结果判断：计算参考源计数率初始值衰变到本工作日应有的计数率,并与本日测量计数率比较。如果计数率相差大于 ±5%,说明仪器状态有较大变化,应暂停使用,采取措施恢复仪器正常状态。

（三）注意事项

1. 注意探头的方位和距离对测量结果的影响。

2. 测量前按仪器说明书要求预热仪器。

三、体外 γ 射线测量仪器

（一）原理

体外 γ 射线测量仪器用于测量样品中的 γ 射线,通常采用配备井型闪烁探测器的 γ 计数器。井型探测器的几何条件接近 4π 立体角,探测效率较高,还便于用铅等材料屏蔽探测器,降低本底计数。电子线路部分通常有放大器、单道或多道脉冲幅度分析器、定时计数器、打印机等。很多仪器还配备计算机作数据采集和处理,并有自动换样功能。

（二）每日质量控制

1. 能峰设定检查

（1）目的：检查脉冲幅度分析器的能量窗与待测元素是否匹配。

（2）材料：待测元素样品约 4 kBq(0.1 μCi)，放入试管或者其他适宜测量的容器中。

（3）方法

① 将仪器工作条件调节到待测元素位置。仪器工作条件包括光电倍增管高压、放大器的放大倍数、脉冲幅度分析器阈值和道宽等参数，工作条件的调节可能涉及这些参数中的 1 个、多个或者全部。

② 将样品置于探头前适当位置，测量至少 10 000 计数；计算计数率。

③ 将脉冲幅度分析器的阈值调高 10% 左右，测量至少 10 000 计数；计算计数率。

④ 将脉冲幅度分析器的阈值调低 10% 左右，测量至少 10 000 计数；计算计数率。

（4）结果判断：在仪器工作条件位置测得的计数率应高于调高和调低单道脉冲幅度分析器阈值后测得的计数率。否则表明仪器工作条件设置不适当，应重新设置。

（5）设置仪器工作条件的方法简要：调节光电倍增管高压、放大器的放大倍数、脉冲幅度分析器阈值和道宽，使待测元素的光电峰位于单道脉冲幅度分析器窗口的中心。

（6）多测量通道和多探头系统：对有多个独立测量通道或者多个探头的系统，应针对每一个测量通道和探头做上述的测试，必要时重新设置仪器工作条件。

2. 本底计数率测试

（1）目的：通过本底计数率测试检查仪器的基本功能。

（2）方法：对每个独立测量通道或探头，将仪器工作条件调节到待测核素位置，测量本底计数率，测量时间通常为 1 分钟。

（3）结果判断：如果本底计数率比日常增高 50% 以上，应排除探头污染、仪器故障导致的噪声等因素。

3. 探测效率逐日比较

（1）目的：通过逐日比较探测效率的变化检查仪器状况，替代"能峰设定检查"。

（2）应用范围

① 采用脉冲幅度鉴别器替代脉冲幅度分析器的仪器。

② 工作条件调节装置在仪器内部，或由仪器自动设置日常使用情况下无法调节的仪器。如能谱上不形成单一光电峰的元素（如 ^{125}I）。

（3）材料：待测元素样品（如 ^{125}I）约 4 kBq(0.1 μCi)，放入试管或者注射器中，密封，作为参考源。

（4）方法

① 将仪器工作条件调节到待测核素位置。

② 在制作参考源当日测量其计数，计数应大于 10 000；计算计数率，作为参考源计数率的初始值。

③ 在工作日测量参考源的计数，计数应大于 10 000；计算计数率。

（5）结果判断：计算参考源计数率初始值衰变到本工作日应有的计数率，并与本日测量计数率比较。如果计数率相差大于 ±5%，说明仪器状态有较大变化，应暂停使用，采取措施恢复仪器正常状态。

（三）注意事项

1. 样品体积过大会影响测量结果。当比较不同样品的活度或计数率时，样品的体积应尽量相同。

2. 井型 γ 计数器的探测效率高，如果放射性样品的活度过高，计数器的死时间（分辨时间）会影响测量结果。必要时应作死时间校正。

3. 测量前按仪器说明书要求预热仪器。

四、污染与个人剂量监测仪

（一）原理

核医学中常用个人剂量监测仪和表面污染及场所剂量监测仪。个人剂量监测仪是用来测量个人接受外照射剂量的仪器，如笔式剂量仪、胶片剂量仪、热释光剂量仪等，其射线探测器部分体积较小，可以佩戴在人体的适当部位。表面污染监测仪是用于对体表、工作服、工作面等受到的放射性污染进行监测的仪器。场所剂量监测仪是测量工作场所的射线照射量的仪器。按使用目的，仪器可配备不同的探测器，可完成对各种射线的计数（率）、照射量（率）、吸收剂量（率）的测量。有的仪器还配备各种可置换的探头，以适用于各种不同的射线条件。

（二）质量控制

1. 强制检定　这类仪器中很多属于强制检定的仪器，应按规定周期与要求送检。

2. 日常质控

（1）刻度和校准：非强制检定仪器应定期刻度和校准。一般情况下应将仪器交生产厂家完成，具备条件时可按照生产厂家提供的方法自行刻度和校准。

（2）使用前检查：检查仪器各部分是否完好；连接探测器的电缆有无破损，连接是否牢靠。开机后通过仪器自检功能检查基本功能是否正常，对便携式仪器应特别检查电池电量是否符合要求。在本底环境下检查仪器指针或读数是否有异常摆动或跳动。

（3）个人剂量监测质控：使用笔式剂量仪、剂量胶片、热释光剂量元件等个人剂量监测设备时，应配合监测机构做好发放和收集工作，避免丢失、损坏和混淆。使用时应佩戴在规定的部位。

（三）注意事项

1. 便携式仪器要及时更换电池或充电，使用完毕后要关闭电源。

2. 避免仪器的放射性污染。

3. 遵守仪器使用说明书的有关规定。

（郭晋纲、王骏、刘小艳、陈凝）

第十章　放射治疗质量控制

作为与手术、化疗并驾齐驱的肿瘤三大传统治疗手段之一，放射治疗是通过加速器以及放射源产生，如 X 射线、γ 射线、电子束或质子、重离子束等高能放射线（外照射），或者在肿瘤区置入放射性核素（内照射），在正常组织损伤尽可能小的情况下治疗恶性肿瘤，同时兼顾患者的生存率与生存质量。50%～70%以上的恶性肿瘤患者在治疗过程中需要放射治疗。放射治疗与手术配合，术前和术后的放射治疗还可分别起到提高手术切除率和降低术后复发率的作用。放射治疗亦可与化疗配合，如序贯放化疗及同步放化疗在提高肿瘤患者的局部控制率和生存率方面发挥重要作用。

放射治疗的根本目的是准确地给予肿瘤靶区足够的治疗剂量，又要最大限度地保护正常组织和重要器官，提高肿瘤控制率，减少正常组织的并发症概率。放射治疗过程复杂，要求精细，需要放射治疗医师、放射治疗物理师、放射治疗师和工程师等专业人员的密切合作才能完成，无论哪个环节存在缺陷，都会不同程度地降低整体的治疗水平，往往给患者造成无法挽回的损失。因此，放射治疗质量保证与质量控制是放射治疗中十分重要的环节，对肿瘤患者放射治疗效果具有至关重要的作用，因此必须对放射治疗过程进行全方位、规范化、标准化的质量管理，减少医疗差错甚至医疗事故的发生，切实给予患者高效、准确、安全的放射治疗。

第一节　放射治疗质量保证和质量控制的目的

一、质量保证目的

按照世界卫生组织（WHO）的定义，放射治疗的质量保证（QA）是指以肿瘤患者获得安全、有效治疗为目标，即患者的肿瘤靶区获得足够的照射剂量，同时正常组织/危及器官接受尽可能低剂量的照射，而正常人群受照剂量最小，为保证安全、高效地实现这一目的而制定和采取的一系列必要的制度、规范或措施。放射治疗单位必须按照国际、国内标准，制订出一套符合医院发展的 QA 标准，度量和评价整个治疗过程中的治疗质量和治疗效果。QA 的目的是以放射防护最优化为原则，减少放射治疗设备、治疗计划系统、患者治疗验证等放射治疗各环节中可能出现的不确定性与错误，确保肿瘤靶区（PTV）的照射足够的剂量，以免在照射时遗漏病灶，同时减少事故和错误发生的可能，避免一切不必要的照射，以期用最小的代价，获得最大的利益。

为使肿瘤患者在放射治疗这一复杂的医疗过程中获得安全、有效的治疗，各类放射治疗从业人员的素质，专业水平及相互之间的密切配合，放射治疗设备的合理配置及技术人员的正确、规范操作均发挥了无可替代的重要作用。

二、质量控制目的

放射治疗的质量控制（QC）（以下简称质控）是指为确保放射治疗的各个环节符合质量保证要求（QA 标准）而对实际工作质量进行规范化测量，将测量结果与标准进行比较，并对放疗过程进行修改等所采取的一系列措施。严格执行现有质控措施，并持续改进，即对放射治疗设备的稳定性、放射治疗计划设计的不确定度,放射治疗实施的重复性等进行测量、校准、修正,保证 QA 的执行,以期达到新的 QA 级水平,最终减少整个放射治疗流程中的不确定度,从而提高放射治疗疗效;同时及时发现治疗流程中的错误,避免放射治疗事故的发生;保证不同放射治疗中心标准统一,有利于放射治疗多中心临床循证研究和临床经验分享。

放射治疗的 QA、QC 贯穿于从患者就诊、治疗到治疗结束的全过程,具体分为两个阶段:

1. 放射治疗计划制定阶段 包括治疗方案的制定(根治性放射治疗、辅助放射治疗或者姑息性放射治疗,放射治疗靶区及剂量等);治疗体位的确定及体位固定器的制作;影像采集(身体外轮廓、肿瘤定位、靶区及重要器官勾画、不均匀密度设定等);计划设计(物理计算模型、射线种类和能量、射野设计、剂量配比、楔形板挡块、组织补偿等);计划确认(检查体位和射野设置、机器的几何参数、靶区及重要器官卷入射野程度等)。

2. 放射治疗计划执行阶段 包括治疗体位设计和体位固定、治疗参数设定(照射野、机器几何参数、处方剂量等)以及治疗过程中射野影像系统的实时监测。应确保放射治疗的实施过程中实际的剂量学误差与治疗计划设计之间的偏差≤5%,从而达到有效的肿瘤控制率。放射治疗设备的质量控制包括:治疗机和模拟机的机械参数、几何参数以及治疗机的剂量监测系统检测与校对,定期进行常规检查,并动态监测机器运行状态的变化情况,即时分析比较,以确保治疗设备达到初装验收时的性能特征。表 10-1 是放射治疗质量保证和质量控制内容。

表 10-1 放射治疗质量保证和质量控制内容

目的	内容	执行者
建立 QA 程序	整个治疗环节	QA 负责人(放射治疗科室主任)
治疗设备质量保证和质量控制	模拟定位设备、治疗设备、检测设备和治疗计划系统的质量控制	放疗物理师、工程师
患者剂量控制	患者位置重复性,照射剂量控制	放射治疗医师、放射治疗物理师、放射治疗师
患者安全保障	设备安全,治疗过程中安全,治疗靶区和射野外剂量控制,辐射剂量监督,设备安全控制	放射治疗物理师、放射治疗师、工程师
放射治疗工作人员安全	辐射防护	放射治疗物理师、工程师

第二节 放射治疗全流程质量管理

随着近年来适形调强放射治疗、图像引导放射治疗、立体定向放射治疗等放射治疗新技术的逐步应用,放射治疗界引入了"精准放射治疗"的理念,也使放射治疗界对放射治疗质量控制与安全保证等放射治疗质量管理方面的要求达到了空前的重视程度。放射治疗的根本目标就是要给肿瘤区域足够精准的治疗剂量,以提高肿瘤的局部控制率,同时使周围正常组织和器官受照射剂量尽可能低,从而减少正常组织的放射并发症。放射治疗的质量控制与安全保证正是确保放射治疗的安全和有效的关键措施。

一、放射治疗全流程质量管理

放射治疗全流程质量管理包含放射治疗质量保证与质量控制体系的建立、放射治疗设备及技术的合理运用、放射治疗流程的规范化以及放射治疗安全防护的强化等各个方面,通过质量规划、质量控制、质量保证、质量改进,持续提高放射治疗质量的全面质量管理活动。首先,要求在人员、设备、技术等方面予以足够的质量保证,这是质量控制和质量保证工作开展的前提。其次,在放射治疗实施的过程中,要对从放射治疗处方到实施照射的全流程实施质量管理,减少每个环节的误差,包括人为误差和有关设备误差。具体流程如下：

1. 从放射治疗定位、计划设计、验证到治疗等方面分析影响放射治疗质量的各个环节，明确各环节的质量职能，确立质量管理目标，实现放射治疗的全流程目标管理。

2. 研究具体组织结构，结合自身实际情况，进一步明确各环节的质量要求、采用的具体措施、设备的配备以及人员的管理。

3. 规划放射治疗内部工作流程，制定各种质量保证制度，制定和审核各放射治疗设备操作规范。

4. 全员参与培训教育，对员工进行质量教育，强调全员把关，组成质量管理小组。

5. 开展持续的质量改进，从计划阶段、执行阶段、检查阶段到处理阶段，采取相应的措施不断改进质量，第一循环结束后进入下一个更高级循环，循环往复永不停止。

二、放射治疗全流程质量管理的具体措施

（一）健全放射治疗质量管理组织体系，完善各项规章制度

由放射治疗科主任牵头，成立质量管理小组，放射治疗医师、物理师、技师和护士等各级组长为质量管理小组的成员，负责放射治疗质量管理策划、质量管理体系运行的协调、监督及考核等具体工作的管理和放射治疗服务质量文件和资料控制的管理，参与质量控制、质量保证活动，同时结合工作实际，制定一系列医疗规章制度，进一步健全各级人员岗位职责，建立系统化、规范化、程序化、制度化的放射治疗质量管理体系。质量管理小组定期举行质量例会，进行质量情况通报、典型案例讨论和质量评估，以优化每个治疗环节，包括临床计划、物理计划、纠正措施，达到向患者提供优质的放射治疗服务的最终目标。

（二）放射治疗流程的质量控制

加强放射治疗流程的质量控制是提高放射治疗质量的关键所在。为了提高放射治疗工作效率，保证放射治疗质量，放射治疗医师、物理师及技师分工协作、明确职责，不断改进和完善放射治疗的工作流程。由放射治疗医师明确患者的临床病理诊断与临床分期，与肿瘤内科医师、肿瘤外科医师，以及影像科医师、病理科医师等相关专业人员通过多学科诊疗讨论（MDT）确定总体治疗方案，由放射治疗医师确定放射治疗方式（根治性、姑息性或辅助放射治疗），由放射治疗医师、物理师和技师确定合适的放射治疗技术、体位及体位设计固定装置，协助模拟机放射治疗技师完成患者的体位固定、体表轮廓标记以及常规模拟机拍片或 CT 模拟机扫描，获得放射治疗计划设计所需的影像数据。在肿瘤放射治疗过程中定期监控、拍摄体位设计验证片，根据肿瘤的缩小情况与患者的胖瘦情况及时调整放射治疗方案，确保放射治疗方案安全、有效。

（三）放射治疗计划设计的质量控制

放射治疗计划系统已经从二维发展到三维，从正向发展到逆向，从三维适形放疗发展到逆向调强放疗，在为每一个患者实施调强放疗之前，均要求使用体模对治疗计划进行电离室或胶片剂量的物理验证，包括加速机机械精度检查、多叶准直器叶片运动位置验证、加速机 $1\sim10\ \text{MU}$ 线性检查、患者绝对剂量的测试和验证、患者相对剂量分布测试和验证等。验证剂量误差必须在临床允许范围内方可执行治疗，保证正确、有效地开展调强放射治疗，提高肿瘤放射治疗疗效。放射治疗计划设计质量的优劣直接影响患者放射治疗疗效以及并发症的严重程度，需要放射治疗医师与物理师密切配合。具体包括如下要求：

1. 由放射治疗医师确定临床肿瘤靶区的范围和危及器官勾画、处方剂量和正常组织限制剂量、剂量分割模式。

2. 物理师根据放射治疗医师的要求，设计照射野并制定最佳方案。

3. 放射治疗医师和物理师共同确定治疗计划、共同参与核查计划质量（如放射治疗靶区和剂量）。

4. 物理师对计划进行独立核对以及剂量验证，必要时由模室放射治疗技师制作铅挡块或特定组织

填充物。

（四）放射治疗设备的质量控制

放射治疗技术的实施与配备先进的放射治疗设备密不可分，放射治疗设备的质量控制是放射治疗全流程质量管理的重要组成部分。加强放射治疗设备机械和电气安全连锁电路的检查，加速机、模拟机机械和几何参数的定期检测。具体包括如下要求：

1. 每日治疗患者前必须检查所有连锁电路、机械运动、参数设置、水气系统以及真空系统等处于正常状态。

2. 每周定时检查治疗机的激光灯、标尺灯和灯光野的指示，检查射野挡块和补偿器的规格是否齐全，作相应配备。

3. 每月检查机器数字读数系统（如射野、机架角）、治疗体位设计验证系统、体位设计辅助装置及固定器、垂直标尺，以及束流中心轴。

4. 每年对机架等中心，准直器旋转，治疗床垂直、横向、纵向运动标尺，旋转中心等进行检查。

5. 定期对放射治疗设备进行维护保养，如设备表面清洁、设备内部吸尘、冷却散热配套设施的检查，保证放射治疗设备处于适宜的工作环境温度、湿度等。

（五）放射治疗物理技术的质量控制

放射治疗的迅猛发展大多以物理技术的改进和发展为先导。放射物理剂量的测量、计算和验证是保证放疗剂量准确的关键。放射物理技术的质量控制首先是制定相关质量保证措施，保证放射治疗照射范围和物理剂量的准确。具体包括如下要求：

1. 每周或维修后，由物理师严格按照国家计量检定规程校测外照射治疗辐射源。

2. 每月由物理师和工程师检查灯光野与照射野的一致性、加速器束流平坦度和对称性。

3. 每年用三维自动扫描水箱，检查加速器不同能量的变化，测量楔形因子、托架挡铅因子，以便直接或间接发现插接位置变化，或更换附件材质。

4. 定期接受上级计量监督部门对放射治疗设备的剂量检测，校正用电离室剂量仪及气压、温度计每年送到国家标准或次级标准实验室进行比对。

（六）放射治疗实施的质量控制

患者在放射治疗前首先进行体位固定，目的是要限制患者在治疗过程中的移动，减少体位设计误差，提高治疗精确度，此为肿瘤放射治疗过程中最重要的环节之一，直接关系到靶区是否能得到精确照射，危及器官是否能得到有效保护。

患者体位固定需要选择合适的体位，既要考虑到布野要求，又要考虑到患者的一般健康条件和每次体位设计时体位的可重复性，尽可能根据患者的实际状况选择个体化的体位。患者感到最舒适的体位往往是最易重复和体位设计的体位，而这种体位往往又不能满足最佳布野和计划设计的要求，因此在确定患者治疗体位时，要首先根据治疗技术的要求，借助治疗体位固定器让患者得到一个较舒适的、重复性好的体位。治疗体位一旦确定，要求放射治疗技师在治疗过程中严格遵守该体位的体位设计步骤，努力减少从定位到治疗的过程中因皮肤、脂肪、肌肉等因素对其位置的影响。

实施放射治疗前，放射治疗技师应仔细核对放射治疗单，查对治疗机号、治疗计划号、科室、床号、姓名、性别、年龄、肿瘤诊断、体位设计条件、体位固定方式。

放射治疗医师、物理师以及放射治疗技师需共同参与患者的首次治疗体位设计。应用特殊技术时，放射治疗医师、医学物理师以及放射治疗技师需共同参与患者的每次治疗体位设计。体位设计时，核对体膜上的科室、床号、姓名，查看患者体表标志线（或照射野）是否清楚，特殊患者请主管放射治疗医师共同进行体位设计。首次治疗必须进行位置验证，每周至少一次位置验证以确保治疗精确性，特殊放射治疗技术（如 SBRT）需要每次验证。

放射治疗时，放射治疗技师需再次核对放射治疗申请单，特别是照射中心、射野剂量、累积剂量、治疗部位、射线种类、射线能量、治疗角度、射野大小及附件情况。放射治疗医师也需要每周核对放射治疗申请单,并对患者进行临床查体以及相关检查,评估病情变化,记录治疗不良反应。记录的检查频度应该至少每周一次,在新疗程之前或在治疗每次修改之后要有记录。

放射治疗完成后,放射治疗医师需评判放射治疗疗效,并向患者及家属交代放射治疗后的注意事项及后续治疗、随访的时间安排。

（七）放射治疗相关文档的质量控制

放射治疗相关文档除了放射治疗病历外,还应包括放射治疗计划报告、放射治疗记录单、放射治疗疗程总结及放射治疗计划的质控记录(如计划独立核对记录单和调强计划剂量验证报告)、放射治疗临床电子数据等体现实施放射治疗的相关内容,如放射治疗靶区的勾画、定位、放射治疗剂量、治疗计划及其验证等。放射治疗相关文档的规范化管理也是放射治疗全流程管理中的关键环节。

1. 放射治疗病历　放射治疗病历分为门诊病历和住院病历,其中住院病历需完善病案首页、病程记录、三级查房记录、治疗方案记录以及"放射治疗知情同意书"的签署。

2. 放射治疗计划报告　放射治疗计划报告是指放射治疗医师给定治疗方案后,物理师通过计划设计将治疗方案转换为治疗设备可执行的治疗计划的描述,内容应包括患者姓名、病历号、计划名称、处方、治疗设备名称、照射野信息。三维计划设计还应包括剂量分布图和剂量体积直方图。对于近距离治疗、术中放射治疗及粒子放射治疗等,应记录相应的技术参数;放射治疗计划报告应有放射治疗医师和物理师双方确认并签字。实习物理师、进修物理师和试用期物理师设计的治疗计划,应当经过本从业机构具备大型医疗设备上岗资质的物理师审阅并签名。

3. 放射治疗记录单　放射治疗记录单是指在放射治疗过程中每次治疗的记录,内容包括放射治疗记录单首页、治疗计划概要、体位设计记录和每日治疗记录。放疗医师应定期检查患者的治疗记录。

（1）放射治疗记录单首页内容应当包括患者姓名、病历号、性别、年龄、治疗部位、诊断、主管医师、联系信息等项目。

（2）治疗计划概要内容包括采用的照射技术、计划名称、照射野数目、射野分布图等。

（3）体位设计记录内容包括患者治疗时需采用的体位、固定装置的型号、手臂摆放位置、位置验证方式及频率等,放射治疗医师签字并附上体位设计照片供治疗体位设计时参考。患者首次治疗时,放射治疗医师和物理师到场和放射治疗技师共同确认并签字。如体位设计时有特殊注意事项,由放射治疗技师进行填写。

（4）每日治疗记录是指执行治疗的放射治疗技师在患者每次放射治疗结束后即时完成的治疗记录,内容包括治疗分次编号、治疗日期、治疗情况、医嘱、治疗总结等,由至少两名放射治疗技师签字。放射治疗技师治疗记录填写错误时,不得涂改错误记录,不得采用刮、粘、涂等方法掩盖或去除原来的字迹,应当用双线划在错误记录上,保留原记录清楚、可辨,在下一格内记录正确内容,修改人需签名。配备记录验证系统的单位,应当核对放射治疗记录单和记录验证系统的治疗记录的一致性,以确保治疗计划正确执行。

4. 放射治疗临床电子数据　放射治疗临床电子数据主要包括定位和体位设计验证的影像数据、放射治疗计划数据以及记录验证系统的治疗记录数据。

（1）应当建立备份归档制度,保证数据的安全性。

（2）正在使用的临床电子数据,除主存储器中存储的数据外,应当采用其他独立的媒介定期备份,防止因硬件故障、意外断电、病毒等因素造成数据的丢失。

（3）暂时不使用的临床电子数据,应当及时归档,长期保存,保存期限不低于国家规定的病历的保存期限。

（4）归档的临床电子数据应建立灾备系统,以防数据丢失。

第三节　放射治疗科机房及设备要求

一、开展放射治疗科室的基本要求

1. 具有经当地政府卫生管理部门核准登记,并获批准开设放射治疗专业的证明文件。
2. 具有"辐射安全许可证"和"放射诊疗许可证"。
3. 具有符合国家相关标准和规定的放射治疗场所和配套设施。
4. 具有质量控制与安全防护专(兼)职管理人员和制度,并配备必要的防护用品和监测仪器。
5. 具有处理放射性废气、废液、固体废物的能力或可行的处理方案。
6. 具有放射事件的应急处理预案。

二、放射治疗相关建筑的基本要求

1. 具备独立的放射治疗医师、护士办公室、诊疗室、普通或特制防护的病房(有低剂量率近距离放射单位)。
2. 具备放射治疗相关机房(常规模拟机房、CT 模拟机房、直线加速器机房等)、模室、放射物理室,有条件的单位可配置放射生物室。

三、放射治疗机房建设的基本要求

各类放射治疗机房应合理设置急停开关、辐射状态指示灯、固定式剂量报警仪、便携式个人剂量报警仪等必要的辐射安全防护装置,并按照要求通过卫生行政管理部门的职业病危害评价以及环境保护部门环境影响评价。从业机构应在放射工作场所设置清晰醒目的辐射危害警示标志,特别提示辐射对孕妇及胎儿的危害。

1. 常规模拟机房　最小使用面积不得小于 20 m²,机房内最小单边长度不小于 3.5 m²,其屏蔽防护的设计和施工应遵从职业卫生标准 GBZ 130《医用 X 射线诊断放射防护要求》。
2. CT 模拟机房　最小使用面积不得小于 30 m²,机房内最小单边长度不小于 4.5 m。其屏蔽防护的设计和施工应遵从国家职业卫生标准 GBZ/T 165《X 射线计算机断层摄影放射防护要求》。
3. 直线加速器机房　治疗室面积不小于 45 m²,其屏蔽防护的设计和施工应遵从国家职业卫生标准 GBZ/T 201.1《放射治疗机房的辐射屏蔽规范—第 1 部分:一般原则》和 GBZ/T 201.2《放射治疗机房的辐射屏蔽规范——电子直线加速器放射治疗机房》的要求。
4. γ 射线后装治疗机房、γ 射线远距离治疗机房和体部 γ 射线立体定向放射治疗机房需设置迷路,头部 γ 射线立体定向放射治疗机房可不设迷路。屏蔽防护的设计和施工应遵从国家职业卫生标准 GBZ/T 201.1《放射治疗机房的辐射屏蔽规范—第 1 部分:一般原则》和 GBZ/T 201.3《放射治疗机房的辐射屏蔽规范——γ 射线源放射治疗机房》的要求。
5. 质子加速器机房　屏蔽防护设计和施工应遵从国家职业卫生标准 GBZ/T 201.1《放射治疗机房的辐射屏蔽规范—第 1 部分:一般原则》和 GBZ/T 201.5《放射治疗机房的辐射屏蔽规范——质子加速器放射治疗机房》的要求。
6. 磁共振加速器机房　还需注意磁体强磁场对环境的特殊要求,包括离磁体中心点一定距离内不得有大型移动的金属物体,磁体应尽量远离振动源,相邻直线加速器应控制在磁体的 1 T 外等;同时需对相关工作人员和受检患者进行额外的电磁辐射安全相关培训。

四、放射治疗设备配置的基本要求

1. 放射治疗机　医用直线加速器或^{60}Co治疗机。
2. 模拟定位设备(模拟定位机或CT模拟机)。
3. 治疗计划系统(TPS)。
4. 体模制作设备。
5. 头颈部、胸部、腹部、骨盆、四肢等部位固定装置。
6. 电离室型剂量监测仪、个人剂量监测仪。
7. 有条件的单位可增配三维适形及调强放射治疗计划系统(3DCRT/IMRT - TPS)、近距离后装治疗机。

第四节　CT模拟机的质量控制

CT模拟机具有与放射治疗设备一致的平床板及用于患者体外标记和定位用的激光系统,支持三维重建影像和放射治疗计划设计的专用工作站。CT模拟机与常规诊断CT机的工作原理和结构基本相同,CT模拟机的质量保证和质量控制标准兼顾诊断CT性能、X线模拟机、放射治疗计划系统及治疗设备的质控要求,其目的是保证模拟定位过程的安全,确定放射治疗靶区及周围重要器官,以及提供放射治疗计划剂量计算所需要的患者数据。

一、CT值的准确性

为放射治疗模拟定位进行的CT扫描所采集的影像资料将被用于放射治疗计划设计和基于组织密度修正的剂量分布计算,计算精度依赖于CT值到组织的相对物理密度或电子密度(单位体积的电子数目)的转换,每一帧CT影像由一个二维的CT值矩阵组成,而每一个像素单元的CT值对应了该像素单元的平均线性衰减系数,在一定能量下,对某一给定的已知物质,从CT图像测量其CT值应该与该物质的线性衰减系数计算得出的密度值与水的密度值的比值一致。图10-1为CT值的线性检测。

选取模体中CTP404模块图像,使用直方图测量工具,测量特定物质6 mm×6 mm范围内的CT值,模体内共有7种物质:空气(air)、多聚甲基戊烯(PMP)、低密度聚乙烯(low density polyethylene,LDPE)、聚苯乙烯(polystyrene)、丙烯酸树脂(acrylic resin)、聚甲醛树脂(delrin)、聚四氟乙烯树脂(teflon),测量值与标称值误差应≤±40HU。

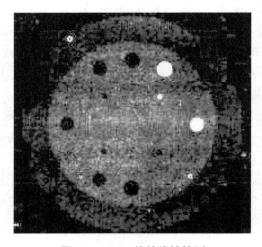

图10-1　CT值的线性检测

二、CT 图像的均匀性

CT 扫描设备的硬件设计和影像重建软件的算法等因素会带来系统的不确定性,导致对均匀模体扫描时,在不同位置或区域的 CT 值出现不均匀的变化,由此对计划系统的剂量计算带来误差,选取模体中 CTP486 模块图像,分别测量模块上左右和中央共 5 个区域的 CT 值,测量 2 cm 直径内的 CT 平均值,测得的 5 个区域 CT 值之间的最大差值应≤±5HU%。图 10 - 2 为 CT 图像的均匀性检测。

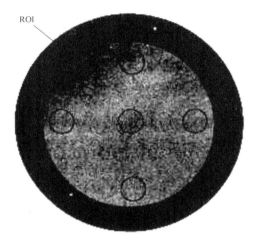

图 10 - 2　CT 图像的均匀性检测

三、CT 图像几何失真度

放射治疗计划设计的准确性依赖于 CT 图像提供的人体解剖结构的形状(位置和几何尺度,包括人体的外部轮廓和内部的器官结构及其相互的空间关系)的准确性,如果 CT 图像出现了几何失真,就会导致肿瘤靶区及重要器官的错误,从而造成辐射剂量投照到了错误的治疗区域,因此 CT 图像的几何失真度是 CT 模拟机检查的一项重要内容,要求在整个扫描区域,图像的几何失真度应当小于 1 mm。表 10 - 2 为 CT 模拟机影像质量检查标准,表 10 - 3 为 CT 模拟机机械性能检查标准,表 10 - 4 为 CT 模拟机辐射安全检查标准。

表 10 - 2　CT 模拟机影像质量检查标准

检查项目	质控频率	质控标准
CT 值准确性	每日水 CT 值	水 CT 值偏差<5 HU
	每月　至少 4 种物质 CT 值	
	每年　电子密度模体检测	
影像几何失真度	每天　x 轴或 y 轴	偏差<1 mm
	每月　x 轴和 y 轴	
图像噪声	每天　体模测试	
图像均一性	每月　常用电压	偏差<5 HU
	每年　其他电压设置	
CT 值—电子密度转换	每季度或每次 CT 机校准后	
对比分辨力(低对比度分辨力)	每季度	
空间分辨力(高对比度分辨力)	每季度	

表 10 - 3　CT模拟机机械性能检查标准

检查项目	质控频率	质控标准
定位激光		
CT机架激光与扫描层面一致性	每天	偏差＜2 mm
CT机臂架定位激光精度(两侧及天花板)		偏差＜2 mm
外部定位激光灯精度	每月或每次激光调整后	偏差＜2 mm
定位激光平面与机架定位激光	每月或每次激光调整后	偏差＜2 mm
治疗床		
床板是否水平	每月或治疗床有旋转时	偏差＜2 mm
治疗床垂直、水平运动	每月	偏差＜1 mm
进床精确度	每季度	偏差＜1 mm
CT机臂架		
CT机臂架倾角指示仪	每季度	偏差＜1 mm
CT机臂架倾角精度	每季度	偏差＜1 mm

表 10 - 4　CT模拟机辐射安全检查标准

检查项目	质控频率
千伏值精确性	每年
HVL	每年或更换球管后
患者剂量检测	每年
CT室辐射剂量的屏蔽检测	装机

第五节　放射治疗设备的质量控制

放射治疗设备质量控制的要求分为设备安装验收、临床测试和日常质控检测三部分。

(1)设备安装验收:治疗设备及治疗计划系统安装完毕后,在临床使用前必须进行安装验收检验,保证设备达到国家颁布的临床准入标准(GB标准)和国际公认的应用标准(LAEA、IEC标准)。设备正式投入临床使用之前,必须对各种临床应用指标进行检测并进行必要的校准,使误差均在国际标准范围内,评价所使用设备的不确定度和开展治疗的可能性及希望达到的治疗质量目标。

(2)临床测试:将准备投入临床使用的体位固定与摆位装置、X线或CT模拟定位机、治疗计划系统、加速器和多叶准直器等进行临床测试,为以后日常质控校准提供参考指标。例如,电子直线加速器机械运动与刻度的精度和重复性误差,输出剂量校准,射野中心深度剂量,离轴剂量特性、开野、楔形野剂量分布,以及 MLC 射野的剂量特性等。

(3)日常质控检测:应对模拟定位机、治疗设备及计划系统制订合理的日常质控检测,包括日检、周检、月检及年检项目、检测程序、允许误差、校准标准等。日常的 QC 检查目的是发现和纠正设备在使用过程中的老化、磨损、漂移等造成的误差。特别是加速器物理性能,如能量、绝对剂量、射野对称性和平坦度等的测量检测,并与临床验收时测试结果相比较和进行校准。对日常质控检验项目,可根据设备的检测结果和临床需要调整频度。辐射剂量仪器定期送国家级实验室校准。

（一）加速器安全性检查

1. 设备安全联锁、警告信号灯和视听显示器　检查所有安全联锁，包括门联锁、辐射开关联锁、运动中止联锁及紧急关闭联锁是否都有效；检查警告信号灯、闭路监视器及对讲装置等。

2. 加速器机头和准直器的漏射在最高能量　X线出束条件下，加速器准直器全部关闭时，机架等中心旋转平面和通过机架旋转轴与等中心旋转平面垂直的平面内距等中心1 m处诸点，以及沿平行加速管距机架旋转轴1 m处的诸点进行测量，可以使用指形电离室逐个点进行测量，也可以使用热释光进行多点同时测量。要求距放射源1 m处的漏射线不能超过有用线束剂量的0.1%。

（二）加速器性能要求及检查频数（表10-5）

1. 准直器中心轴、模拟光野中心轴及"十"字线的一致性检查　利用水平仪使机架精确处于零位，在床面上平放一张坐标纸，开一个矩形野，在射野边界、对角线交点处及"十"字线位置处做标记，将准直器旋转180°，检查射野边界、"十"字线位置的一致性。

2. 机械等中心　是医用直线加速器机架旋转中心轴、准直器旋转中心轴和治疗床旋转中心轴三者的交点。激光定位系统用来指示和确定等中心在患者体内的位置，应严格保证墙两侧的激光束水平重合，并与天花板上的垂直激光束严格相交，其交点必须与等中心严格重合。

（1）准直器旋转等中心：其精度指标为半径等于1 mm的圆。检测方法是利用水平仪使机架精确处于零位，在床面上平放一张坐标纸，升床面至SSD=100 cm高时，旋转准直器，利用光野中的"十"字线投影在坐标纸上画出的轨迹判断是否达标。该项检查亦可利用前指针进行，将前指针固定于准直器基座，在治疗床面上平放一坐标纸，将治疗床面升到刚好接触前指针的针尖，准直器在其运动范围内旋转，针尖随准直器的旋转画出的轨迹，须是半径小于1 mm的圆。

（2）机架旋转等中心：等中心旋转照射和等中心定角照射要求机架等中心偏差保持在半径为1 mm的球体内。检测可在准直器旋转中心稳定性测试后进行，将一个细长探针贴在治疗床面上，针尖伸出治疗床头距边缘5 cm左右，调整床的高矮和前后左右位置，使针头处在等中心位置，判断依据是让针尖投影与射野"十"字线交点重合，且当机架在0°～360°范围旋转时，针尖投影与"十"字线交点始终相互跟随。这时装上前指针，观察并记录不同机架角条件下前指针与探针位置的偏离应维持在半径为1 mm的球面内。

（3）治疗床旋转中心：利用水平仪使机架精确处于零位，在床面上平放一坐标纸，将"十"字线投影标记在坐标纸上，旋转治疗床，在坐标纸上标记"十"字线移动的轨迹，该轨迹应在半径小于1 mm的圆弧内。

3. 光距尺指示准确性　将前指针固定于准直器基座，与前指针比对，检查SSD为110 cm、100 cm、90 cm处光距尺的读数，允许偏差为2 mm。

4. 准直器角度指示准确性　利用水平仪使机架调至水平，准直器调整在0°左右，再将床面升至等中心高度，充分打开准直器铅门。沿床纵轴放一长水平尺并调整在水平状态，打开射野灯，这时水平尺的影线为水平线，细调准直器角度使铅门与水平尺影线平行，这时的准直器的角度为参考0°。将机架转回0°，在治疗床上平放一张坐标纸，光野"十"字线对准坐标纸，旋转准直器角度，在0°、90°、270°时记录实际角度与指示的偏差。

5. 机架角度指示准确性　将水平仪靠在机头固定挡板的钢轨上，在0°、90°、180°、270°时记录实际角度与指示的偏差。

6. 治疗床角度指示准确性　利用水平仪使机架调至水平，在床面上平放一张坐标纸，进退治疗床，调整治疗床角度，使"十"字线的交叉点在坐标纸的投影始终在一条直线上，这时治疗床的角度为参考0°，旋转治疗床角度，在0°、90°、270°时记录实际角度与指示的偏差。

7. 治疗床的运动　垂直运动的验证方法，在治疗床面上贴一张坐标纸，旋转机架使准直器旋转轴垂直向下，在坐标纸上标记"十"字线图像位置。当治疗床在它的垂直范围内运动时，"十"字线图像不应偏离标记位置。水平运动可用类似的方法验证,旋转机架使其与准直器旋转轴同处于水平位置,将一张坐标纸贴在治疗床上,标出"十"字线的位置,治疗床在水平运动范围内运动,"十"字线图像不应偏离标记位置。

8. 灯光野大小指示准确性　利用水平仪使机架精确处于零位,在床面上平放一坐标纸,升床面至 SSD＝100 cm 高时,检查 5 cm×5 cm、10 cm×10 cm、15 cm×15 cm、20 cm×20 cm 灯光野大小的偏差。

9. 辐射等中心验证

（1）利用水平仪使机架精确处于零位,治疗床面位于标称源皮距 SSD 为 100 cm 处。在治疗床面上平放一慢性感光胶片,打开射野灯。胶片的中心对准灯光野"十"字中心。将准直器开至 0.1 cm×40 cm,旋转机头角分别为 0°、90°、175°、275°时,对胶片进行照射,100 MU/次。冲洗后的胶片上会出现交叉曝光线,测量 0°与 90°、0°与 175°的交叉点之间的距离;90°与 0°、0°与 275°的交叉点之间的距离,就可检测出机头的旋转精度,它的偏差应≤±1 mm。如果超标应对机头进行调整,然后再测,直至符合要求。

（2）机头角定于 0°,机架精确处于零位,治疗床面位于标称源皮距 SSD＝100 cm 处,在治疗床面上平放一慢性感光胶片,打开射野灯光,胶片的中心对准灯光野"十"字中心,将准直器开至 0.1 cm×40 cm,旋转治疗床角分别为 0°、30°、90°、315°时,对胶片进行 100 MU 照射。冲洗后的胶片上会出现交叉曝光线,偏差应≤±1 mm。

（3）固定机头、治疗床转角于 0°,将慢性感光胶片垂直置于床面,把胶片的中心调到机架旋转轴上,并使机架旋转轴垂直于胶片,打开射野灯光,胶片的中心对准灯光野"十"字中心,将准直器开至 0.1 cm×40 cm 旋转机架角分别为 0°、45°、90°、120°时,对胶片进行 100 MU 照射。冲洗后的胶片上会出现交叉曝光线,测量交叉点之间的距离,机架旋转中心偏差应≤±1 mm。

10. 照射野特性的检查

（1）射线能量:通过对射野中心轴上两个不同深度处剂量比值的测量,以确定射线能量。可以用水模体内 10 cm×10 cm 射野在标称源皮距下两个不同深度处（如 $d＝10$ cm 及 $d＝20$ cm）的百分深度剂量比值表示。

（2）灯光野与射野一致性:灯光野的大小对应于实际射野的 50% 等剂量线的范围,两者的符合度应小于±2 mm。灯光野应至少每周检测一次,通常用胶片法检查两者的符合度。射野大小的数字指示与实际射野误差不应超过±1 mm。

（3）射野的平坦度和对称性:平坦度和对称性是射野剂量分布特性的重要指标,也是衡量和检验医用直线加速器工作性能的标准。准直器的对称性、靶的位置、均整器的位置和完整性及束流偏转等多种因素都会直接影响射野的均匀性、对称性和平坦度。

① 射野平坦度:通常定义为在等中心处位于 10 cm 模体深度下或标称源皮距下 10 cm 模体深度处,电子线在最大剂量深度处,最大射野的 80% 宽度内最大、最小剂量偏离中心轴剂量的相对百分数。

② 射野的对称性:定义为在 80% 射野宽度范围内,取偏离中心轴对称的两点的剂量率的差值与中心轴上剂量率的比值的百分数。平坦度和对称性的变化范围不应超过±3%。

（4）输出剂量:常用检测设备包括剂量仪、指形电离室和 30 cm×30 cm×30 cm 小水箱。剂量仪的稳定性受多种条件影响,应当经常进行检测。医用直线加速器要求每天对参考射野（一般规定 10 cm×10 cm）进行测量,并校对医用直线加速器的剂量,使各个能量在最大剂量深度处 1 MU＝1 cGy,输出剂量的符合性应在±2%之内。

表 10-5　直线加速器检查标准

质控频率	质控内容	质控标准
日检	X线/电子线剂量输出稳定性	3%
	距离指示器（不同源皮距）	2 mm
	定位激光灯（两侧及天花板）	1 mm
	准直器到位显示	2 mm
	门联锁	功能正常
	防碰撞联锁	功能正常
	治疗室手控盒联锁	功能正常
	控制台治疗钥匙联锁	功能正常
	视听显示器	功能正常
	辐射报警	功能正常
	加速器水冷系统	功能正常
月检	X线/电子线剂量输出稳定性	2%
	剂量输出稳定性	2%
	后备剂量通道稳定性	2%
	剂量率稳定性	2%
	X线/电子线深度剂量稳定性	2%
	射野大小指示	2 mm
	光野与照射野一致性	2%
	"十"字线中心精度	2 mm（直径）
	距离指示器（不同源皮距）	2 mm
	定位激光灯	2 mm
	X线/电子线平坦度稳定性	3%
	X线/电子线射野对称性	3%
	机架/机头旋转角度指示	1%
	机架等中心旋转	2 mm（直径）
	机头等中心旋转	2 mm（直径）
	治疗床等中心旋转	2 mm（直径）
	治疗床位置指示	2 mm/1°
	光阑对称性	2 mm
	楔形板楔形因子变化	2%
	楔形板及托架锁紧装置	功能正常
	楔形板及电子限光筒锁紧装置	功能正常
	托盘与限光筒位置	2 m(2%)
	紧急开关	功能正常
	射野灯亮度	功能正常

质控频率	质控内容	质控标准
年检	X 线/电子线剂量输出稳定性	2%
	X 线射野/电子线限光筒输出因子稳定性	2%
	X 线/电子线平坦度稳定性	3%
	X 线输出剂量率	2%
	楔形因子稳定性	2%
	所有治疗附件的穿射因子稳定性	2%
	剂量监测电离室线性	1%
	X 线/电子线/离轴比随机架角度变化的稳定性	2%
	机架、机头、治疗床旋转等中心精度	2 mm(直径)
	射野等中心与机械等中心的一致性	2 mm(直径)
	治疗床顶端下垂幅度	2 mm
	治疗床垂直运动幅度	2 mm

（姚志峰、周益莹、周钢、董慧贞、王骏、陈凝、张译文、吴虹桥）

第十一章　对比剂安全保证

第一节　概　　述

一、对比剂的概念

以医学成像为目的将某种特定物质引入人体内,以改变机体局部组织的影像对比度,这种被引入的物质称为"对比剂",原称为"造影剂"。

二、对比剂分类

1. X 线对比剂

(1) 钡类对比剂:硫酸钡干粉、硫酸钡混悬剂。

(2) 碘类对比剂:按在溶液中是否分解为离子,分为离子型对比剂和非离子型对比剂;按分子结构分为单体型对比剂和二聚体型对比剂;按渗透压分为高渗对比剂、低渗对比剂和等渗对比剂。

(3) CO_2 对比剂。

2. MRI 对比剂

(1) 静脉内使用:钆类对比剂、锰类对比剂、铁类对比剂。

(2) 胃肠道内使用:铁类对比剂。

3. 超声对比剂　用于超声检查。

第二节　碘对比剂安全保证

一、使用碘对比剂前的准备工作

1. 碘过敏试验　一般无需碘过敏试验(多中心研究结果显示,小剂量碘过敏试验无助于预测离子型和非离子型碘对比剂是否发生不良反应),除非产品说明书注明特别要求。

2. 签署知情同意书　使用碘对比剂前,建议与患者或其监护人签署"碘对比剂使用患者知情同意书"。签署知情同意书前,医师或护士需要:

(1) 告知患者或其监护人关于对比剂使用的适应证、禁忌证、可能发生的不良反应和注意事项。

(2) 询问患者是否有使用碘剂出现重度不良反应的历史和哮喘、糖尿病、肾脏疾病、蛋白尿、肾脏手术、使用肾毒性药物、高血压、痛风病史及其他与现疾病治疗有关的药物不良反应或过敏史。

(3) 需要高度关注的相关疾病　① 甲状腺功能亢进,此类患者是否可以注射碘对比剂需要咨询内分泌专科医师;② 糖尿病肾病,此类患者是否可以注射碘对比剂需要咨询内分泌专科医师和肾脏病专科医师;③ 肾功能不全,此类患者使用对比剂需要谨慎和采取必要措施。

二、推荐"碘对比剂使用患者知情同意书"内容

具体内容见图 11-1。

××市中医院
碘对比剂使用患者知情同意书

患者姓名：_____　　　　性别：_____　　　　年龄：_____

身高 _____ cm　　　　体重 _____ kg　　　　心率：_____次/分

注意事项

1. 有无放化疗病史　　　　　　　　　　　　　　　　是 □　　　　否 □
2. 既往有无使用药物发生不良反应史　　　　　　　　是 □　　　　否 □
3. 有无甲亢,严重肝肾功能不全,高血压,心功能不全,哮喘、糖尿病病史

　　　　　　　　　　　　　　　　　　　　　　　　是 □　　　　否 □

4. 使用碘造影剂可能出现不同程度的不良反应:轻度:咳嗽,喷嚏,一过性胸闷,结膜炎,鼻炎,恶心,全身发热,荨麻疹,血管神经性水肿等。重度:喉头水肿,反射性心动过速,惊厥,震颤,抽搐,意识丧失,休克,死亡等其他不可预测的不良反应。迟发性不良反应:注射对比剂一小时至一周内也可能出现各种迟发性不良反应,如恶心,呕吐,骨骼肌肉疼痛等。如有发生请及时就诊,并告知医生使用过碘造影剂。
5. 注射部位可能出现碘造影剂漏出,造成皮下组织肿胀,疼痛,甚至溃烂,坏死等。
6. 使用高压注射器时存在注射针头脱落,局部血管破裂的潜在危险。
7. 其他无法提前预知的后果。

我已详细阅读以上内容,清楚并理解医护人员的解释。经慎重考虑,同意此项检查,并承担相应风险,签字为证。

患者/法定代理人:_____　　与患者关系:_____

联系电话:._____　　　　护士签名:_____

　　　　　　　　　　　　　　　　　　　　　年　　　月　　　日

图 11-1　碘对比剂使用患者知情同意书

三、对比剂使用原则

（一）两次注射碘对比剂进行常规检查的时间间隔

1. 肾功能正常或中度降低的患者[GFR>30 ml/(min·1.73 m²)]给药后 4 小时,碘对比剂的排泄率达到 75%。两次碘对比剂注射的间隔应达到 4 小时。

2. 肾功能重度降低的患者[GFR<30 ml/(min·1.73 m²)]两次碘对比剂注射的间隔应达到 48 小时。

3. 接受透析的患者如果有残余肾功能,两次碘对比剂注射的间隔至少应达到 48 小时。

（二）两次注射钆对比剂进行常规检查的时间间隔

1. 肾功能正常或中度降低的患者[GFR>30 ml/(min·1.73 m²)]给药 4 小时后,细胞外钆对比剂的排泄率达到 75%。两次钆对比剂注射的间隔应达到 4 小时。

2. 肾功能重度降低[GFR<30 ml/(min·1.73 m²)]或接受透析的患者两次钆对比剂注射的间隔应达到 7 天。

（三）同日安全使用碘对比剂和钆对比剂进行常规检查原则

为提高诊断效率,可能会在同日注射碘对比剂和钆对比剂进行增强 CT 和 MR。为降低潜在肾毒

性,推荐遵循以下原则：

1. 肾功能正常或中度降低的患者[GFR>30 ml/(min·1.73 m²)]给药后 4 小时,钆对比剂和碘对比剂的排泄率均达到 75%。碘对比剂和钆对比剂注射的间隔应达到 4 小时。

2. 肾功能重度降低的患者[GFR<30 ml/(min·1.73 m²)或接受透析]碘对比剂和钆对比剂注射的间隔应达到 7 天。

(注:钆对比剂的 X 线衰减效果明显,排泄至泌尿道时可能会导致 CT 结果被错误解读。进行腹部检查时,应在增强 MR 检查前进行增强 CT 检查。进行胸部和脑部检查时,进行增强 CT 或增强 MR 的顺序可以不分先后。)

(四)对比剂使用方法

1. 使用方式　给药途径包括静脉和动脉内推注、口服、经自然或人工及病理通道输入。对比剂经血管外各种通道输入,有可能被吸收进入血液循环,产生与血管内用药相同的不良反应或过敏反应。

2. 对比剂处理　碘对比剂存放条件必须符合产品说明书要求,建议使用前加温至 37 ℃。

3. 患者水化　建议患者在使用碘对比剂前 4 小时至使用后 24 小时内给予水化,补液量最大 100 ml/h。补液方式可以采用口服,也可以通过静脉途径。在特殊情况下,如心力衰竭等,建议咨询相关科室临床医师。

四、具有对比剂肾病高危因素患者血管内使用碘对比剂注意事项

1. 对比剂肾病的概念　对比剂肾病是指排除其他原因的情况下,血管内途径应用对比剂后 3 天内肾功能与应用对比剂前相比明显降低。判断标准为血清肌酐至少升高 44 μmoL/L(5 g/L)或超过基础值 25%。

2. 对比剂肾病高危因素

(1)肾功能不全[血清肌酐水平升高,有慢性肾脏病史或肾小球滤过率(GFR)估算值<60 ml/(min·1.73 m²),建议按照 C—G 公式或 MDRD 公式估算肾功能]。

(2)糖尿病肾病。

(3)血容量不足。

(4)心力衰竭。

(5)使用肾毒性药物、非甾体类药物和血管紧张素转换酶抑制剂类药物。

(6)低蛋白血症、低血红蛋白血症。

(7)高龄(年龄>70 岁)。

(8)低钾血症。

(9)副蛋白血症。

3. 针对具有高危因素患者碘对比剂肾病的预防

(1)给患者补充足够的液体,按前述方法给患者水化。天气炎热或气温较高的环境,根据患者液体额外丢失量的多少,适当增加液体摄入量。关于补液量,在特殊情况下(如心力衰竭等),建议咨询相关临床医师。

(2)停用肾毒性药物至少 24 小时再使用对比剂。

(3)尽量选用不需要含碘对比剂的影像检查方法或可以提供足够诊断信息的非影像检查方法。

(4)避免使用高渗对比剂及离子型对比剂。

(5)如果确实需要使用碘对比剂,建议使用能达到诊断目的最小剂量。

(6)避免短时间内重复使用诊断剂量碘对比剂。如果确有必要重复使用,建议 2 次使用碘对比剂的间隔时间≥7 天。

(7)避免使用甘露醇和利尿剂,尤其是髓袢利尿剂。

4. 应择期检查的情况

(1) 具有上述任何 1 种或多种高危因素的患者。

(2) 已知血清肌酐水平异常者。

(3) 需要经动脉注射碘对比剂者。

对于择期检查的患者,应当在检查前 7 天内检查血清肌酐。如果血清肌酐升高,必须在检查前 24 小时内采取以上预防肾脏损害的措施。如有可能,考虑其他不需要使用含碘对比剂的影像检查方法。如果必须使用碘对比剂,应该停用肾毒性药物至少 24 小时,并且必须给患者补充足够的液体。

5. 急诊检查　在不立刻进行检查就会对患者造成危害的紧急情况下,可不进行血清肌酐检查,除此都应当先检查血清肌酐水平。

6. 诊断使用碘对比剂建议

(1) 应用非离子型对比剂。

(2) 使用等渗或低渗对比剂。

7. 使用碘对比剂与透析的关系　不推荐和不建议将使用碘对比剂与血液透析和(或)腹膜透析的时间关联。使用碘对比剂后,无需针对碘对比剂进行透析。

8. 糖尿病肾病患者使用碘对比剂注意事项　在碘对比剂使用前 48 小时必须停用双胍类药物;碘对比剂使用后至少 48 小时且肾功能恢复正常或恢复到基线水平后才能再次使用。

五、碘对比剂非肾毒性反应

(一) 碘对比剂血管外渗

1. 碘对比剂血管外渗的原因

(1) 与技术相关的原因:① 使用高压注射器;② 注射流率过高。

(2) 与患者有关的原因:① 不能进行有效沟通配合;② 被穿刺血管情况不佳,如下肢和远端小静脉,或化疗、老年、糖尿病患者血管硬化等;③ 淋巴和(或)静脉引流受损。

2. 预防对比剂血管外渗的措施　静脉穿刺选择合适的血管,细致操作;使用高压注射器时,选用与注射流率匹配的穿刺针头和导管;对穿刺针头进行恰当固定;与患者沟通,取得配合。

3. 碘对比剂血管外渗的处理

(1) 轻度外渗:多数损伤轻微,无需处理,但要嘱咐患者注意观察,如外渗加重,应及时就诊。对个别疼痛明显者,局部给予普通冷湿敷。

(2) 中、重度外渗:可能造成外渗局部组织肿胀、皮肤溃疡、软组织坏死和筋膜间隔区综合征。处理方法如下:① 抬高患肢,促进血液回流。② 早期使用 50% 硫酸镁保湿冷敷,24 小时后改硫酸镁保湿热敷,或者用黏多糖软膏等外敷;也可用 0.05% 的地塞米松局部湿敷。③ 对比剂外渗严重者,在外用药物基础上口服地塞米松 5 mg/次,3 次/天,连用 3 天。④ 必要时,咨询临床医师用药。

(二) 碘对比剂全身不良反应

有资料显示,动脉内使用碘对比剂发生不良反应的概率比静脉内使用的高,应予注意。

1. 引起全身不良反应的危险因素

(1) 有使用碘对比剂全身不良反应的既往史,症状包括荨麻疹、支气管痉挛、明显的血压降低、抽搐、肺水肿等。

(2) 哮喘病史。

(3) 与治疗现疾病有关的药物引起的过敏反应。

2. 使用对比剂检查室必须常备的抢救用品

(1) 器械:① 装有复苏药物(必须定期更换)和器械的抢救车。② 血压计、吸痰设备、简易呼吸器等。

(2) 紧急用药:医用氧气管道或氧气瓶、1:1 000 的肾上腺素、组胺 H_1 受体阻滞剂(抗组胺药,如异丙嗪、苯海拉明)、地塞米松、阿托品、生理盐水或林格液、抗惊厥药(如地西泮等)。

3. 针对碘对比剂不良反应的处理措施

（1）预防：① 建议使用非离子型碘对比剂，不推荐预防性用药（目前尚无确切的证据表明预防性用药可以降低过敏反应或不良反应的发生概率，故不推荐预防性用药）。② 患者注射对比剂后需留观30 分钟才能离开检查室。

（2）应急通道：建立与急诊室或其他临床相关科室针对碘对比剂不良反应抢救的应急快速增援机制，确保不良反应发生后，在需要的情况下，临床医师能够及时赶到抢救现场进行抢救。

（3）处理措施：① 对于轻微的不良反应，根据情况给予对症治疗。② 对于需要使用药物治疗的不良反应，及时呼救临床医师参与处理。③ 对于出现气管、支气管痉挛、喉头水肿或休克等症状者应立刻通知临床医师参与抢救。临床医师到现场前，影像检查室的医护人员应判断患者的意识和呼吸情况；保证患者呼吸道通畅，必要时，使用球囊通气；如果患者心跳停止，应迅速进行体外人工心脏按压，并根据具体情况，适当给予急救药品。

六、碘对比剂使用禁忌证

（一）绝对禁忌证

有明确严重甲状腺功能亢进表现的患者不能使用含碘对比剂。建议：

（1）使用碘对比剂前，一定要明确患者是否有甲状腺功能亢进。

（2）甲状腺功能亢进正在治疗康复的患者，应咨询内分泌科医师是否可以使用含碘对比剂。如果内分泌科医师确认可以使用碘对比剂，建议使用能满足诊断需要的最小剂量，并且在使用碘对比剂后仍然需要密切观察患者的情况。

（3）注射含碘对比剂后 2 个月内应当避免甲状腺核素碘成像检查。

（二）慎用碘对比剂的情况

1. 肺及心脏疾病　肺动脉高压、支气管哮喘、心力衰竭。对这些患者，建议使用低渗对比剂或等渗碘对比剂，避免大剂量或短期内重复使用碘对比剂。

2. 分泌儿茶酚胺的肿瘤　对分泌儿茶酚胺的肿瘤或怀疑嗜铬细胞瘤的患者，建议在静脉注射含碘对比剂前，在临床医师指导下口服 α 及 β-肾上腺受体阻滞剂；在动脉注射含碘对比剂前，在临床医师指导下口服 α 及 β-肾上腺受体阻滞剂及静脉注射盐酸酚苄明注射液，阻滞 α-受体功能。

3. 妊娠和哺乳期妇女　孕妇可以使用含碘对比剂，但妊娠期间母亲使用对比剂，胎儿出生后应注意其甲状腺功能。目前资料显示，碘对比剂极少分泌到乳汁中，因此使用对比剂不影响哺乳。

4. 骨髓瘤和副蛋白血症　此类患者使用碘对比剂后容易发生肾功能不全。如果必须使用碘对比剂，在使用碘对比剂前后必须充分补液，对患者水化。

5. 重症肌无力　碘对比剂可能使重症肌无力患者症状加重。

6. 高胱氨酸尿　碘对比剂可引发高胱氨酸尿患者血栓形成和栓塞。

七、碘对比剂血管外的使用

1. 用途　窦道或瘘管造影；其他体腔造影，如关节腔造影、子宫输卵管造影、间接淋巴管造影、胆道"T"管造影、逆行胰胆管造影、消化道口服造影等。

2. 禁忌证　既往对碘对比剂有严重过敏反应者、明显的甲状腺功能亢进、严重的局部感染或全身感染而可能形成菌血症的患者、急性胰腺炎患者禁止使用碘对比剂。

3. 不良反应及处理措施

（1）不良反应：碘对比剂血管外应用可能被吸收，产生与血管内给药相同的不良反应或过敏反应。

（2）处理措施：轻微症状可以在数天内自动消失，可不予以处理。反应严重者，处理措施同血管内用药。

第三节　钡类对比剂安全保证

一、适应证

1. X 线检查　食管、胃、十二指肠、小肠及结肠的单对比和气钡双对比造影检查。
2. CT 检查　胃肠道 CT 检查(需要产品说明书标注本适应证)。

二、禁忌证

1. 禁用口服钡剂胃肠道检查的情况
(1) 有使用钡剂不良反应的既往史。
(2) 急性胃肠道穿孔。
(3) 食管气管瘘。
(4) 疑有先天性食管闭锁。
(5) 近期内有食管静脉破裂大出血。
(6) 咽麻痹。
(7) 有明确肠道梗阻。
有以上禁忌证的患者,可以考虑使用水溶性碘对比剂。
2. 慎用口服钡剂胃肠道检查的情况
(1) 急性胃、十二指肠出血。
(2) 习惯性便秘。
3. 慎用钡剂灌肠检查的情况
(1) 结肠梗阻。
(2) 习惯性便秘。
(3) 巨结肠。
(4) 重症溃疡性结肠炎。
(5) 老年患者(如必须检查,建议检查后将肠道钡剂灌洗清除)。
4. 慎用钡剂的情况
(1) 孕妇及哺乳期妇女(用药安全性尚缺乏资料)。
(2) 新生儿及儿童应减少用量(根据产品说明书标出的安全剂量)。

三、使用钡剂的注意事项

钡剂检查前 3 天禁用铋剂及钙剂。

四、并发症及处理措施

1. 禁忌证患者　建议用水溶性碘对比剂。
2. 不良反应及处理
(1) 胃肠道活动能力下降:鼓励患者口服补液。
(2) 误吸:大量误吸需要立即经支气管镜清洗,同时胸部理疗并预防性应用抗生素。
(3) 静脉内渗:注射对比剂时应密切观察注射部位,实现早期识别。如出现此种情况,应用抗生素及静脉补液,同时紧急对症处理。

第四节　钆对比剂安全保证

一、使用钆对比剂前的准备

1. 钆对比剂过敏试验　如产品说明书无特别要求,无需过敏试验。

2. 建议签署知情同意书　签署知情同意书之前,医师和护士应当做到:

(1)向患者或其监护人详细告知对比剂使用的适应证、禁忌证、可能发生的不良反应和注意事项。

(2)询问患者是否有使用钆剂出现重度不良反应及与现疾病治疗有关的用药过敏病史。

(3)需要高度关注的相关疾病:① 肾功能不全患者使用钆对比剂需要谨慎和采取必要措施;② 糖尿病肾病患者是否可以注射钆对比剂需要咨询内分泌专科医师。

二、推荐"钆对比剂使用患者知情同意书"内容

××医院
含钆造影剂注射知情同意书

患者姓名:　　　性别:　　　年龄:　　　岁　　　检查号:

　　由于磁共振检查的需要,常需通过静脉注射含钆影剂(如钆喷酸葡胺)进行增强扫描或血管成像检查。目前的研究表明,我们所用的含钆造影剂具有良好的耐受性,全身毒副反应及局部不良反应较少发生,但极少患者由于特异体质或各种事先不能预知的原因,也有发生过敏或对原有肾功能不全患者加重肾脏损害等副反应的可能性,现代医学手段尚难预知,故在检查前,需要办理"同意给药"的签字手续,请患者及亲属予以协助和理解。

含钆造影剂可能出现的不良反应:
1. 轻度反应　　　　冷或热感,恶心、呕吐、头晕、头痛;荨麻疹、瘙痒症;
2. 中度反应　　　　支气管痉挛,喉头水肿,呼吸困难,心悸,寒战,惊厥;
3. 重度反应　　　　昏迷,意识缺乏,急性肾功能衰竭,心跳骤停,休克等。

禁忌症及高危因素:是否有钆喷酸葡胺或其它药物过敏史　　　　是 □　　　　否 □
是否有肾功能或心功能不全　　　　　　　　　　　　　　　　是 □　　　　否 □
是否有支气管哮喘史　　　　　　　　　　　　　　　　　　　是 □　　　　否 □

　　以上内容,我(病员)已认真阅读,并对有关问题作出明确回答,对静注射含钆造影剂的必要性及可能发生的意外表示理解,同意接受造影剂注射,并充分认识到检查完半小后才能离开医院。。

患者或委托人(签字)

　　我(医生或护士)已经告知患者将要进行的 MRI 增强检查可能发生的并发症和风险,并且解答了患者关于此次检查的相关问题。

医生或护士(签字)

日期:　　　年　　　月　　　日

图 11-2　钆对比剂使用患者知情同意书举例

三、钆对比剂不良反应及处理

1. 一般不良反应　出现不良反应者极少，并且绝大多数症状轻微。常见症状有头痛、恶心、发热感、味觉改变等，可自行缓解。严重不良反应罕见，症状包括寒战、惊厥、低血压、喉头水肿、休克等。处理参照碘过敏处理措施。

2. 钆对比剂与 NSF

（1）NSF 的概念：肾功能不全患者中发生的一种广泛的以组织纤维化为特征的系统性疾病，通常会引起四肢皮肤的增厚和硬化，最后常常造成关节固定和挛缩，甚至可导致死亡。

（2）钆对比剂 NSF 的高危因素：① 急慢性肾功能不全[GFR<30 ml/(min·1.73 m²)]。② 肝肾综合征及肝移植围手术期导致的急性肾功能不全。③ 超剂量或重复使用钆对比剂。

3. 不良反应的预防

（1）严重肾功能不全患者应慎用钆对比剂，如果不用增强 MRI 就可以提供足够的诊断信息，应避免增强，只进行平扫即可。

（2）使用剂量不能超过对比剂产品说明书推荐的剂量。

（3）避免短期内重复使用。

（4）患者诊断为 NSF 或者临床怀疑 NSF，不主张使用任何钆类对比剂。

（5）孕妇不要使用钆对比剂。

（6）注射对比剂时，尽量避免药液外渗。

4. 钆对比剂外渗的处理

（1）轻度渗漏：多数损伤轻微，不需处理，但需要嘱咐患者注意观察，如果加重，应及时就诊。对个别疼痛较为敏感者，局部给予普通冷湿敷。

（2）中、重度渗漏：可能引起局部组织肿胀、皮肤溃疡、软组织坏死和筋膜间隔区综合征。处理措施如下：① 抬高患肢，促进血液的回流。② 早期使用 50% 硫酸镁保湿冷敷，24 小时后改为硫酸镁保湿热敷，或者黏多糖软膏等外敷；也可以用 0.05% 地塞米松局部湿敷。③ 对比剂外渗严重者，在外用药物基础上口服地塞米松 5 mg/次，3 次/天，连续服用 3 天。④ 必要时，咨询临床医师用药。

四、肾功能正常患者使用钆对比剂

1. 适应证

（1）中枢神经（脑及脊髓）、腹部、胸部、盆腔、四肢等人体脏器和组织增强扫描。

（2）增强 MR 血管成像（MRA）。

（3）灌注成像：不推荐使用钆对比剂代替碘对比剂进行 X 线检查。

2. 禁忌证　对钆对比剂过敏者。

3. 钆对比剂使用剂量　建议按照产品说明书确定使用剂量。

五、肾功能不全患者使用钆对比剂注意事项

1. 肾功能不全的判断标准

（1）GFR≤30 ml/(min·1.73 m²)（建议按照 C—G 公式或 MDRD 公式估算肾功能）。

（2）需要透析者。

2. 肾功能不全患者使用钆对比剂原则

（1）肾功能不全患者只有权衡利弊后，在确有必要的情况下才能使用钆类对比剂。

（2）尽量选择其他替代的影像检查方法，或者选择能够提供临床诊断所必需信息且潜在危险比较小的非影像检查方法。

（3）如果必须使用钆对比剂进行 MR 检查，建议使用能达到诊断需求的最低剂量。

（4）建议与患者或其监护人签署的知情同意书的内容除了常规的外还应包括使用钆对比剂的价值、危险性和可能的替代检查方法。如果出现可能与钆对比剂有关的异常反应，及时与相关的医师联系。GFR 在 $15\sim30$ ml/(min·1.73 m²)之间的患者，可以谨慎地进行血液透析（目前还没有足够的证据支持肾功能不全患者进行透析可以预防或治疗 NSF）。

3. 钆对比剂与透析　建议需要血液透析维持的患者，使用钆对比剂 3 小时内进行血液透析，在临床安全允许条件下 24 小时内进行第 2 次血液透析。

第五节　铁类胃肠道对比剂安全保证

一、胃肠道 MRI 铁类对比剂剂型及用法

胃肠道铁类对比剂的剂型为泡腾颗粒。使用方法和剂量按照产品说明书的要求。

二、适应证和禁忌证

1. 适应证　胃、十二指肠及空肠 MR 造影成像。
2. 禁忌证
（1）铁剂过剩正在治疗者。
（2）铁剂过敏者。
（3）确诊或怀疑完全肠梗阻或肠穿孔的患者。

三、慎用铁剂检查的情况

① 消化性溃疡；② 大肠炎症性疾病；③ 局部性肠炎；④ 其他胃肠道损伤患者；⑤ 儿童、孕妇、产妇、哺乳期妇女及可能怀孕的妇女（儿童和孕妇用药的安全性尚未确定）；⑥ 高龄者因生理功能低下，应用对比剂时也应特别小心。

四、不良反应

使用胃肠道铁类对比剂的不良反应少见，而且多数情况下症状较轻微，可能出现恶心、呕吐、食欲下降、胃部不适、腹胀和腹泻。给药后大便呈黑色，属正常现象，可能出现潜血假阳性。

第六节　CO_2 对比剂安全保证

一、适应证

1. 部分碘对比剂禁忌者　肾功能不全或对碘对比剂有不良反应而需造影检查的患者。
2. 动脉 DSA　降主动脉以下各部位的动脉血管 DSA 检查、锁骨以下动脉以远的上肢动脉 DSA 检查。
3. 静脉 DSA　各部位的外周静脉、下腔静脉 DSA 检查。
4. 经皮超细针(26 G～21 G)　穿刺实质器官引流静脉 DSA，经皮肝穿门静脉或肝静脉 DSA，经皮脾穿门静脉 DSA，外周软组织血管畸形病变穿刺 DSA 等。
5. 具有优势的适应证　消化道出血、经颈静脉内门腔静脉分流术(TIPS)中门静脉造影、需要使用大量对比剂的介入手术。

二、禁忌证

1. 膈肌以上部位的 DSA 检查,如升主动脉 DSA 及头颈部、颅内动脉血管 DSA 等。有严重的肺功能不全或吸氧后血氧饱和度仍不能维持正常者。

2. 右向左分流的先天性心脏疾病。

三、慎用 CO_2 检查的情况

1. 肺通气功能不良(肺动脉栓塞、严重肺气肿等)但吸氧能维持正常血氧饱和度者。

2. 试验性注射 CO_2 后不能耐受者。

四、并发症的防治

1. 预防

(1)术前应评价患者心肺功能和肝肾功能,了解有无腹水等。

(2)经皮穿刺实质性脏器时,训练患者配合屏气,穿刺成功后呼吸活动度保持平缓,以免造成脏器撕裂伤。

(3)每次注入 CO_2 气体 50～60 ml,休息约 1 min 后,如无异常情况再行第 2 次造影检查;如有不适反应,可延长休息时间至不适反应缓解后再行检查。如有血氧饱和度下降,可予以吸氧缓解。

2. 处理

(1)血管内注射 CO_2 后如出现一过性血氧饱和度降低,可让患者暂时休息或予以吸氧,待血氧饱和度恢复正常后再次造影检查。

(2)腹部脏器造影过程中会有一过性腹部不适,短暂休息可缓解。

(3)腹部实质性脏器经皮穿刺可能出现脏器包膜下血肿或出血,予以监测血压、止血、补液等对症处理。

(王骏、刘小艳、陈凝、吴虹桥、钟鸣、王鸿雁)

第十二章 放射性药物安全保证

第一节 放射性药物制备与质量控制

一、基本概念

（一）放射性药物的定义和分类

1. 放射性药物的定义 放射性药物系指含有放射性核素、用于医学诊断和治疗的一类特殊制剂。放射性药物可以是放射性核素的无机化合物，如碘[131I]化钠、氯化亚铊[201Tl]、氯化锶[89Sr]等，但大多数放射性药物一般由两部分组成：放射性核素和非放射性的被标记部分，非放射性的被标记部分可以是化合物、抗生素、血液成分、生化制剂（多肽、激素等）、生物制品（单克隆抗体等）。在我国，获得国家药品监督管理部门批准文号的放射性药物称为放射性药品。

2. 放射性药物的分类 放射性药物有多种分类的方法：按放射性核素的物理半衰期可分为长半衰期、短半衰期和超短半衰期放射性药物；按放射性核素生产来源可分为核反应堆生产的（包括裂变）、加速器生产的和从放射性核素发生器得到的放射性药物；按放射性核素辐射类型可分为发射单光子、正电子、β-粒子等的放射性药物；按放射性药物本身的剂型可分为注射液、颗粒剂、口服溶液剂、胶囊剂、气雾剂和喷雾剂（气体、气溶胶）等放射性药物；按放射性药物的给药途径可分为静脉、动脉、腔内、鞘内、皮下等注射放射性药物。通常是按临床核医学的用途分类，即体内放射性药物和体外放射性药物，体内放射性药物又分为诊断用放射性药物和治疗用放射性药物，体内诊断药物又分为显像药物和非显像药物；体外放射性药物主要指放射性核素标记的免疫诊断试剂盒。

（二）放射性药物的特点及特殊要求

1. 放射性药物的特点

（1）具有放射性：放射性药物是一类特殊药物，它之所以特殊，是因为这类药物并不像普通药物有着明显的药理作用，达到有目的地调节人体生理机能的功效，它的特殊性在于利用它的放射性核素发出的粒子或射线来达到诊断与治疗的目的。因此，在放射性药物中放射性核素发出的粒子或射线是具有双重性的，一方面作为放射性药物的有效性，而不是"毒性"来评价的；另一方面在放射性药物生产、制备或使用不当时，这些放射性核素又会对生产人员、患者、医护人员等造成辐射危害，乃至对环境带来放射性污染。如碘[131I]化钠引入人体后，由于碘离子的生物学行为，它会很快浓集在甲状腺组织，131I发出的β-粒子对甲状腺组织产生辐射生物效应，能破坏功能亢进的甲状腺组织或甲状腺癌转移灶。当放射性药物质量得到保证，使用的放射性药物剂量恰当，则对甲状腺功能亢进症或甲状腺癌转移的治疗，就会取得很好的疗效；利用131I发出的γ射线具有的穿透能力，能从体外测定甲状腺组织摄取碘的能力，以判断甲状腺组织的功能，或借助仪器在体外看到甲状腺的影像，以判断甲状腺的位置、大小、形态。如果碘[131I]化钠在生产制备或使用上出现问题，就可能导致诊断错误及治疗失败，以至发生辐射危害或放射性污染环境等不利的一面。当然放射性药物由于放射性核素的双重性，主要针对少数物理半衰期较长、高毒放射性核素而言，而大多数放射性药物中的放射性核素，特别是诊断用放射性药物，如含锝[99mTc]或超短物理半衰期放射性核素氟[18F]等放射性药物,其危害性的一面是可以忽略不计的。

（2）不恒定性：放射性药物中的放射性核素是不稳定的,会自发地变为另一种核素或核能态,这种按照一定规律变化的过程称放射性核素衰变。这又是与普通药物不同的。普通药物在生产上市后,在有效期内,其纯度、含量应该是不变的,但放射性药物则不同,不仅放射性的量随时间增加而不断减少,其内在质量也可能改变。正是这一点在放射性药物生产、制备、质量控制和临床使用中,均须给予足够的重视。例如,碘[131I]化钠,目前国内以碲为靶材料的情况下,其最终产品中会有碘[124I]杂质。由于123I和124I的物理半衰期不同,123I的物理半衰期($t_{1/2}$)为 13.2 小时,而124I的 $t_{1/2}$ 为 4.17 d,产品生产以后的不同时间内,由于两种放射性核素的衰变,主成分123I的量很快减少,而124I的量相对增加,导致产品不符合质量标准,直接影响临床使用效果。因此,放射性药物从生产、制备、质量控制到临床使用,必须强调"记录时间"的概念。与此相关的是,大多数放射性药物有效期很短,如含锝[99mTc]药物一般为 6～8 小时。这就给药品的检验、经销、进出口报关等诸多方面带来不便,这也是放射性药物与普通药物截然不同的特点。

（3）引入量少：普通药物一般一次用量大多数以"g"计,最少也在 mg 水平。放射性药物的引入量相对少得多,如常用的诊断含锝[99mTc]放射性药物 1 次静脉注射 370 MBq(10 mCi),其中锝[99mTc]的化学质量仅为 $10^{-10}\sim10^{-9}$ mol,与放射性核素锝一并注射的其他组分也不过"mg"水平,而且大多数为 1 次使用。因此,几乎不存在体内蓄积而引起化学危害性。即使某些治疗用放射性药物如"云克"(锝[99Tc]亚甲基二磷酸盐99Tc-MDP),每疗程多次注射,引入化学物质的量也在"mg"水平。但对某些放射性药物因加入载体或标记配体过量,也应考虑可能产生的药理、毒理问题。如来昔决南钐[153Sm](153Sm-EDTMP)中未标记的 EDTMP 过多,很可能将体内微量元素络合排出体外,出现不良反应。

（4）自辐射分解：大多数放射性药物是放射性核素标记的化合物或生物活性物质。由于放射性核素衰变发出的粒子或射线的物理效应、化学效应、生物学效应直接作用放射性药物本身,引起化合物结构或生物活性丧失,导致放射性药物在体内生物学行为改变的现象称作自辐射分解。发生自辐射分解的程度,通常与放射性药物的放射性能浓度或比活度成正比,放射性浓度、比活度越高,自辐射分解作用越明显。例如,缓解骨转移疼痛的治疗药物153Sm-EDTMP,由于自辐射分解导致骨摄取减少,肝摄取增加,不仅影响了治疗效果,也增加了患者的辐射吸收剂量。为避免自辐射分解,采取将153Sm 和 EDTMP 分瓶供应,临用前在放射性药房即时制备,保证药品质量的有效措施。

基于放射性药物具有上述的显著特点,在制定放射性药品管理的诸多政策上,必须体现与普通药品管理不同的特殊性。

2. 放射性药物的特殊要求　放射性药物像其他药物一样,保证它的安全、有效是基本要求。此外,根据临床使用的目的,对放射性核素的选择、被标记物的理化、生物学行为、标记方法以及标记后的人体吸收、分布、代谢和清除有着不同要求。

（1）放射性核素的选择：放射性核素有千余种之多,不是所有的放射性核素都适合制备放射性药物,只有那些核性质适合医学应用的放射性核素,方可用来制备放射性药物。根据临床核医学用途,选择放射性核素的基本原则如下：

① 治疗用放射性核素：发射 α、β-粒子或内转换电子、俄歇电子。具有较长的有效半衰期,以增大对靶器官或组织的辐射;便于实现稳定的标记。

② 诊断(非显像)用放射性核素：以发出同质异能跃迁(IT)或电子俘获(EC)衰变的核素为宜,γ 能量可从 25 keV～1 MeV。物理半衰期适当(取决于实验时间)。

③ 诊断(显像)用放射性核素：以发出同质异能跃迁或电子俘获衰变的核素为宜,γ 能量可从 100～511 keV,对于 γ 相机,最佳能量范围 100～200 keV。物理半衰期应足够长,以便完成放射性药物的制备与显像;但又要足够短,以免给患者及医护人员较高的辐射剂量。作为医用放射性核素要有尽可能高的核纯度,如若伴有核杂质,该杂质核素的有效半衰期应远短于主要核素。

（2）被标记物：对被标记物总的要求是无不良反应,无致敏性,纯度高,具有明显浓集在靶器官或组织中,便于被放射性核素标记。

（3）标记方法:应简单、快速,标记后不需纯化。

（4）标记后应尽可能达到体内、外稳定。

二、放射性药物的制备

放射性药物除了以放射性核素的无机化合物形式出现外,大多数是以放射性核素与配体结合的形式存在。因此,放射性药物的制备一般包括3个步骤:生产放射性核素、合成配体、放射性核素与配体的结合(配体的标记)。

（一）放射性核素

制备放射性药物的放射性核素有两个来源:基本来源与次级来源。基本来源是利用核反应堆或者加速器直接生产;次级来源是从放射性核素发生器装置间接获取。

1. 基本来源

（1）核反应堆生产:利用核反应堆强大的中子流轰击各种靶核,吸收中子后的靶核发生重新排列,变为不稳定的(放射性的)新核素。这些核反应可分别用符号(n,p)、(n,α)、(n,γ)以及(n,f)表示:n为中子,p为质子,α为α粒子或氦核,γ为γ射线,而f表示裂变。对核医学应用来说,(n,γ)和(n,f)反应是核反应堆生产放射性核素最重要的核反应。表12-1列出核反应堆生产的部分医用放射性核素。

表12-1 核反应堆生产的部分医用放射性核素

放射性核素	半衰期$(t_{1/2})$	核反应
^{3}H	12.3 a	^{6}Li$(n,\alpha)^3$H
^{14}C	5 730 a	^{14}N$(n,p)^{14}$C
^{32}P	14.3 d	^{31}P$(n,\gamma)^{32}$P
^{51}Cr	27.7 d	^{50}Cr$(n,\gamma)^{51}$Cr
^{89}Sr	50.5 d	^{88}Sr$(n,\gamma)^{89}$Sr
^{99}Mo	2.75 d	^{98}Mo$(n,\gamma)^{99}$Mo
^{125}I	60.1 d	^{124}Xe$(n,\gamma)^{125}$I
^{131}I	8.04 d	^{130}Te$(n,\gamma)^{131}$I
^{153}Sm	4 6.7 h	^{152}Sm$(n,\gamma)^{153}$Sm
^{186}Re	90.6 h	^{185}Re$(n,\gamma)^{186}$Re
^{198}Au	2.30 d	^{197}Au$(n,\gamma)^{198}$Au

核反应堆生产放射性核素的优点是:能同时辐照多种样品;生产量大;辐照时间操作简单等。缺点是:多为丰中子核素,通常伴有β^-衰变,不利于制备诊断用放射性药物;核反应产物与靶核大多数属同一元素,化学性质相同,难以得到高比活度的产品。

（2）加速器生产:回旋加速器是通过电流和磁场使带电粒子得到加速,以有足够的能量克服原子核势垒,引起不同核反应,生成多种放射性核素。这些核反应可分别用符号(d,p)、(α,d)、(α,p)、(p,n)表示:n为中子,d为氘核,p为质子,α为氦核。表12-2列出了加速器生产的部分医用放射性核素。

加速器生产放射性核素的特点是:大部分是贫中子核素,通常为发射β^+或电子俘获衰变;正电子湮没放出能量相同方向相反的2个511 keV光子,可利用PET或双探头符合线路探测,提高了核医学影像的分辨力;大部分是短半衰期或超短半衰期核素,可以给患者较高放射性活度的药物,缩短收集信息的时间,也可在较短的时间内重复进行核医学检查;污物较易处理;比活度高,大多数靶核与生成核素不属同位素,在生产时易于化学分离,使之无载体或具有高比活度,便于医学应用。缺点是:水电资源消耗大,靶材料及制靶系统要求高等。

2. 次级来源　放射性核素发生器是一种从放射性核素母子体系中周期性分离出子体的装置。放射性母子体系中,母体核素不断衰变,子体核素不断增加,最后达到母子体放射性平衡。由于母子体系不是同位素,易于用放射化学方法分离。每隔一段时间,分离一次子体,如母牛挤奶,故放射性核素发生器又称"母牛"。以母子体系分离方法的不同,分为色谱发生器、萃取发生器和升华发生器。当前均以母子体系的核素名称命名发生器,最常用的发生器是钼-锝[^{99}Mo-^{99m}Tc]色谱发生器,简称锝[^{99m}Tc]发生器。

在锝[^{99m}Tc]发生器中,依钼[^{99}Mo]的生产方法不同,可分为核反应堆辐照天然钼、富集钼[^{98}Mo]、铀[^{235}U](裂变)制得的锝[^{99m}Tc]发生器。此外还有具有中国特色的以核反应堆辐照天然钼制备的(凝胶)锝[^{99m}Tc]发生器,仅在中国有商品供应,其优点是以天然钼为靶材料,成本低,以钼酸锆酰凝胶装柱,克服了色谱吸附剂吸附容量限制的困扰,从而制成高放射性活度的发生器。其缺点是洗脱效率低,洗脱曲线峰半宽度较宽,峰位靠后导致洗脱体积大,"奶"液放射性浓度低。用于临床核医学的部分放射性核素发生器如表 12-2。

表 12-2　用于临床核医学的部分放射性核素发生器

母体核素及半衰期		子体核素及半衰期		色谱柱洗脱剂
^{99}Mo	67 h	^{99m}Tc	6.02 h	0.9% NaCl
^{188}W	69.4 h	^{188}Re	16.9 h	0.9% NaCl
^{113}Sn	115 d	^{113m}In	99.5 min	0.05 mol/L HCl
^{68}Ge	271 d	^{68}Ga	68 min	0.005 mol/L EDTA
^{81}Rb	4.6 h	^{81m}Kr	13 s	H$_2$O
^{62}Zn	9.3 h	^{62}Cu	9.7 min	2 mol/L HCl
^{82}Sr	25.5 d	^{82}Re	75 s	0.9% NaCl

上述放射性核素发生器除^{188}W-^{188}Ra发生器外,均为诊断用品。随着对发展治疗药物的重视,^{188}W-^{188}Ra发生器也很可能成为临床核医学常用的另一种放射性核素发生器。

(二) 配体——非放射性的被标记物

非放射性的被标记物通常称配体,主要根据诊断和治疗的不同目的来设计。例如为了实现将放射性核素锝[^{99m}Tc]通过血脑屏障灌注并滞留在脑内,设计了依沙美肟(Exametazime,1-HMPAO);为了使放射性核素较长时间滞留在骨组织中,设计了多种含磷(膦)化合物;为了使放射性核素浓集在肿瘤中,可以制备该肿瘤抗原的单克隆抗体,然后用放射性核素标记该单抗,使其在体内特异地浓集在该肿瘤中。从这些例子不难看出,非放射性被标记物(配体)的作用是携带放射性核素,并将其浓集在所希望的靶器官或组织中,以达到诊断或治疗的目的。配体是多种多样的,可以是一般的化学药物如二巯丁二钠(DMSA),抗生素如博来霉素(BLM),血液成分如红细胞(RBC),生物制品如单克隆抗体,也可以是专门为核医学诊断或治疗设计的,如大多数心肌灌注显像放射性药物的配体等。对非放射性被标记物(配体)的基本要求是:① 在"mg"级使用剂量,无不良反应;② 能提供一个官能团,便于放射性核素标记;③ 放射性核素标记后的产品,具有体内、外稳定性;④ 易于制成"药盒"。

(三) 放射性核素与配体的标记方法

少数放射性药物的生物学行为仅表现在放射性核素方面,不是元素(^{133}Xe),就是完全离子化的分子(Na^{99m}Tc、Na^{131}I、^{201}TlCl)。这些放射性药物没有标记的问题。只有当生物学行为表现在非放射性部分或放射性核素和非放射性被标记物两部分时,才涉及标记方法和技术问题。一般来说,放射性药物的标记方法包括合成法(生物合成、化学合成)、交换法、络合法(直接络合、间接络合)等。

1. 生物合成法　是利用动物、植物或微生物的代谢过程或生物酶的活性,将放射性核素引入需要的分子上。胰腺显像用的硒[^{75}Se]蛋氨酸,就曾经以生物合成的方法制备。对于生物大分子和结构复杂的难以通过化学反应途径进行标记的物质,以及为获得在生化过程中有重要意义的标记物,生物合成法是一种很有用的方法。但在放射性药物制备中,现在已很少用。

2. 化学合成法 是制备放射性药物最经典的方法,其原理与普通化学合成法相似,只是在合成中使用了放射性核素作为原料。化学法又分为逐步合成法(以最简单的放射性化合物按预定合成路线一步步合成复杂的有机标记化合物)、加成法(通过加成反应将不饱和有机分子制备成标记化合物)、取代法(有机分子中的原子或原子基团被放射性核素或其基团所置换)等。

3. 交换法 是标记分子中一个或几个原子被具有不同质量数的同种原子的放射性核素置换的标记方法。由于标记上的放射性核素与被标记分子上被置换的非放射性原子是同位素,因此,除了有同位素效应外,它们的理化和生物学性质是相同的。交换反应是可逆反应,可通过调节反应条件(温度、pH 等)和加入催化剂控制反应的进行。

4. 络合法 大部分放射性药物是利用放射性核素以供价键或配位键的形式络合到标记的分子中,被标记分子不含标记的放射性核素的同位素,这种标记法称非同位素介入法。双功能螯合剂法也属这类标记法,不同的是,先把某种双功能螯合剂联接在被标记的分子上,再将放射性核素标记到螯合剂上,形成“放射性核素—螯合剂—被标记物”的复合物。此种方法大多用来标记多肽、单克隆抗体等。由于螯合剂的存在,被标记物有可能出现理化和生物学性质的改变,在临床应用前应予注意。

(四)放射性药物标记制备中应考虑的要素

标记方法的选择、标记产率的高低,是选择标记方法的重要因素。

1. 标记产物的稳定性 放射性核素与被标记物之间键合的形式与稳定性密切相关,通常共价键的标记化合物相对稳定。

2. 失活或变性 标记过程中,由于标记条件的影响,使被标记物结构改变或丧失生物活性。

3. 同位素效应 由于同位素相互间质量不同而引起的理化和生物学性质的改变称同位素效应。原子量大的同位素间同位素效应微乎其微,但氚标记是个例外。

4. 辐射自分解 由于标记化合物自身的放射性核素发出的粒子或射线作用,导致自身分解的现象。放射性药物的比活度越高,越易发生辐射自分解。辐射发生在溶液中可能产生自由基,自由基能破坏标记物的共价键,引起间接辐射自分解。这是高放射性浓度的放射性药物常易产生的质量问题之一。

三、放射性药物的质量控制

质量控制与质量检验是两个相关而不相同的概念,质量控制包括质量保证和质量检验。质量控制是指为达到药品质量标准,生产厂家按《药品生产质量管理规范》要求,而采取的一系列措施。质量检验是质量控制中的一部分,是按药品标准进行实验室检验。核医学科自行制备放射性药物,如利用核素发生器和配套药盒现场制备放射性药物、生产超短半衰期放射性核素、制备放射性药物以及利用放射性核素标记单克隆抗体,进行免疫显像或免疫治疗等,也应建立自己的质量控制体系。

按照放射性药品的管理,由放射性药厂生产供应的成品或半成品,药厂负责对药品生产过程及最终成品的质量控制,保证药品的安全、有效;由医院放射性核药房现场制备的放射性药物,在使用前自行进行质量检验,保证安全、有效。因此,医院放射性核药房必须熟悉和掌握放射性药物质量检验的全部内容和操作,并配备相应的人员和设备。

放射性药物的质量检验一般分为物理、化学和生物学检验三个方面。物理检验包括:药物性状(色泽、澄清度、粒子等)的观察、放射性核素的鉴别、放射性核纯度、放射性活度等检验项目;化学检验包括:溶液或注射液的 pH 测定、放射化学纯度、化学纯度等检验项目;生物学检验包括:无菌、热原(细菌内毒素)、生物分布以及生物活性等检验项目。

（一）物理、化学检验

1. 性状　放射性药物大多数为注射剂或口服溶液,一般应为无色澄清液体。性状检验方法是在规定了一定照度的澄清度仪上,在有防护的条件下,肉眼观察供试品的色泽和澄清度。虽然这是一种经典、简易的方法,但在质量检验中却是重要的,因为一些不合格药品,性状是不符合规定的。少数放射性药物有颜色,如胶体磷[^{32}P]酸铬注射液为绿色的胶体溶液;铬[^{51}Cr]酸钠注射液为淡黄色澄清液体;邻碘[^{131}I]马尿酸钠注射液为淡棕色液体等。个别的放射性药物是含有颗粒的悬浮剂,例如锝[^{99m}Tc]聚合白蛋白注射液,除了肉眼观察的性状应为白色颗粒悬浮液外,还应该在光学显微镜下检查其粒子的大小,不允许有≥150 μm 的粒子,这是个重要的指标。

2. 放射性核素的鉴别　在药品标准的鉴别项下,指的是对已知物的鉴别。因此,只要确证供试品中放射性核素与标签或使用说明书标明的核素一致,即认为符合规定。通常放射性核素的鉴别方法是测定物理半衰期或用 γ 谱仪测定该核素的 γ 谱。

3. 放射性核纯度　是指某一放射性核素的放射性活度占样品放射性总活度的百分比。进行放射性药物的放射性核纯度检验是很重要的,因为放射性药物中混有放射性核杂质,不仅给患者增加不应有的辐射危害,同时也会影响显像的质量,如在碘[^{125}I]化钠中混有碘[^{124}I]。各种放射性药物的质量标准中都明确规定了放射性核纯度的指标,如高锝[^{99m}Tc]酸钠的放射性核杂质钼[^{99}Mo]不得超过 0.1%。应该注意的是,放射性核素是在不断变化的,因此在给出放射性核纯度测定结果时,必须注明测定的时间;如果某一种放射性核素的衰变产物(子体)仍具有放射性,在计算放射性核纯度时,子体不作为杂质计算,如锶[^{89}Sr]中的钇[^{89m}Y],锝[^{99m}Tc]中的锝[^{99}Tc]。放射性核纯度的测定方法可根据杂质核素的性质,选用锗(锂)或高纯锗探测器的多道 γ 谱仪,或其他核纯度测定方法。

4. 放射性活度　是指放射性核素的原子核每秒发生的衰变数。国际计量单位为贝可(Bq),1 Bq 的活度等于每秒发生 1 次衰变。常用的单位是千贝可(kBq)、兆贝可(MBq)、吉贝可(GBq)等。习惯单位是毫居里(mCi),1 mCi＝3.7×10^7 Bq。放射性活度是放射性药物的一个重要指标,特别是治疗用放射性药物的活度测定更应准确,它关系到给患者的剂量是否适宜。笔者认为,一般治疗用放射性药物的放射性活度测定值应控制在标示值的±5%为好;一般放射性药物质量标准中活度测定值均在标示值的±10%。

与放射性活度相关的放射性浓度和放射性比度的定义分别为:放射性浓度是指溶液放射性物质单位体积中的放射性活度,通常以 MBq/ml(mCi/ml)表示。放射性比度是指固体放射性物质单位质量中的放射性活度,通常以 MBq/mg(mCi/mg)或 MBq/mmol(mCi/mmol)表示。

放射性活度的测定方法可分为绝对测量法和相对测量法,由于放射性药物对活度测定的不确定度要求不是很高,一般采用相对测量法,如可用活度计(井型电离室)测量,但在使用前,应对活度计进行刻度,最好能用待测放射性核素的标准源进行校正。放射性浓度和放射性比度,可通过直接测得的样品体积或质量计算得到。

5. pH　放射性药物绝大部分是注射液,其 pH 测定是常规检验项目之一。特定的 pH 对保证放射性药物的稳定性是重要的。放射性药物 pH 测定与普通药物不同的是,大部分供试品提供的体积少,用一般 pH 计测定有困难,同时对操作人员的辐射剂量也高,因此,多采用精密 pH 试纸法,但所用精密 pH 试纸在使用前,应用 pH 计进行验证。一些有颜色的放射性药物,则应采用微量 pH 计测定。

6. 放射化学纯度　是指某一种放射性核素的某一化学形式的放射性占该放射性核素总放射性的百分比。放射化学纯度是衡量放射性药物质量的重要指标之一,也是放射性药物常规检验项目中最重要的项目。需指出的是,放射化学纯度的计算应在放射性核纯度的基础上进行。如含锝[^{99m}Tc]注射液的放射化学纯度,是以除去供试品中可能含有的其他放射性核杂质(如钼[^{99}Mo]等)以后,所有的锝[^{99m}Tc]的其他放射性作为百分之百,来计算可能存在的其他化学形式的锝[^{99m}Tc],例如高锝[^{99m}Tc]酸根(^{99m}TcO$_4^-$),或还原锝[^{99m}Tc](^{99m}TcO$_2$)。常用的放射化学纯度测定法有纸层析法、聚酰胺薄膜层析法、快速硅胶薄层层析法、高效液相色谱法以及电泳法等,对某些特殊理化性质的放射性药物也可采用其他分离分析方法,如过滤法、离心法等。但提倡的方法(也是经常使用的方法)是纸层析法。在纸层析法中,涉及放射性药物中各组分的比移值(Rf)。所谓比移值是供试品中某组分从点样原点移动到纸上任意一点的距离被展开剂移动的距离除后所得的商值。放射性药物中各组分的 Rf 值在一定的条件下是一个常数,但当条件改变时,也可能随之改变。

7. 化学纯度 是指放射性药物中指定的某些非放射性的化学成分的含量,与放射性无关。这些化学杂质一般是生产过程带入的,过量的化学杂质可能引起不良反应或影响进一步放射性药物的制备和使用。如高锝[^{99m}Tc]酸钠注射液中的含铝量,标准规定每毫升不得超过 10 μg。铝含量过高,影响对红细胞的标记。化学纯度的测定方法一般有滴定法、分光光度法、原子吸收法等。因为化学纯度测定与放射性无关,所以如果不急于得到测定结果,可等到放射性核素衰变一段时间后再进行分析,以减少操作人员承受的辐射吸收剂量和对设备的放射性污染。

(二)生物学检验

1. 无菌检查 无菌检查是保证药品注射液安全的重要检查项目之一。放射性药物大多数是注射液,因此要通过无菌检查。制品要达到检查的要求,主要采用两种方法:灭菌或除菌。对于热稳定性好的制品,可选用灭菌方法,否则用除菌方法。灭菌方法有干热灭菌、湿热灭菌、环氧乙烷灭菌和 γ 射线辐射灭菌等,除菌方法大多采用膜过滤方法。干热灭菌即是在干燥箱中干热 180 ℃ 2 小时或 250 ℃ 30 分钟,既可达到灭菌又可达到消除热原的目的,一般适用于玻璃容器及器皿的灭菌。湿热灭菌即是高压蒸汽灭菌,利用高压消毒锅,通常在 121 ℃ 30 分钟达到彻底灭菌,但不能消除热原,通常也用于玻璃容器及器皿的灭菌。放射性药物制剂或原料药大部分用除菌的方法灭菌,即使溶液通过微孔滤膜。选择孔径为 0.22 mm 滤膜,可有效地阻止微生物通过滤膜。不宜灭菌或即时标记的放射性药物,通常采用这种方法得到无菌溶液。即使是经过灭菌或除菌的放射性药物也还是要进行无菌检查,以确保制品中无活的微生物。经典的无菌检查法在我国《药典》中有详细介绍,此处不再赘述。无菌检查法的最大不足是需要花费很长的时间(5~7 天)等待微生物繁殖、生长,以使液体培养基变浊或固体培养基上出现菌落。因此,这种方法非常不适合放射性药物,特别不适合短半衰期核素的放射性药物的无菌检查。发达国家药典均明确规定,无菌检查只是对制备工艺的确证,允许在无菌检查结果报告前发放制品。

2. 热原检查 热原切勿理解为"热源"。因为注射引起的发热、寒战、恶心、头痛、关节痛乃至休克等症状称热原反应,引起热原反应的物质称热原质,亦称热原。热原的本质至今仍不清楚,但是现在已经清楚地知道,无论是热原还是内毒素,都没有直接的不良作用,热原(内毒素)引起的不良作用是间接的。注射到人体内的热原,刺激外周血中单核细胞,产生一种称为"Cytokine"物质,Cytokine 被血流运送到脑干,刺激体温中枢,引起热原反应。药品注射液必须通过热原检查,以保证药品的安全。热原检查还没有一种好方法,1942 年被美国药典收载的热原试验是以家兔升温为测定指标,它除了具有能反映哺乳动物升温的优点外,几乎没有别的长处,其灵敏性、重复性、经济性、简易性都很差,特别是随着制药工业的发展,有些药物本身会干扰正常家兔的体温,放射性药物就是其中之一。为此,1980 年美国药典推出细菌内毒素试验很快为世界各国药典接受,中国也于 1990 年版《药典》中首次将其作为放射性药品热原检查的替代方法。近年来以内毒素检查的药品品种日益增多,具有灵敏性高、重复性好、经济、简单、快速等优点,缺点是不直接代表体内升温反应,存在假阳性(即制品不合格,人体不一定出现热原反应);也存在假阴性,即内毒素以外的热原会被漏检(尽管这是极少数)。因此可以说,在药品检验方法学中,热原检查还没有真正解决。但最近有报道,可利用志愿者提供的全血与供试品保温,用酶标法测定产生的 Cytokine,这为热原检查方法的研究展现出新的前景。

3. 生物分布 生物分布试验在放射性新药研究中,作为阐明药代动力学的一部分是必须报送的资料,在放射性药品的常规检验中也占有一定位置,如有些含锝[^{99m}Tc]放射性药物,放射化学纯度指标不能真正控制质量,例如 ^{99m}Tc - MAA,因为任何简便的放射化学分离分析方法均无法将 ^{99m}Tc - MAA 与 ^{99m}TcO$_2$ 分开,按照标准中规定方法测定的放射化学纯度的结果,实际上是两者之和,所以只能用生物分布试验来判断其质量。生物分布实验一般选用小白鼠为实验材料,取体重相近(20 g±2 g)的小白鼠若干只,分组或不分组由实验目的而定,给药途径应与药物的临床应用一致,给药剂量可根据测定仪器的灵敏度而定。给药后不同时间处死动物,取主要器官或组织的全部或一部分,称重或不称重后,测量各样品的放射性计数,并以给药剂量的放射性计数为百分之百,计算每克或全部器官、组织摄取该药的百分比。如上述$^{99m}Tc-MAA$,标准要求给 3 只小白鼠静脉注射一定剂量供试品,10 分钟后杀死小鼠,取全部肺、肝,分别测量放射性,并与注射剂量相比计算肺、肝摄取百分比。若 3 只小鼠中有 2 只以上肺摄取不低于 80%,肝摄取不超过 5%,即认为该批$^{99m}Tc-MAA$生物分布符合规定,否则不符合规定。如果用大动物(兔、犬或灵长类),可采用全身显像,勾划出感兴趣区,计算各器官摄取放射性的百分数,可得到同一个体不同时间的生物分布结果,这在筛选放射性药物的研究中是很有用的试验方法。

4. 生物活性　有些放射性药物具有特定的生物活性,当这些活性物质被标记了放射性核素后,其生物活性不应改变。对于这些药物,除应进行放射性药物通常的检验外,还要对特定的生物活性进行检验。其检验方法与未标记放射性核素的生物活性物质相同,并尽可能将标记与未标记的样品在相同条件下进行比较试验。

5. 其他　毒性、药代动力学、一般药理、药效学以及医学内辐射吸收剂量(MIRD)等试验只是在新药研究时,按照新药研究要求进行试验,在常规药品检验时均不要求。

第二节　放射性核素储存、使用与管理

一、放射性核素的储存

1. 储存放射性物质,需要一个可靠、便利又有适当屏蔽设施的储源室,其屏蔽的复杂程度取决于放射性核素的剂量和水平。基本原则:在此储源室中存入实验室需用最大剂量放射性核素时,储源室外检测到的放射性水平应在符合允许剂量以下。

备用的或每月用完的放射性核素(包括放射性药物)必须放置于储源室。实验中备用的放射性核素不可单纯放入铅罐容器内保存,而应将此铅罐容器置入储源室中,以符合放射性防护及预防失窃的要求。

2. 储源室内放射性核素的放置应合理有序,分门别类,并用标签识别,以便于取放。每次取放的放射性核素应限于需要部分。

3. 储源室外要有醒目的“电离辐射”标识。储源室要加锁,由专职人员保管。

4. 定期对储源室进行剂量监测。不可在储源室内直接打开储存放射源的容器取核素,以免污染容器及储源室。

5. 储存的放射性物质应及时登记,登记内容包括生产单位、到货日期、核素种类、理化性质、活度和容器表面擦抹试验结果。

二、放射性核素的使用与操作

(一)临床诊断用放射性核素的使用与操作

1. 使用时的防护要求

(1)诊断用场所的布局应有助于工作程序,如一端为放射性储存室,依次为给药室、候诊室、检查室,应避免无关人员通过。

(2)给药室与检查室分开。如必须在检查室给药,应具有相应的防护设备。

2. 使用药品的权限规定按医院核医学科的人员配备、仪器设备、防护设施等分为三类:

(1)使用一般放射性药品实验室。指准许使用体外诊断的放射药盒,体内诊断、治疗用一般放射性药品是指医生根据诊断、治疗需要,对购入的放射性药品进行简单的稀释或不稀释,直接用于患者的品种。

(2)使用放射性核素发生器及配套药盒的实验室。指除了准予使用上述放射性药品外,还可使用放射性核素发生器及配套药盒的实验室,利用发生器的洗脱液和药盒,按照药盒说明方法自行制备放射性药品注射液用于患者。

(3)具有研制放射性新制剂,试用于临床的实验室。

各医院由政府职能部门确定其属何类,按规定使用放射性药品。

3. 使用药物的质量控制

(1)如是使用自行制备的放射性药物,必须在使用前做质量鉴定,达到该药物质量控制要求后,才可供临床使用。

(2)生产放射性药物的单位,必须在发药前严格做质量鉴定,达到药检标准才可发药。

4. 使用操作

(1)工作人员操作放射性药物时必须穿上防护衣,戴上口罩、帽子及一次性手套。

(2)如是使用自行制备的放射性药物,则药物制备操作应在通风橱内进行,橱内要有足够的气流,滑动门开启三分之一时,气流速度应为 30 m/min。所有器械和装放射性物质的器皿应放在托盘中。托盘内放上干净滤纸。所用托盘应能装下可能溢出的全部液体。

(3)给药者向患者施予放射性药物前必须仔细核对:

① 患者是否与申请单上的姓名相符。

② 准备施予的放射性药物名称、化学形式和活度是否与要求的相符。

③ 是否准备使用非常规程序。

④ 患者是否已做好准备工作,如禁食或停用影响检查的药物等。

⑤ 安排好各项检查时的先后顺序。

⑥ 给药时必须小心谨慎,注意注射药物是否泄漏于静脉周围,规定的活度是否全部注入。如有意外,必须立即向核医学医师报告。

⑦ 给口服药物前检查患者能否正常吞咽,嘱咐患者服药时不要漏在口外,服药时应观察药物是否已全部吞下,并注视患者是否出现呕吐的任何指征。

⑧ 给药者在给药后立即登记药物名称、药物来源、药物剂量、给药方式、给药时间、有无不良反应,最后由给药者签名。

(4)用药后注射器及其他器皿应置入放射性废物袋内。废物袋上应根据使用的核素衰减种类与半衰期长短分类。在废物袋外贴上标签,注明废物种类丢弃时间。最后置于放射性废物库内保存,待衰变。

(二)治疗用放射性核素的使用与操作

1. 防护要求

(1)配药室应靠近病房,尽量减少放射性药物和已接受治疗的患者通过非限制区。

(2)操作者应穿戴防护衣、一次性手套、口罩和帽子进行工作。

2. 给药后详细记录药物名称、药物来源、药物剂量、给药方式、给药时间、给药后有无不良反应,最后由剂量复核者和给药者签名。

3. 应当建立避免给错药物或药物给错患者的防范措施。如发生治疗给药失误,核医学医师应立即对患者进行妥善处理,并向有关部门报告

4. 使用的污染放射性的器皿应放入放射性废物袋中,袋外要贴上标签,注明废物种类、时间,置废物库内保存,待衰变。

5. 接受 ^{131}I 治疗的患者,在出院时体内允许最大活度为 1.1×10^9 Bq。

三、放射性核素的管理

为了安全有效地使用放射性核素（包括放射性药物），每单位应制订以下管理制度，由分管院长、核医学科主任和药事委员会组成自查整顿领导小组。

1. 放射性药品的收支、使用、保管、注销登记制度。
2. 放射性药品操作室的清洁卫生、个人防护和废物处理制度。
3. 放射性药品质量检查制度。
4. 放射性药品不良反应的紧急处理和登记报告制度。
5. 仪器设备使用、管理制度。
6. 配制放射性新药临床试用的院内批准制度。
7. 每个单位都应有以下登记记录：

（1）工作场所剂量测试记录。
（2）放射性污染记录。
（3）放射性药物收支、核实记录。
（4）工作人员接受剂量记录。
（5）放射性事故记录。

四、核医学高活性室操作规程

核医学高活性室是进行放射性核素淋洗、分装与标记的场所，属于开放型放射性工作场所。因此，在核医学高活性室工作时，首先必须严格执行内照射及外照射防护要求，采取必要的防护及剂量监测措施，以减少放射性工作人员的照射剂量。另外，在高活性室中，应准确地测量放射性药物的活度，这对于保证影像的质量、患者的安全性以及治疗效果均有重要的意义，因此应严格遵循活度计测量和质控规程。

（一）高活性室的防护与隔离

在高活性室中，核医学工作人员会受到不同程度的外照射，同时如不注意个人的放射性防护，放射性核素可经过呼吸道、消化道以及皮肤等途径进入体内，亦会引起内照射危害，因此，遵循高活性室防护规程是非常必要的。

在进入高活性室进行放射性操作前，事先应做好周密的计划和充分准备，预先熟悉所要进行的工作，对不熟悉的操作可预先进行"冷试验"。事先准备好操作所需的非放射性物品，如标记药盒、注射器、生理盐水等；根据需要应穿戴工作服、帽子、手套、铅围裙及防护眼镜等个人防护用品。进行核素标记、淋洗及分装等工作时，应采取外照射和内照射防护措施，工作结束后应合理处置放射性废物，并保持高活性室清洁卫生，标记静脉注射用药物的通风橱内应定期进行灭菌消毒。

1. 外照射防护　尽可能对放射源进行屏蔽。准备及分装放射性药物时应在通风柜中进行，可利用通风柜内的铅砖、铅玻璃、铅罐或有机玻璃（β射线）等材料进行屏蔽隔离。放射性药物玻璃瓶应储存在较厚的铅罐内，名称标志清晰。放射性药物在注射患者之前，应将注射器放入铅盒内。对于 Mo/Tc 发生器，出于运输的需要，一般有足够的铅防护，但放置在操作台时必须另外用铅砖进行防护。在工作顺利进行的情况下，应合理选择铅屏蔽的厚度，对于低能核素如^{99m}Tc 和^{201}Tl 等，厚度为 3~5 mm；中能核素如^{131}I、^{67}Ga 和^{111}In 等，厚度为 0.5~2.5 cm；而对于高能核素如^{99}Mo，应不小于 5 cm。

工作人员应穿戴铅衣、防护眼镜等个人防护用品。操作应熟练、迅速，工作结束避免在放射性工作场所的不必要的停留，放射源不用时立即拿开。在满足工作需要的前提下，尽可能缩短接触放射源的时间，减少不必要的照射。不要直接接触放射源，常用镊子、长柄钳等取用和分装放射源，尽可能增加与放射源之间的距离。

2. 内照射防护　开放性放射源可能通过口、呼吸道、皮肤伤口进入人体内。任何可通过手口途径摄入放射性的操作应当禁止，如口吸吸管，对着玻璃吹气，在工作场所使用化妆品、进食、饮水或吃冷冻食品等。对于手上的伤口或擦伤处应裹上防水物品。

将可能存在的放射性源进行包容和盛装,使放射性泄漏减少到最低程度,避免向环境扩散。液体放射源均需盛装容器之中,并置入带吸水纸的托盘中。对于可挥发或升华的放射性核素如^{131}I,应在通风的条件下进行操作。尽量避免放射性污染衣服、工作台面及测量仪器,离开活性室要监测皮肤及衣服有无放射性污染,一旦发生污染应及时清除。对短半衰期放射性核素污染可采用表面封固,做好标记(时间、种类等),让其自然衰变。

3. 放射性监测与废物处理 对放射性核素实验室的操作台、地面、水槽等应定期进行表面污染检查,定期监测活性室空气剂量。日常核医学操作的主要为短半衰期的放射性物质,对于放射性废物,如注射器、安瓿瓶、手套、抹布等可集中存放于长期使用的容器之中,置于储存间,经过至少 8~10 个半衰期后丢弃。

4. 剂量监测 高活性室应根据工作需要配备适当的辐射剂量监测仪器,定期监测工作场所的辐射水平。操作放射性后,应监测手及工作服等表面的放射性污染情况,发现放射性污染应及时妥善处理。

(二) 放射性活度计

放射性活度计是核医学用于放射性核素样品活度绝对值测量的仪器,该仪器为密封式井型电离室探测器,电流计的读数在一定条件下标定成特定放射源的放射性活度(Bq 或 mCi),不需要进行修正即可得到测量结果,其性能稳定、精确度高、测量范围较宽,可对多种核素进行测量。

1. 测量程序和操作步骤 测量放射性活度前,先应打开活度计预热,调零和测量本底水平。样品源应放入样品托架中固定位置,应该避免污染活度计。测量样品活度后记录测定活度值,必要时可重复测量。测量报告内容应包括:活度计的名称和型号,被测样品名称、批号及标记核素,放射性总活度、放射性比活度或浓度,测量的时间、日期及记录者。

2. 质量控制 活度计是核医学掌握给药剂量和测定其样品活度的必备仪器,为了保证结果的可靠性,应定期进行质量控制和校准。每日应常规进行活度计重现性和本底的检查。具体步骤为:将中能长半衰期监督源(通常为^{137}Cs 源)按要求置于电离室中固定位置,在当日所用各种核素的测量条件下各进行 1 次测量,读数减本底后记录在质控图上,每日读数变动范围应≤±5%(经衰减校正后)。

活度计是目前我国规定应强制性检定的唯一的核医学仪器,当活度计的重现性超过范围时应进行校准,对活度计精密度、准确性及线性进行测试。

第三节 放射性核素治疗的管理

在进行放射性核素治疗时,必须考虑患者的用药安全、医务人员的防护以及对周围环境和公众的影响。加强放射性核素治疗的管理是涉及医德医风、公共安全和环境保护的问题,必须予以高度重视。

一、门诊放射性核素治疗的管理

(一) 确定门诊治疗的原则

1. 1 次门诊放射性核素治疗允许使用的内照射放射性活度为等于或小于 1.11 GBq(30 mCi)的^{131}I或相当辐射剂量的其他放射性药物。

2. 病情及全身状况允许进行门诊治疗。

3. 接受内照射治疗的患者,在一定的时期内具备单独卧室和与婴幼儿隔离的条件。

4. 接受内照射治疗的患者大小便能经排废系统流入下水道。

(二) 对门诊核素治疗工作的要求

1. 门诊治疗患者应建立完整的病历,包括病史、症状和体征、各种检查结果、使用放射性药物种类、放射性活度、给药方式和随访记录等。病历应由专人负责管理。

2. 开展放射性核素治疗的核医学科应成立由具有 5 年以上核医学临床工作经验的主治医师或以上职称医师负责的核素治疗小组或设专职医师（主治医师或以上职称）负责门诊放射性核素治疗工作。

3. 门诊放射性核素治疗应建立初诊、复诊、随访、会诊和重复治疗等制度。

4. 门诊放射性核素治疗的患者使用的放射性药物的种类、剂量、给药方法和重复治疗，必须经负责治疗工作的具有 5 年以上核医学临床工作经验的主治医师或其上级医师（副主任医师或以上职称）审定。

5. 负责门诊核素治疗的医务人员应有良好的医德医风和认真负责的态度，应实事求是地向患者及家属说明放射性核素治疗的特殊性、优点、缺点、治疗过程中的注意事项、可能发生的不良反应及并发症等，由患者或其委托人签署进行放射性核素治疗的知情同意书。

6. 开展放射性核素治疗的医院应具有卫生行政部门颁发的放射性同位素工作许可证，应在医院内符合放射防护和环境保护规定的固定场所开展放射性核素治疗。

（三）接受门诊放射性核素治疗患者的注意事项

1. 如实地陈述家庭地址、联系方式、居住条件和周围环境情况。

2. 按医嘱积极配合治疗，遵守核素治疗的规章制度。

3. 服用放射性药物后尽快返家休息，尽量减少交叉照射和对核医学诊断工作的影响。

4. 用药后 1 周内不应和婴幼儿密切接触。

5. 排泄物必须经排废系统流入下水道排出，或者单独处理。

6. 服用放射性药物后反应重，或者症状明显加重，应立即到医院就诊处理。

7. 应按规定时间到医院复诊、随访和进行各种检查。

二、住院放射性核素治疗的管理

（一）确定住院放射性核素治疗的原则

1. 一次使用^{131}I 活度大于 1.11 GBq（30 mCi）或相当辐射剂量的其他放射性药物。

2. 放射性核素治疗的种类、方式和时间必须住院方能进行和完成者。

3. 病情必须住院治疗者。

4. 患者居住条件和周围环境不能满足门诊放射性核素治疗的防护要求。

（二）住院放射性核素治疗患者的注意事项

1. 负责放射性核素治疗病房的医师应实事求是地向患者及家属说明放射性核素治疗的特殊性、优点、缺点、治疗过程中的注意事项、可能发生的不良反应及并发症等。住院进行放射性核素治疗，患者应签署知情同意书，遵守医院和核医学科的规章制度。

2. 住院患者原则上应无陪伴，特殊情况应由病房主管医师决定，并交代有关注意事项。

3. 患者应在指定的卫生间大小便。

4. 服用放射性药物后 1 周内，不得在病室内"串门"。

5. 患者住院期间一律穿用病室衣裤。

6. 病情不重的患者服用放射性药物后 1 周内，要求户外活动必须征得医生同意，在规定的时间和指定地点进行。

7. 探视患者必须在规定时间和指定地点进行，在服用放射性药物 1 周内，应对探视时间进行限制。

（三）核素治疗病室的管理和卫生防护要求

1. 核素治疗病室应设"三区制"，无活性区为医、护人员工作场所；活性区为病房；高活性区为放射性核素储存、分装场所。三区之间应有严格的分界和过渡的通道。

2. 应设立废水处理池和净化系统，为患者大小便处理专用。废水处理系统和医院下水道相连，但排入下水道前应取样监测，符合排放标准方能排入下水道。

3. 活性区和高活性区以设在底层为宜,顶板应加屏蔽防护层,使活性区有最大放射源时,其楼上放射性测量接近本底水平。

4. 活性区和高活性区四周墙壁的材料及厚度应满足放射防护要求。门应加足够厚度的铅皮防护,门上小窗为铅玻璃,地面使用易于清洗及除污染的材料。

5. 病房每间设 1~2 个床位,床间距应>1.5 m。

6. 患者和工作人员的厕所及淋浴室应严格分开。

7. 在患者的床头或门上设标志牌,注明使用放射性药物的种类、放射性活度、使用日期。

8. 高活性区应完全符合开放型放射性工作场所的防护要求。

9. 应建立健全放射性核素治疗病室的"三级医师负责制",医务人员应分工明确,保证医疗工作准确和快速进行。治疗方案应由负责治疗工作的具有 5 年核医学临床工作经验的主治医师或以上职称医师制定和审核。使用的放射性药物的种类、放射性活度应有严格的核对制度。

10. 除备有医疗急救设备及药品外,应备有清除放射性污染的应急器材和用品。

11. 应建立值班、交班、会诊、查房、探视、防护监测、清除放射性污染等制度。

第四节　核医学科放射性废物处理

在核医学工作中会产生许多放射性废弃物,按其物态分为固体废物、废液和气载废物,简称"放射性三废"。放射性废弃物不能以普通废弃物的方法进行处理,而要根据废物的性状、体积、所含放射性核素的种类、半衰期、比活度情况相应处理,不使放射性物质对环境造成危害。

一、固体放射性废物

包括带放射性核素的试纸、敷料、碎玻璃、废器、安瓿瓶、实验动物尸体及其排泄物等,放置于周围加有屏蔽的污物桶内,不可与非放射性废物混在一起。污物桶应有外防护层和电离辐射标记,放置点应避开工作人员作业和经常走动的地方,存放时在污物桶显著位置标上废物类型、核素种类、比活度范围和存放日期等。长寿命的固体放射性废物,应定期集中送交区域废物库做最终处置,主要用焚烧法或埋存法处置。焚烧法是将可燃烧的放射性废物充分燃烧,产生的放射性气体量小者直接排入大气,量大者用冷凝法或吸附剂捕集。燃烧应在特制焚烧炉中进行,周围有足够隔离区,烟囱应足够高,并有滤过装置,以防污染环境。埋存法是将不可燃的放射性固体废物及可燃性废物燃烧后的残渣埋在地下,地点应选择没有居民活动的地方,还应注意不靠近水源,不易受风雨侵袭扩散。短寿命核素废物主要用放置衰变法处理,一般把半衰期<15 天的归入短半衰期放射性核素,放置 10 个半衰期,放射性比活度降低到 7.4×10^4 Bq/kg 以下后,即可作为非放射性废物处理。

近距离放射性粒子治疗中放射性废物主要为固体废物,即废弃的放射性粒子源,可采用放置衰变法处理,例如 ^{198}Au 的 10 个半衰期是 27 天、^{125}I 是 600 天、^{103}Pd 是 170 天。

二、液体放射性废物

含放射性核素的残液、患者的排泄物、用药后的呕吐物及清洗器械的洗涤液、污染物的洗涤水等。长寿命的液体放射性废物应先用沉淀凝集、离子交换等方法进行有效减容、固化,之后按固体放射性废物收集处置。放射性废水处理主要有稀释法、放置法及浓集法。稀释法是用大量水将放射性废液稀释,再排入本单位下水道,适用于量不多且浓度不高的放射性废液。放置法适用于短半衰期核素。浓集法是采用沉淀、蒸馏或离子交换等措施,将大部分本身不具放射性的溶剂与放射性物质分开,使溶剂可以排入下水道,浓集的放射性再做其他处理。

注射或服用放射性药物的患者应有专用厕所,对其排泄物实施统一收集和管理,储存 10 个半衰期后排入下水道系统。池内沉渣如难以排出,可进行酸化,促进排入下水道系统。吸 ^{131}I 患者的排泄物处理,必须同时加入 NaOH 或 10% KI 溶液,然后密闭存放,待处理。

三、气载放射性废物

放射性碘蒸汽、放射性气溶胶经高效过滤后,排入大气,滤膜定期更换,并作为固体放射性废物处理。呼出的^{133}Xe 应有特殊的吸收器收集,放置衰变。

四、放射性废物处理办法

放射性工作场所控制区和监督区都应备有放射性废物容器,容器上应有放射标志。放射性废物应按长半衰期和短半衰期分别收集,并给予适当屏蔽。

液体和固体放射性废物应及时从工作场所移去,固体废物如浸染的针头、注射器和破碎的玻璃皿等,应贮于不泄漏、较牢固、并有合适屏蔽的容器内。

Ⅰ级工作场所和有放射性药物治疗任务的单位,应设有污水池,存放放射性污水,直至符合排放要求时方可排放,废原液和高污染放射性废液应专门收集存放。

五、消毒隔离制度

1. 严格执行无菌操作规范,防止交叉感染。制备和操作注射用放射性药物时,应佩戴口罩及穿工作衣、帽。
2. 器械要定期消毒和更换,保证消毒液的有效浓度。
3. 传染病及可疑传染病患者检查后,应立即更换检查床单,有关物品要严密消毒。
4. 通风橱要保持整齐清洁,定期用紫外线消毒。
5. 接受放射性核素治疗或检查的患者,必须使用专用厕所,严禁随地吐痰,污染地面。
6. 带有放射性的器具和一次性用品应按放射卫生防护要求妥善处置,防治污染环境。
7. 核医学科(室)是开放型放射性工作场所,又是电子仪器比较集中的科室,应重视科室清洁卫生工作。
8. 科室应经常保持整齐清洁,墙壁不得随意张贴,物品用后归还原处。
9. 科室清洁工作应由专人负责,具体实施办法视单位实际情况决定。
10. 每日上、下午各清扫科室 1 次,并定期组织进行清洁卫生,集中处理仪器清洁、室内外清扫、物品换洗等事宜,结束时应有检查。
11. 毛巾每日换洗 1 次,其他布类物品每周换洗 2 次,遇有特殊情况随时更换。
12. 进入贵重仪器检查室(SPECT 室、PET 室、γ 照相机室及药物制备室等)时,应换穿工作鞋。
13. 高活性区(室)清洁工具应专用,不得拿至其他区(室)使用,以防污染扩散。

六、科室缺陷管理措施

核医学科实行科主任负责制,全科工作人员认真遵守科室工作规章和制度,各级人员按规程操作。放射性药品由专人负责,各级使用人员严格按制度及规程使用,避免和杜绝差错、事故的发生。如违反规章制度或未按操作规程造成不良影响,或出现差错、事故者,科主任有权根据情节做出相应处罚,如记过、扣罚奖金,甚至交回人事科下岗学习。严重差错、事故,科主任及各级责任人也要负相应责任。工作人员之间要互相监督,如发现差错、事故应及时向科主任汇报并分析原因,进行登记,在科室技术会议上讨论。发生重大差错、事故应及时向院医务处上报,违法者向院长及派出所报告,故意隐瞒者追究相应责任。

(郭晋纲、王骏、陈凝、吴虹桥)

第十三章 X线辐射安全保证

第一节 放射生物效应及基本概念

机体受电离辐射产生的各种有害效应,称为辐射生物效应;产生各种不同类型和不同程度的损伤称为辐射损伤。辐射生物效应的发生是一个非常复杂的过程,能量吸收到组织或器官的损伤有其特有的原发性和继发性反应,包括分子水平破坏(DNA链断裂、酶的破坏),细胞、组织器官的破坏与死亡,机体的损伤,代谢失调以及病理形态的改变等。随着人们对辐射效应认识的不断提高,辐射防护的标准和对策的完善。1990年国际放射防护委员会(ICRP)第60号出版物对辐射生物效应做了较为详细的描述,列举了确定性效应、随机性效应、胚胎和胎儿效应和皮肤效应等四种有害效应。

一、确定性效应

当机体受到电离辐射时,组织和器官内的细胞被灭活,在临床上可检查出的严重功能性损伤,称为确定性效应或非随机性效应,是人体对辐射的一种反映,又称躯体效应。具有一定的特点:即确定性效应与剂量呈非线性关系,照射剂量超过某一特定效应的阈值以后,病理改变的严重程度将随受照射剂量的增加而加重;个体存在敏感性差异;损伤的频率与剂量的大小有关;损伤出现的时间变化很大,短则几小时,长则几天甚至几年。

(一)域剂量

域剂量是指使$1\%\sim5\%$的受照个体发生特异性效应所需的辐射量。阈剂量只能是特定组织、特定改变的剂量阈值,与测量该辐射源的测量技术有关。同时与射线的类型、照射方式(1次和分次、急性和慢性)、照射时间及受照组织的数量有关。在低剂量率长期慢性照射的条件下,若受照剂量不超过年剂量限值时,即没有超过阈剂量,则不会发生确定性效应。

(二)外照射急性放射病

外照射急性放射病是指1次或短时间内,受到大量照射引起的全身疾病。对人来说,一次剂量达到1 Gy以上的外照射可引起该病。在正常的X线诊断条件下,不会发生,只有在事故照射、医疗照射、核战争等情况下发生。根据不同受照射剂量出现损害的基本病理改变和临床特点可分骨髓型、肠型和脑型。

(三)外照射亚急性放射病

外照射亚急性放射病是指人体在较长时间内(数周至数月)受连续或间断较大剂量外照射引起的全身性疾病。起病隐袭,分期不明显,没有神经衰弱综合征,临床上以造血功能障碍为主。表现为贫血、易感染、出血等症状。血常规:Hb<120 g/L,WBC$<4\times10^9$ 个/L,PLT$<80\times10^9$ 个/L,为轻度;Hb<80 g/L,WBC$<1.0\times10^9$ 个/L,PLT$<20\times10^9$ 个/L为重度。但是否属于辐射损伤所致血细胞的改变应由专门医疗机构(职业病防治中心)进行诊断并治疗。

（四）外照射慢性放射病

外照射慢性放射病是指放射工作人员在较长时间内连续或间断受到超剂量限值的外照射,达到一定累积剂量当量后引起的以造血组织损伤为主的并伴有其他系统改变的全身性疾病。临床诊断与处理应由专门医疗机构(职业病防治中心)进行。

（五）内照射急性放射病

内照射急性放射病是指放射性元素沉积于人体系统和器官中所引起的全身性疾病。其特点是进入人体的放射性元素对机体产生持续性的照射,以特定的元素沉积在特定部位的局部组织或器官的损伤为主。临床以靶器官损害症状为主,伴有神经衰弱症状及造血功能障碍。处理原则:及时、正确的医学处理;加强营养,注意休息;加速放射性元素的排泄;脱离与放射源的接触。

（六）放射性甲状腺疾病

放射性甲状腺疾病是指电离辐射以内或外照射的方式作用于甲状腺或机体的其他组织引起的原发性或继发性甲状腺功能或器质性的改变。

（七）辐射性白内障

辐射性白内障是指眼部受到 1 次或短期内大剂量的外照射,或长期超过剂量限值的外照射,引起眼的晶状体的改变,其累积的受照剂量一般在 2 Gy 以上。

（八）外照射放射性骨损伤

外照射放射性骨损伤是指人体的全身或局部受到 1 次(骨损伤阈值为 20 Gy)或短时间内分次大剂量的外照射,或长期多次受到超剂量当量限值(阈值为 50 Gy)的外照射,引起的骨组织的代谢变化或临床的病理改变。

二、随机性效应

随机性效应是指效应发生概率(非严重程度)与剂量的大小有关的效应。对于这种效应从防护的观点来看,不存在剂量阈值。随机性效应有两类:第一类发生在体细胞内并可能在被照射者体内诱发癌变;第二类发生在生殖细胞内,可引起受照射者后裔的遗传疾病。

随机性效应的发生是概率性的,只有通过辐射流行病学调查,才能估计出受照人群中的发病率,但不能预知那些受照射人员出现随机性效应。它的主要危害是受 X 线、γ 射线低剂量率、小剂量照射的人群。

（一）致癌效应

如果人体器官或组织受到辐射危害后,细胞没有被杀死而是发生了变异,变异的细胞极有可能导致恶性病变,即癌。电离辐射使癌症发病率增高,其致癌效应在人体细胞和动物细胞实验都已证实,但辐射引起细胞恶性转移机制尚未完全弄清楚。有研究表明,电离辐射对 DNA 的损伤可能是细胞恶性转化的重要机制。一般认为,照射后癌瘤的发生是电离辐射对人体引起的主要躯体长期效应,包括实体瘤诱发、白血病、骨肉瘤和淋巴肉瘤等。ICRP1990 年第 60 号出版物为辐射防护目的制定组织权重因子时,列出了受辐射致癌的危险度高的 12 种癌症和另外 10 种其他癌症。辐射致癌存在一个潜伏期,经过短暂的潜伏期,随着辐射的持续,癌发生率不断增加,达到一定水平后,癌症高发或持续终生或逐渐回归正常。一般幼年时期,受照射更容易诱发癌症(乳腺癌和甲状腺癌),随着年龄的增加,危险不断下降(除白血病和女性肺癌)。

电离辐射在医学上的应用越来越广泛,也是当前人工辐射源造成人类集体剂量增加的主要来源。在医疗实践中,应严格遵守辐射实践正当化和辐射防护最优化原则,极大地减少群体的辐射剂量。

（二）遗传效应

辐射的遗传效应是指电离辐射对受照者生殖细胞遗传物质的损害，使其后代发生遗传异常的随机性效应。电离辐射既可诱发生殖细胞的染色体畸变，也可诱发体细胞的染色体畸变，产生遗传效应。辐射对遗传物质的损害可分为基因突变和染色体畸变。基因突变是 DNA 结构改变，分单基因和多基因型，或显性遗传和隐性遗传。染色体畸变是 DNA 链较大区段的异常，主要表现为数目异常和结构重新排列。实验结果表明，辐射可诱发精原细胞异位，剂量越大异位率越高。含有异位染色体的生殖细胞可以继续进行分裂，从而有可能传给下一代。某些异常的染色体除导致子代身体和智力的严重缺陷外，通常也是致死性的。在自发性流产和死胎中，染色体异常的发病率显著。

ICRP1990 年第 60 号出版物给出供辐射防护使用的辐射遗传效应概率系数：全体人群低剂量率照射后，全部后代遗传性疾病的增加为 $1 \times 10^{-2}/\mathrm{Sv}$；职业性照射的危险系数取 $0.6 \times 10^{-2}/\mathrm{Sv}$。

三、胚胎和胎儿的效应

人体在胚胎发育阶段，自受精卵开始至孕龄 8 周为胚胎，8 周以后为胎儿。电离辐射引起的损伤因胚胎期接受的辐射和胎儿期接受的辐射的不同而不同。也就是说母亲怀孕不同时期接受的辐射，产生辐射损伤的情况不同。主要有胚胎致死、畸形、智力迟钝和致癌效应。

（一）致死效应

在着床前阶段（0～9 天）或着床后不久（2 周）的妊娠早期受到照射，它的主要危险是导致胚胎死亡。若胎儿在宫内发育的各个阶段，受到大剂量的辐射，同样也会导致死胎。

（二）致畸效应

致畸效应主要在器官形成阶段（受孕后 9～60 天）受到照射发生，有时伴有全身各种结构的生长障碍。多见于中枢神经系统。联合国原子辐射效应科学委员会（1977）引用的材料说明，在器官形成期的小鼠受到低至 5 cGy 的照射，大鼠受到 5 cGy 的照射后，畸形发生率增加。

（三）致严重智力迟钝

致严重智力迟钝的最大危险期为孕龄 8～15 周，其次为 16～25 周。8～15 周胎儿受到照射，诱发严重智力迟钝的概率为 $0.4 \mathrm{Sv}^{-1}$，16～25 周胎儿为 $0.1 \mathrm{Sv}^{-1}$。其剂量阈值分别为 0.1 Sv 和 0.2 Sv。

（四）致癌效应

据资料表明，由于医疗的原因，胎儿在宫内受到照射，出生后的 10～15 年内恶性肿瘤和白血病的发病率明显增高。因此，除非具有特别需要，一般孕妇要避免进行 X 线、CT 检查或接触各种放射线。整个孕期受照射诱发恶性疾病的概率为 $0.02 \mathrm{Sv}^{-1}$。胚胎和胎儿受到 0.5 Sv 以上照射可发生急性放射病和造血系统抑制。

四、皮肤效应

电离辐射对皮肤的损伤既有确定性效应，也有致癌效应，在辐射防护中均要考虑。

（一）确定性效应

电离辐射导致皮肤损伤的确定性效应主要分为急性放射性皮肤损伤和慢性放射性皮肤损伤。它的损伤的程度、临床症状、愈后与射线种类、性质、照射剂量、照射部位、面积及身体情况有关。

1. 急性放射性皮肤损伤　急性放射性皮肤损伤是指身体局部受到 1 次或短时间（数日）内多次大剂量照射所引起的急性皮肤损伤，可分为急性放射性皮炎和急性放射性溃疡。其参考阈值为 5 Gy。一般可分为 3 个分度，各分度、临床表现、参考剂量见表 13－1。

表 13 - 1　急性放射性皮肤损伤分度与诊断

分度	初期反应期	假愈期	临床症状明显期	参考剂量（Gy）
Ⅰ	红斑	2～6 周	脱毛、红斑	≥5
Ⅱ	红斑、烧灼感	1～3 周	二次红斑、水泡	≥10
Ⅲ	红斑、瘙痒、刺痛、水肿等	数小时至 10 天	二次红斑、水泡坏死、溃疡	≥15

2. 慢性放射性皮肤损伤　慢性放射性皮肤损伤是由急性放射性皮肤损伤迁延或由辐射源小剂量长期照射后引起的慢性放射性皮炎及慢性放射性皮肤溃疡。受照剂量一般大于 15 Gy，局部照射形成累积性损伤，经常发生于从事放射线的工作人员。慢性放射性皮肤损伤分度与临床症状见表 13 - 2。

表 13 - 2　慢性放射性皮肤损伤分度与临床症状

分度	临床症状
Ⅰ	皮肤色素沉着，粗糙、灰指甲
Ⅱ	皮肤角化过度、皲裂、较多疣状突起、指甲增厚、肌肉萎缩
Ⅲ	坏死、溃疡、关节变形、功能障碍等

（二）随机性效应

目前已知基底细胞癌和鳞状上皮癌与电离辐射的照射有关，ICRP 第 60 号出版物将其归类为随机性效应（放射性皮肤癌）。

放射性皮肤癌是在射线所致的角化过度或长期不愈的放射性溃疡基础上恶变而来，其恶变率从 3.6%～50% 不等，平均 20% 左右。从受照射到发生癌变，平均 20 年左右，从慢性皮炎到癌变，平均 10 年左右。皮肤癌的死亡率很低，基底细胞癌为 0.01%，而鳞状上皮癌相对较高，大约为 1%。因职业关系引起手部慢性皮肤放射性损伤，恶变率最高可达 50%～55%。

第二节　放射防护的目的和基本原则

一、放射防护的目的

放射防护的目的是避免发生有害的确定性效应，并将随机性效应的概率限制到可以接受的水平。保障放射工作人员、公众及其后代的健康和安全，促进我国放射工作的顺利发展。

二、放射防护的基本原则

放射防护的基本原则有三项，即人体接受任何来源的照射都必须有正当理由（正当化或称合理化），放射防护要做到最优化和必须遵守规定的个人剂量限值

（一）放射实践正当化

正当化是指在进行任何放射工作时，都应当事先进行代价与利益的综合分析，权衡利弊。人们认为，只要达到某项目标所获得的效益明显地大于所付出的全部代价，就是正当的。若某种实践不能带来超过代价的净利益，则不应采取此种实践。随着 X 线诊断技术的日益普及，有效地加强医用诊断 X 线的卫生防护，特别是重视对患者的防护，应该严格执行实践正当化原则，限制和杜绝滥用电离辐射现象，避免不必要的照射。盲目地、对病程诊断价值不大或单纯为增加经济收入的 X 线、CT 及核医学检查等具有放射损伤的检查都是不正当的。

（二）放射防护最优化

放射防护最优化是指以最小的代价获取最大的净利益,使受照剂量尽可能达到最低水平。经过实践正当化判断后,对一切必要的照射进行防护设计与优化。在付出的代价与所得到的净利益之间(多种方案)进行权衡。在进行照射实践时,不是剂量越低越好,而是考虑到社会和经济因素,使照射低到可以合理地做到的程度。对于 X 线检查,最优化意味着获得 1 次高质量的检查结果的同时,患者受照射剂量最小。而作为介入医师进行介入治疗时,最优化是既要减少操作者的受照射剂量,同时也减少患者的受照射剂量。在操作中采用最优化的曝光条件,尽可能缩小照射的面积,利用数字技术及机器应有的功能(栅控技术、铜滤过技术等),减少不必要的照射。要实现这个最优化目标,放射学科的工作人员必须:提高业务技术素质;提高对患者防护意识;采用高质量的 X 线发生装置;充分做到操作的规范化和诊断检查程序应用的最优化。

（三）个人剂量限值

个人剂量限值为个人相关防护(图 13-1～图 13-3)。在实施上述两项原则时,要同时保证个人所受剂量不应超过规定的相应限值,即指放射职业人员和广大居民个人所受到的剂量当量,不得超过国家标准限值,见表 13-3。在放射实践中,不产生过高的个体照射量,保证任何人的危险度不超过某一数值,即必须保证个人所受的放射性剂量不超过规定的相应限值。ICRP 规定工作人员全身均匀照射的年剂量当量限制为 50 mSv,广大居民的年剂量当量限值为 1 mSv(0.1 rem)。我国放射卫生防护基本标准中,对放射工作人员年剂量当量限值,采用了 ICRP 推荐规定的限值。为防止随机效应,规定放射性工作人员受到全身均匀照射时的年剂量当量不应超过 50 mSv(5 rem),公众中个人受照射的年剂量当量应低于 5 mSv(0.5 rem)。当长期持续受放射性照射时,公众中个人在一生中每年全身受照射的年剂量当量限值不应高于 1 mSv(0.1 rem),且以上这些限制不包括天然本底照射和医疗照射。

表 13-3　GB 18871—2002 对职业照射的剂量限值

应用	剂量限值	
	GB 18871—2002	GB 4792—84
工作人员	连续 5 年平均有效剂量当量 20 mSv,任何一年不超过 50 mSv	GB 4792—84 年有效剂量当量 50 mSv
学生	(16～18 岁)6 mSv	GB 4792—84 放射专业 15 mSv,非放射专业 0.5 mSv
眼晶体(学生)	150(50)mSv	
皮肤(学生)	500(150)mSv	GB 4792—84,500 mSv
四肢(学生)	500(150)mSv	GB 4792—84,50 mSv

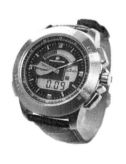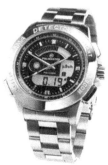

图 13-1　个人计量表

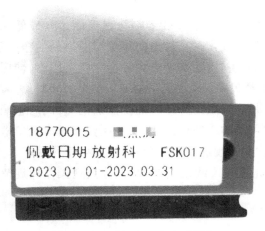
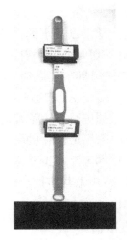

| 图 13-2 放射人员个人计量仪 | 图 13-3 介入人员计量仪 |

个人剂量限制是强制性的,必须严格遵守。年龄小于 16 周岁的人员不得接受职业照射。年龄小于 18 周岁的人员,除非为了进行培训并受到监督,否则,不得在控制区内工作。年龄在 16~18 周岁的人员,接受涉及辐射照射就业、培训的徒工及在学习过程中需要使用放射源的学生,应控制在相应的限值内,具体见表 13-3 中"学生"内容。

为保护胚胎和胎儿,对职业妇女照射有以下规定:① 对未孕妇女职业照射与男人相同。② 对已确认怀孕的妇女,在孕期余下的时间内应施加补充的当量剂量限值,对腹部表面不超过 2 mSv。③ 孕妇和哺乳妇女应避免受到内照射。④ 用人单位有责任改善怀孕女性工作人员的工作条件,以保证为胚胎和胎儿提供与公众成员相同的防护水平。

对公众中个人照射的剂量限值作了相应规定:① 年有效剂量当量 1 mSv。② 特殊情况下连续 5 年的有效剂量之和不得超过 5 mSv。③ 眼晶体的年剂量当量 15 mSv。④ 皮肤的年剂量当量 50 mSv。⑤ 被检者正在接受医学诊断检查或者治疗期间,其探视人员在此期间所受的剂量不超过 5 mSv。

IBSS 和我国 BSS 中还规定在特殊情况下,临时变更剂量限值的要求:① 依照审管部门的规定,各部位的有效剂量 5 年平均 20 mSv 的剂量平均期破例延长到 10 个连续年,并且在此期间内,任一工作人员所接受的年平均有效剂量不应超过 20 mSv,任一年份不应超过 50 mSv,当任一工作人员自此延长平均期开始以来所接受的剂量累计达到 100 mSv 时,应对这种情况进行审查。② 剂量限值的临时变更应遵守审管部门的规定,但任一年内不得超过 50 mSv,临时变更的期限不得超过 5 年。

放射防护标准中规定的个人剂量限值,与医疗照射中的剂量值不同,绝不可以用在医疗照射中对患者受照射剂量的控制上。患者受照射的剂量采用剂量约束值,即医疗照射指导水平,该水平是由医疗业务部门选定并取得放射防护审管部门认可的剂量、剂量率或活度值。指导水平仅对放射诊断有间接的指导意义。也可给放射防护人员和放射诊断人员提供一个研究放射诊断检查最优化操作程序的参考数据。高于该水平时,由执业医生进行评价。在考虑到特定情况并运用了可靠的临床判断后,才能决定是否有必要超过该水平。通常情况下,当高于医疗照射指导水平时应当考虑采取适当的行动。低于该水平,可将最优化操作程序列入放射诊断医师进行程序操作,达到最优化原则。

医用 X 线是一种可控的外照射源,适当地增加照射距离、缩短照射时间和设置辐射屏蔽可以有效地降低辐射剂量,也是医用 X 线防护的三项基本措施。在考虑具体防护措施的时候,应当根据具体情况灵活运用这三种措施。必须在放射防护原则的指导下,对利益、代价进行权衡,求得满意的防护效果,使患者的受照射剂量保持在可以合理达到的最低水平。

三、外照射防护

（一）放射防护的基本措施

外照射是指放射源对人体造成的辐射,辐射源主要有 X、γ、β 射线及中子束和高能带电离子束。对这些电离辐射的防护方法有 4 种:

1. 时间防护　人体受到放射源的照射而产生的累积剂量与其在辐射场中停留的时间成正比,在照射量率不变的情况下,照射时间愈长,人体所接受的剂量愈大。不论是放射线的工作人员还是患者,应尽量减少受辐射的时间。采用时间防护简单易行,不要付出经济代价。具体有以下几个方面:① 提高放射工作人员的技术水平。在实际工作中应技术熟练、操作准确,缩短透视的累积时间和减少摄影的废片率,避免重复照射。② 减少公众人员的照射量。在机房的门、窗等处设有辐射标志的警示牌。在辐射产生时应让公众人员远离辐射源,陪同人员尽量远离辐射源,减少累积的辐射。③ 故障检修人员应减少在辐射场的工作时间,充分利用时间防护,将受照时间限制在拟定的限制以下。

2. 距离防护　尽可能远离辐射源或散射体,延长与辐射源的距离,减少受照射剂量达到防护的目的。对于点状电离辐射源(医用诊断、治疗用 X 线设备和工业探伤用 X 线设备),人体受到的剂量当量率与距离的平方成反比,距离延长 1 倍,剂量率将减少到原来的 1/4。对于散射线,也随距离的延长而减弱,其减弱的规律与点状电离辐射源相同。因此,增加工作人员与放射源之间的距离,或患者敏感器官与组织远离散射源,就可以降低受辐射的剂量水平。

3. 屏蔽防护　屏蔽防护是根据射线通过物质时其强度被减弱的原理,在工作人员与放射源之间,被照体与非照射体之间设置一定厚度的屏蔽物,把人体受照剂量合理降至尽可能低的水平。根据辐射源的种类、用途和操作方法大致可分为以下几类:

(1) 固定式防护设施:机房的门、窗及墙体(主防护和副防护)、观测窗(铅玻璃)、固定式屏蔽室(铅房)等。

(2) 移动式防护设施:对于点状电离辐射源铅屏风,介入用的铅吊屏等。同位素辐射源的储存容器、运输的容器等。

(3) 个人防护用品:放射工作人员的防护用品,如铅帽、铅手套、铅围脖、铅眼镜等。患者的防护用品,如防护围裙、三角巾、防护罩等,见表 13-4。

表 13-4　含铅防护用品的适用范围

用品名称	铅当量(mmPb)	适用范围
铅眼镜	0.35/0.50	低能 X 线
铅胶背心、围裙	0.35/0.50	常规胸透、拍片、胃肠检查
超柔软铅衣、铅帽、铅围脖、铅手套、铅背心	0.35/0.50	血管造影及各种特殊检查
夹克式铅胶衣	0.35/0.50	工业探伤及各种 X 线检查
铅胶手套	0.35/0.50	铅胶手套
铅胶防护套、背心	0.35/0.50	患者的防护等
围裙、三角巾、三折防护帘、防护屏风等	0.35/0.50	各种 X 线检查

4. 控源防护　控源防护是指放射工作人员在不影响照射目的的情况下,控制射线束的出线面积和出线条件,减少辐射量,降低工作人员及患者的受照射剂量,达到防护的目的。采用遮线器控制照射野的面积,减少原发射线量,相应地降低散射量。出线条件是采用一定的控制方式,使射线束量减少,如采用数字脉冲透视或栅控技术。脉冲透视可减少 X 线的单位时间的出线量,栅控技术可提高 X 线质,减少低能射线对人体的损害。

在实际工作中,为了安全及尽量减少不必要的照射,时间防护、距离防护和屏蔽防护 3 种措施都是相互配合使用的。而作为控源防护,需要放射工作人员应具有相应的知识,在实际工作中进行具体的运用。使用个人防护用品能降低80%～90%的射线,尤其是对患者使用防护用品,应得到广大放射工作人员的重视。

（二）屏蔽材料

1. 对屏蔽材料的要求 要吸收散射能力强,散射线量小,要经久耐用,耐高温、耐腐蚀、耐辐射,屏蔽效果不随时间而衰减,机械强度高,容易加工,来源易得。

常采用铅当量表示,所谓铅当量即为了便于比较各种屏蔽材料的防护性能,常用铅作为比较标准,把达到一定厚度的某屏蔽材料与铅防护效果相同的铅厚度,称为该一定厚度屏蔽材料的铅当量,单位以毫米铅(mmPb)表示。有时还用比铅当量来表示,所谓比铅当量是指单位厚度(mm)防护材料的铅当量。

2. 常用的屏蔽材料

（1）重金属硬质材料:常用的有铅(Pb)、铁(Fe)、铜(Cu)、钨(W)等,主要用于移动式防护和部分固定式防护。

（2）建筑用墙体防护材料:常用的有混凝土(简称砼)、泥土、土砖及复合材料,主要用于固有防护。

（3）软质防护材料:常用铅橡胶和铅塑料,主要由于制作穿着类的个人防护用品和防护吊帘等。

（4）透明防护材料:铅玻璃、有机铅玻璃和水,铅玻璃主要用于散射防护。常见相当于1 mmPb 防护材料的厚度见表13-5。

表13-5 几种常用防护材料相当于1 mmPb 的厚度

材料名称	铅橡胶	铅玻璃	铁	砖	混凝土
比重(g/cm³)	4～4.5	4～4.6	7.9	1.6～2.0	1.6～2.35
相当于1 mm 铅的厚度(mm)	3.33～2.77	4.55～6.16	5.88	125～105	117.6

3. 在特殊诊断检查中应当采取的措施

（1）X线透视检查中可采取的方法:使用影像增强器,摄片替代透视,采用数字技术和激光成像技术替代透视法观察、荧光摄影检查。

（2）对儿科X线诊断应当谨慎。

（3）对孕妇X线检查中应考虑胎儿受照剂量。

（4）对乳腺X线诊断检查应考虑的因素。

（5）注意牙科X线诊断检查中的特点。

4. 医用诊断X线机机房防护设施的技术要求 医用诊断X线机机房除了电器设置外,必须充分考虑邻室及周围场所的防护与安全,一般可设在建筑物底层的一端。

（1）机房应有足够的使用面积,单管头200 mA 以下X线机机房应不小于24 m²,双管头200 mA 以上的应不小于36 m²。多球管、大功率X线机机房面积应酌情加大。

（2）摄影机房中有用线束朝向的墙壁为主防护墙,其防护厚度应有3 mm 的铅当量,采用240 mm 厚的砖墙,相当于2 mm 的铅当量,可达到防护要求。其他侧墙为副防护墙,防护厚度应有2 mm 的铅当量。透视机房各侧墙壁有2 mm 铅当量的防护厚度。设于多层建筑中的机房,天棚、地板应视为相应侧墙壁厚度考虑,充分注意上、下邻室的防护与安全。有用线束朝向的地板应作为主防护。

（3）机房的门、窗必须合理设置,并有其所在墙壁相同的防护厚度。尽量使射线束不直对门、窗。门、窗外无人通过的,其防护厚度应达到0.25～0.3 mm 的铅当量,门、窗外有人通过或为候诊室,其防护厚度应达到1～1.5 mm 的铅当量。室内不能堆放与诊断无关的杂物,机房要保持良好的通风(每小时3～4次),以便排出射线与空气作用时产生的臭氧和氮氧化物等有害气体。

（4）机房门上应设有电离辐射警示标志,并在门上方安装醒目的指示灯(绿灯为机器工作指示,红灯为曝光指示灯)。

第三节　放射卫生防护标准

一、儿童X线诊断放射卫生防护标准

（一）总则

1. 儿童X线检查所受的医疗照射,必须遵循X线检查的正当化和放射防护最优化原则,在获得必要诊断信息的同时使受检儿童受照剂量保持在可以合理达到的最低水平。

2. 对儿童施行X线诊断检查,必须注意到儿童对射线敏感、其身躯较小又不易控制体位等特点,采取相应有效防护措施。儿童X线群检必须加以控制。

3. 必须建立并执行X线诊断的质量保证计划,提高X线诊断水平,减少儿童患者所受到的照射剂量。

4. 各种用于儿童的医用诊断X线机防护性能、工作场所防护设施及安全操作均须符合GB 8279的要求。

（二）专用于儿童X线诊断设备的防护要求

1. 透视用X线机必须配备影像增强、限时装置及影像亮度自动控制系统。

2. 摄影用X线机必须具备能调节有用线束矩形照射野并带光野指示的装置。

3. X线机应配备供不同检查类型、不同儿童年龄使用的固定体位的辅助设备。

4. 非专用于儿童的X线机,用于儿童X线检查时应参照本章要求执行。

（三）X线防护设备和用品的防护要求

1. X线机房必须具备有为候诊儿童提供可靠防护的设施。

2. 专供儿童X线检查用机房内要合理布局,并应按儿童喜欢的形式装修,以减少儿童的恐惧心理,最大限度地争取儿童合作。

3. 使用单位必须为不同年龄儿童的不同检查,配备有保护相应组织和器官的具有不小于0.5 mm铅当量的防护用品。

（四）对临床医师的要求

1. 应严格掌握儿童X线诊断适应证。对患儿是否进行X线检查应根据临床实际需要和防护原则进行分析判断,确有正当理由方可申请X线检查。

2. 在对患儿进行诊断时,应优先考虑采用非电离辐射检查法。

3. 在X线透视下进行骨科整复和取异物时,不得连续曝光,并注意尽量缩短时间。

（五）对X线工作者的要求

1. 必须熟练掌握儿科放射学业务技术和射线防护知识,仔细复查每项儿童X线检查的申请是否合理,有权拒绝没有正当理由的X线检查。

2. 除临床必需的X线透视检查外,应对儿童采用X线摄影检查。

3. 透视前必须做好充分的暗适应,透视中应采用小照射野透视技术。

4. 对儿童进行X线摄影检查时,应严格控制照射野,将有用线束限制在临床实际需要的范围内。照射野面积一般不得超过胶片面积的10%。

5. 对儿童进行X线摄影检查时,应采用短时间曝光的摄影技术。

6. 对婴幼儿进行X线摄影时,一般不应使用滤线栅。

7. 对儿童进行X线检查时,必须注意非检查部位的防护,特别应加强对性腺及眼晶体的屏蔽防护。

8. 使用移动式设备在病房或婴儿室内做X线检查时,必须采取防护措施减少对周围儿童的照射,不允许将有用线束朝向其他儿童。

9. 未经特殊允许不得用儿童做 X 线检查的示教和研究病例。

10. 对儿童进行 X 线检查时,应使用固定儿童体位的设备。除非特殊病例,不应由工作人员或陪伴者扶持患儿。必须扶持时,应对扶持者采取防护措施。

二、国际辐射防护基本安全标准

（一）国际原子能机构（International Atomic Energy Agency，IAEA）

国际原子能机构是一个同联合国建立关系,并由世界各国政府在原子能领域进行科学技术合作的机构,是一个专门致力于和平利用原子能的国际机构。1954 年 12 月,第九届联合国大会通过决议。1957 年 7 月,规约正式生效。同年 10 月,国际原子能机构召开首次全体会议,宣布机构正式成立。总部设在奥地利的维也纳。国际原子能机构的宗旨是加速扩大原子能对全世界和平、健康和繁荣的贡献,并确保由机构本身,或经机构请求,或在其监督管制下提供的援助不用于推进任何军事目的。它的信条是“让原子能为和平服务”,这意味着核技术的应用,应该安全地用于能源生产、健康、农业和水资源保护等为人类服务,而不是为人类的战争服务。

国际原子能机构规定,任何国家只要经过机构理事会推荐并经大会批准,交存对机构规约的接受书,即可成为该机构的成员国。至 2006 年 2 月,国际原子能机构已有 139 个成员国。现任国际原子能机构组织的总干事是穆罕默德巴拉迪。他在阻止核能在军事领域内的使用以及在和平利用核能等方面做出了贡献。2005 年授予了国际原子能机构总干事穆罕默德巴拉迪诺贝尔和平奖。

（二）联合国原子辐射效应科学委员会（United Nations Scientific Committee on the Effect of Atomic Radiation，UNSCEAR）

联合国原子辐射效应科学委员会（UNSCEAR）是一个定期评论电离辐射对环境的影响的国际机构。委员会的任务是收集和评价电离辐射效应和水平的信息。

（三）国际放射防护委员会（the International Commission for Radiological Protection，ICRP）

国际放射防护委员会是原国际放射学大会所设国际 X 线和镭防护委员会（IXRPC）,1950 年改名。它的宗旨和任务是了解放射防护领域内的进展,提出放射防护基本原理与定量方法,确定防护措施,制定防护标准,指导放射源的应用。

三、放射卫生人员的健康管理

（一）对健康管理的要求

1. 放射工作单位　须由指定的有关业务部门和医疗业务部门负责组织放射工作人员就业前的体检和就业后的定期体检。体检内容为:个人基本情况、既往病史、射线接触史;内科、五官科、皮肤科、神经科的常规检查;眼晶体裂隙灯检查、心电图、B 超、血常规及血小板计数、肝功能及乙肝表面抗原（HBsAg）、尿常规检查;对于特殊项目的检查根据情况确定。

2. 定期体检　要求在甲种工作条件下工作的人员每年体检 1 次;其他放射人员每 2～3 年体检 1 次。必要时可增加体检次数。

3. 接受特殊照射的人员　其受照剂量接近 100 mSv,应及时进行医学检查,血细胞、染色体发生改变者应进行分析与处理,并上报卫生防疫部门。专业方面有困难的单位可请专门的医疗卫生单位协助处理。

4. 对放射疾病的诊断　应由指定的专业机构进行,将确定的放射病病历摘要上报卫生防疫部门。

5. 建立健康档案　应建立放射工作人员的健康档案。

（二）体检检查项目

应包括一般体检的详细项目（临床内科、外周血象、肝功能、尿常规等），并注意以下项目：

1. 注意有无自觉症状，了解职业史及其他有害物质（工业粉尘、有毒化学物）接触史。

2. 接触外照射的放射的工作人员，要进行眼晶体的检查。

3. 对参加产生放射性气体、气溶胶剂放射性粉尘作业的工作人员，应注意呼吸系统的检查，必要时作痰涂片的细胞血检查。

4. 对从事开放型操作的工作人员，依所使用的放射性元素在人体内代谢的特点，增加对不同脏器的检查。对疑有放射性元素进入体内的人员，可做尿、粪或呼出气体的放射性测定，必要时进行全身或脏器的放射测定。

5. 对受事故照射的男性人员，可增加精液常规检查；中子损伤事故可增加相应的放射性分析。

6. 根据需要可进行皮肤、毛发、指甲及微循环的检查。

（三）除按一般工作人员健康标准要求外，具有以下情况不宜从事放射工作；若已参加工作可根据情况建议给予减少接触、短期脱离、疗养或调离等处理。

1. 血红蛋白低于 11 g/L（男）或 10 g/L（女）、红细胞数低于 4×10^{12}/L（男）或 3.5×10^{12}/L（女）；血红蛋白高于 18 g/L 或红细胞数超过 7×10^{12}/L，高原地区可参照当地正常值范围。

2. 已参加放射工作的人员，白细胞总数持续低于 4×10^9/L 或高于 1.1×10^9/L；准备参加放射工作的人员，白细胞总数持续低于 4.5×10^9/L 者。

3. 血小板持续低于 1×10^{11}/L。

4. 严重的心血管、肝、肾、呼吸系统疾病、内分泌疾病、血液病、皮肤疾患和严重的晶体混浊或高度近视者。

5. 神经、精神异常，如癫痫等。

6. 其他器质性或功能性疾患，卫生防护部门可根据病情或接触放射性的具体情况（包括放射工作种类、水平）及本人工作能力、专业技术和需要情况等酌情处理。

（四）放射工作人员保健

放射工作人员保健待遇也是健康管理的内容之一，国家对放射工作人员保健待遇作了明确规定，各放射工作单位应按照国家有关规定执行。

1. 放射工作人员的保健津贴按国家和地方的有关规定执行，临时调离放射工作岗位者，可继续享受 3 个月；正式调离者可继续享受保健津贴 1 个月。

2. 除在国家规定的其他休假外，每年还可享受保健休假 2～4 周。对从事放射工作满 20 年的在岗人员，可由单位利用休假的时间安排 2～4 周的保健疗养。

3. 放射工作人员的工龄计算，按国家有关规定执行。

4. 放射工作人员按本规定接受健康检查、治疗、休假疗养或因患职业性放射病住院检查、治疗期间，保健津贴、医疗费用按国际有关规定执行。

5. 对确诊为职业性放射病致残者，按国家有关规定、标准评定伤残等级病发给伤残抚恤金。因职业性放射病治疗无效死亡的，按因公殉职处理。

（五）放射工作人员、公众及患者标准剂量限值

1. 放射工作人员的剂量限值

（1）放射工作人员的剂量限值：为防止发生确定性效应放射工作人员的当量剂量限值是眼晶状体 150 mSv/a（15 rem/a），其他组织 500 mSv/a（50 rem/a）；为限制随机性效应的发生概率，而达到可接受水平，放射工作人员（全身照射）的当量剂量限值是 20 mSv/a（2 rem/a）。

放射防护标准的剂量限值分为：基本限值、导出限值、管理限值和参考水平。

（2）放射工作条件的分类

①年照射的有效剂量有可能超过 15 mSv/a 的为甲种工作条件,要对个人剂量进行监测,对场所经常性的监测,建立个人受照剂量和场所监测档案。

②年照射的有效剂量很少可能超过 15 mSv/a,但可能超过 5 mSv/a 的为乙种工作条件,要建立场所的定期监测及个人剂量监测档案。

③年照射的有效剂量很少超过 5 mSv/a 的为丙种工作条件,可根据需要进行监测,并加以记录。

（3）控制原则

①未满 18 岁者不得在甲种工作条件下工作,未满 16 岁者不得参与放射工作。

②从事放射的育龄妇女,应严格按均匀的月剂量率加以控制。

③在一般情况下,连续 3 个月内 1 次或多次接受的总剂量当量不得超过年当量剂量限值的一半（25 mSv）。

④对事先计划的特殊照射,其有效剂量在 1 次事件中不得大于 100 mSv,一生中不得超过 250 mSv。

⑤放射专业学生教学期间,其剂量限值遵循放射工作人员的防护条款;非放射专业学生教学期间,有效剂量不大于 0.5 mSv/a,单个组织或器官当量剂量不大于 5 mSv/a。

2. 对公众的个人剂量限值　对于公众个人所受的辐射照射的年当量剂量,应低于下列限值:全身为 1 mSv（0.1 rem）,单个组织或器官为 50 mSv（5 rem）。

3. 对患者的防护　提高国民对放射防护的知识水平;正确选用 X 线检查的适应证;采用恰当的 X 线质与量;严格控制照射野;非摄影部位的屏蔽防护;提高影像转换介质的射线灵敏度;避免操作失误,减少废片率和重拍片率;严格执行防护安全操作规则。

（六）不应或不宜从事放射工作的健康条件

就业前后凡存在以下条件（或情况）之一者,不应（或不宜）从事放射工作:

1. 严重的呼吸系统疾病（例如:活动性肺结核、严重而频繁发作的气管炎和哮喘等）;循环系统疾病（例如:严重的消化道出血、反复发作的胃肠功能紊乱、肝脾疾病和溃疡病等）;造血系统疾病（例如:白血病、白细胞减少症、血小板减少症、真性红细胞增多症、再生障碍性贫血等）及不符合《放射工作人员健康标准基本要求》的第 4 条中任何一项者;泌尿生殖系统疾病（例如:严重肾功能异常、精子异常、梅毒及其他性病）;内分泌系统疾病（例如:未能控制的糖尿病、甲亢、甲减等）;免疫系统疾病（例如:明显的免疫功能低下及艾滋病等）;皮肤疾病（例如:传染性的,反复发作的,严重的,大范围的皮肤疾病等）。

2. 严重的视力障碍（例如:高度近视、严重的白内障、青光眼、视网膜病变、色盲、立体感消失、视野缩小等）及严重的听力障碍等。

3. 恶性肿瘤,有碍于工作的巨大的复发性良性肿瘤。

4. 严重的、有碍于工作的残疾,先天畸形和遗传性疾病。

5. 手术后不能恢复正常功能者。

6. 其他器质性或功能性疾病,未能控制的细菌性或病毒性感染等。

第四节　辐射与防护

一、安全管理

（一）医学影像科安全管理制度

1. 根据有关防护法规与标准，结合本单位的实际情况，制定实施细则与规章制度。

2. 医学影像科协助医院医务科，按有关部门要求负责对医学影像工作人员进行放射防护安全方面的教育和训练。

3. 配合质检和防疫部门检查放射安全设施，监测放射剂量，控制射线危害，必要情况通知操作人员，对异常情况及时报告主管院长。

4. 按规定随身携带个人剂量检测牌，定期报告监测结果，并提出安全评价和改进意见。

5. 严格执行患者防护措施，防止特殊人员过多接受辐射，必要时应告知患者；参与放射事故的调查及处理。

6. 由于放射安全方面的原因，放射防护委员会有权停止 X 线装置的运行。

7. 接受放射防护监督监测部门的指导和检查，提供有关资料反映防护情况，配合进行防护监督监测。

（二）放射安全管理岗位职责

1. 放射安全管理专人负责，目前定为技师长负责。

2. X 线机操作人员必须经过技术考核，合格后方能上岗。非本专业技术人员一律不许上机操作。

3. 经常检查、督促操作人员严格按照操作规程操作机器。

4. 定期检查各机房设备运行状况，发现隐患及早处理，杜绝安全事故。

5. 定期检查电离辐射警告标志和各机房内的防护用品器材，如出现问题，及时维修、更换。

6. 定期检查科室内电器设施、消防设施、门窗结构等是否完好。

7. 配合质检和防疫部门检查放射安全设施，监测放射剂量，控制射线危害，必要情况通知操作人员，对异常情况及时报告主管院长。

（三）医学影像科特检预约、知情同意制度

1. 医学影像科特殊检查和治疗应实行事先预约的办法。

2. 特殊检查和治疗应尽可能满足患者和临床的需要。

3. 预约时应书面告知其适应证和禁忌证。

4. 医学影像科填写预约单交给患者或来预约的护士，并书面告知检查前注意事项及准备工作。

5. 对检查和治疗中可能发生的不良反应和并发症要及时告知患者和家属，让患者和家属做好选择或配合检查、治疗。

6. 术前过敏试验弱阳性，征得患者同意后也可选用其他类型的对比剂继续检查。

7. 患者或家属在知情后同意检查或治疗，应在知情同意书中签字，如患者无自主能力应由家属签字。

8. 知情同意书和特检预约单由放射科同申请单一并归档保存。

二、X 线辐射与防护

1. 医用 X 线的使用及防护　在技术层次上，可采取屏蔽防护和距离防护原则，前者使用铅或含铅等原子序数较高的物质，像 X 线管壳、遮光筒和光圈、滤过板、荧屏后的铅玻璃、铅屏、铅橡皮围裙、铅橡皮手套以及墙壁等,作为屏障来吸收掉不必要的 X 线。后者利用 X 线量与距离平方成反比的原理,通过增加 X 线源与人体间距离来减少辐射量,是最简易有效的防护措施。

在患者方面,应选择恰当的 X 线检查方法,每次检查的照射次数不宜过多,除诊治需要外,不宜在短期内做多次重复检查。摄影时,应当注意照射范围及照射条件,对照射野相邻的性腺,应用铅橡皮加以遮盖。

在 X 线从业者方面,遵照国家有关放射防护卫生标准,并制定必要的防护措施,合理进行 X 线操作,定期监测放射工作者所接受的剂量,直接透视时要戴铅橡皮围裙和铅橡皮手套,并利用距离防护原则,加强自我防护,在介入放射操作中,避免不必要的 X 线透视与摄影,应采用 DSA、超声和 CT 等进行监视。

(1) 常规透视及摄片:医用 X 线检查的常规方式是透视及摄片,胸透或腹透一般应在 3～5 分钟内完成,其辐射剂量约为 $0.025\ 8×10^{-4}$ C/kg,为允许量的 1/10,特殊造影检查,剂量约为 $0.015\ 6×10^{-4}$ C/kg,合理地操作使用,操作者及患者的安全是有保证的。

(2) 患者的防护:患者防护是防护工作的重中之重,由于 X 线剂量与距离平方成反比,故越近 X 线管窗口的剂量率越高,透视时应使患者与 X 线管之间保持至少 3.5 cm 以上的距离,管球窗须加滤片以减少易被人体吸收的软射线,同时对管球四壁用铅套严密封闭,对敏感部位检查,要缩小视野,严格掌握检查的指征及次数。

(3) 工作人员防护:从事 X 线工作的人员,目前的防护条件比较好,但长期接触,应按照人体可接受的剂量范围来操作,避免职业性损伤,特别注意各种防护设备的设置及制度的制定、实施和检查。国家规定每天最大辐射剂量为 $0.129×10^{-4}$ C/kg,特殊情况下每周剂量不得超过 $0.774×10^{-4}$ C/kg,手、足等处局部受到照射者,每周容许剂量可以增至 5 倍,但眼、生殖腺、造血系统等敏感器官,绝不宜超过每周 $0.774×10^{-4}$ C/kg 剂量。

(4) 对周围环境和工作中的要求

① X 线机在工作时,一定要示牌告知,避免非工作人员在机房周围停留。

② 患者接受 X 线检查,最好 1 周内不超过 1 次。

③ 工作室四周墙要设铅皮夹层墙,X 线管球必须用铅皮包裹封闭。

④ 技师本着对患者负责的态度,力争检查时间短,准确率高。

(5) X 线辐射可能引发的临床症状

① 以神经衰弱症和自主神经功能紊乱的症状为主,诉有乏力、头昏、头痛、耳鸣、睡眠障碍、记忆力减退、多汗、心悸等;其次为消化道症状,如腹胀、腹痛,少数人牙痛、牙龈易出血,但无明显皮肤出血点及淤斑;部分人易感冒、腰痛、关节酸痛等。

② 从事放射线工作的人员手部最不宜暴露于直接辐射下,长期低剂量辐射又不注意防护,可引起皮肤损害,主要为皮肤、指甲的营养障碍,在对射线作业人员定期体检中,应注意皮肤检查,发现可疑征象应及时处理。

③ 外周血淋巴细胞的染色体畸变是直接观察外界因素对人类细胞染色体影响的最适宜的方法,是辐射危害的一个重要而敏感的指标,在对长期接触小剂量照射的放射工作者进行定期医学观察时,染色体畸变往往比临床或者其他检查指标的改变较早出现。

④ 造血系统是对放射线最敏感的器官。外周血液改变是接触放射线后最常见的改变,且骨髓变化,是早期发现最客观的重要指标,通过动态观察的自身对照更是放射工作者健康的监护手段。

2. X 线防护的基本手段　保障 X 线工作者和患者及其后代的健康和安全,防止有害的非随机性效应,并将随机性效应的发生率限制在可以接受的水平。

(1) X 线防护的具体措施

① 适当的检查方法和正确的临床判断。

② 提高有关人员的辐射防护知识水平。

③ 采用恰当的 X 线照射量与质。

④ 认真控制照射野范围。

⑤ 注意非摄影部位的屏蔽防护。

⑥ 提高图像接受介质的灵敏度。

⑦ 严格执行辐射安全操作规则。

⑧ 避免操作失误,减少重拍率。

⑨ 严格控制 3 个月内 X 线照射剂量当量不超过 1.3 mSv。

(2) 儿童防护

① 胸部摄影取代胸部透视,降低系数为 0.08。胸透的照射量是胸片的 20～30 倍,此法可明显减少患儿接受剂量。

② 应用 X 线管窗滤过片,减少受照量,限制照射野,减少直接辐射危害,再利用准直遮线器装置限制照射野的大小,根据摄影部位、焦点距离和胶片尺寸大小,将照射野控制在临床所需的最小范围内,以减少直接辐射的危害。

③ 对非诊断部位进行屏蔽防护,重点保护对射线敏感的部位,在拍摄髋关节、腰骶椎等部位时用铅橡皮遮盖胸部和上腹部,用特制的铅皮遮盖患儿睾丸(女性卵巢)。

④ 提高技师工作责任心,增强辐射防护意识,不增加患儿不必要的照射剂量。

⑤ 创造良好环境,争取患儿合作,避免患儿重复照射,家长陪同时,须穿好防护衣。

(3) X 线工作者的防护

① 工作期间必须接受辐射剂量的监控与监测。

② 机房设计时就要有通风装置,养成每日上班前先通风的良好习惯。

③ 暗室设计时要注意工作室通风条件,减少对所用试剂的暴露,具有激光打印设备的机房也应注意通风。

④ 定期进行健康检查。

⑤ X 线设备的操作必须在屏蔽防护合格的情况下进行。

⑥ 严格进行剂量限制控制,一年内不得超过 5.0 mSv。

3. 放射诊疗安全保证

(1) 放射工作人员必须熟练掌握业务技术和射线防护知识,配合有关临床医师做好 X 线检查的临床判断,遵循医疗照射正当化和放射防护最优化原则,正确、合理地使用 X 线诊断。

(2) 除临床必需的透视检查外,应尽量采用摄影检查,以减少患者和工作人员的受照剂量。

(3) 放射工作人员在透视前必须做好充分的暗适应。在不影响诊断的原则下,应尽可能采用"高电压、低电流、厚过滤"和小照射野进行工作。

(4) 用 X 线进行各类特殊检查时,要特别注意控制照射条件和重复照射,对患者和工作人员都应采取有效的防护措施。

(5) 摄影时,放射工作人员必须根据使用的不同管电压更换附加过滤板,并应严格按所需的摄影部位调节照射野,使有用线束限制在临床实际需要的范围内,同时对患者的非摄影部位采取适当的防护措施。

(6) 摄影时,放射工作人员必须在屏蔽室等防护设施内进行曝光,除正在接受检查的患者外,其他人员不应留在机房内;当患者需要携扶时,对携扶者也应采取相应的防护措施。

(7) 只有把患者送到固定设备进行检查不现实或医学上不可接受的情况下,才可使用移动式和携带式 X 线机施行检查,检查时应做好防护措施。

(8) 使用便携式 X 线机进行群体透视检查,必须报请有管辖权的卫生行政部门批准。

(9) 进行 X 线检查时,对患者的性腺部位要特别注意防护。非特殊需要,不得对受孕后 8～15 周的孕妇进行下腹部放射影像检查,以避免对胎儿的照射。

（10）在放射科临床教学中,对学员必须进行射线防护知识的教育,并注意对他们的防护;对示教病例,严禁随意增加曝光时间。

4. 数字 X 线摄影中的患者剂量与影像质量

（1）患者曝光剂量过量的危害:数字图像的质量受多种因素影响,如数字成像装置的系统噪声、光量子噪声及图像后处理技术等,尤其是与曝光剂量密切相关的 X 线量子噪声对图像质量的影响最为突出。噪声对数字图像的对比度和清晰度均有影响,信噪比（SNR）能更大程度上影响一幅影像的空间分辨力（空间频率）。此外,噪声对低密度病灶显示和细节对比度的影响很大。

过量 X 线辐射对人的健康有很大影响,严重的可诱发癌症。据研究报道,以人体所有组织器官中对放射线最敏感的组织之——眼晶体为例,0.5~2.0 Gy 的放射线即可引起可察觉的晶体混浊;4~5 Gy 的放射线量可导致获得性白内障。X 线摄影具有群体效应,解决好摄影曝光量与图像质量的关系,规范参数,优化剂量,以最低的放射线剂量获得稳定的达到临床诊断要求的 X 线影像,具有非常重要的现实意义。

（2）合理利用曝光剂量的理念:合理使用低剂量的 ALARA（as low as reasonably achievable）原则是数字 X 线成像技术辐射剂量降低的基本内涵。ALARA 的核心内容是:在临床放射检查中,采用确保影像质量能满足临床检查需要下的最低剂量,即"接受适度噪声的图像"。其核心就是降低辐射剂量,在不影响诊断的前提下,允许医学影像有适度的噪声存在,这一理念适用于所有放射影像学检查。

传统 X 线摄影（屏—片系统）的影像质量与患者剂量的控制是由曝光探测器的光密度所决定。降低辐射的技术措施主要有:① 采用小视野、高电压、低电流曝光。② 选用适当的滤过板。③ 尽量缩短曝光时间。④ 尽量用 X 线摄影取代透视检查。⑤ 选择合适的屏-片组合和滤线器。

数字 X 线成像技术由于其原理的特殊性,辐射剂量降低措施有了新的内涵和特点。数字 X 线摄影技术的影像质量与患者剂量的控制是由探测器的照射量指示所决定。研究资料证明,利用仿真人体模型进行适度曝光量的研究是一种较为理想的方法,可为 DR 或 CR 系统辐射剂量的优化,提出理论依据和具体的实施措施。数字 X 线成像使用不同的曝光剂量,图像显示质量也就有差异,高剂量曝光产生无噪声的优质图像,但患者接受了过量的辐射;低剂量曝光形成有严重噪声的图像,影响诊断;优化的曝光剂量,图像有适度噪声但不影响诊断,是临床可接受的图像。在提倡人性化医疗服务的今天,在临床放射学检查中采用"最适宜曝光量",做到 X 线检查剂量个体化,以及推行曝光剂量优化措施是十分必要的。

三、CT 辐射与防护

1. CT 常见辐射剂量参数

（1）CTDI:CT 剂量指数的概念,表示沿着 z 轴方向单层辐射的剂量值,是目前国际上应用最广泛的参数。

（2）CTDI$_w$:为了解决 X 线剂量在人体内的不均匀性,反映人体真实接受的辐射剂量,提出了加权剂量指数的概念,是电离量在测试模体中心和边缘测量值的加权平均,CTDI$_w$＝[（边缘）+（中心）]（mGy）。

（3）CTDI$_{vol}$:容积剂量指数,通常 1 次 CT 扫描由很多层组成,实际中单层扫描所产生的剂量区域由于 X 线的扩散性,在 z 轴方向上层的边缘产生"尾部区域",这就使得多层扫描的剂量并非多个简单的相加,在"尾部区域"会产生剂量的叠加,因此提出容积剂量指数的概念,CTDI$_{vol}$＝W×CTDI$_w$。

（4）DLP:剂量长度乘积,一次完整的 CT 检查患者所接受的辐射剂量,DLP＝CTDI$_{vol}$×Scan length。

（5）ED:有效剂量,是相对于全身平均辐射剂量来说,反映了身体不同部位接受的非均匀性的辐射剂量,根据不同部位的权重因子得出,E＝DLP×W。

2. 多层螺旋 CT 的辐射剂量　CT 扫描速度的提高,使单位时间可检查患者数量大大增加,同时使心脏、全身扫描等新的应用得以实现。CT 检查对患者产生较高的有效剂量,检查频率不断增长、新的临床应用及对集体剂量贡献的增加等因素,促使放射医师、技师等越来越关注 CT 剂量与防护问题,特别是多层 CT 的辐射防护问题。

(1) 单层 CT 与多层 CT 的差异:单层 CT 与多层 CT 的主要区别在于一幅图像的层厚是如何确定的,前者的层厚由患者前后准直器共同确定,探测器阵列沿 z 轴的宽度可以超过 X 线束或图像层厚的宽度。后者的 X 线束宽度必须大于有效探测器阵列的宽度,而层厚将由有效探测器阵列的宽度确定,较宽层厚可以通过几排探测器信号合并而成,图像重建层厚往往与数据采集层厚不同,重建层厚只能大于采集层厚,不能小于采集层厚。

多层 CT 系统的特点不仅在于探测器的排数,而且在于能同时进行多层扫描,目前多层 CT 在 z 轴方向可同时采集 64 层以上图像,给定范围的扫描速度与扫描中能同时采集的层数相关。采集层数在早期由于数据同步采集量和传输量受到限制,锥形束伪影在 4 层 CT 中不严重,但随着同时采集层数的增加,相对传统扇形束重建方式,这种伪影将更加严重。

(2) 多层 CT 与单层 CT 辐射剂量的差异:多层 CT 的辐射剂量要高于单层 CT,主要原因有:① 由于早期的 4 层多层 CT 剂量效率较低;② 由于运用薄层扫描进行三维重组时使用了较高剂量以降低影像噪声;③ 大范围容积扫描更易进行,以及增强扫描中的多次重复扫描。在 4 层 CT 中,当行<2 mm 的薄层采集时,X 线束宽度的大部分被浪费了,16 层或以上 CT,这种剂量效率较低的情况不明显。当以螺旋模式采集数据时,所有 CT 机在扫描开始和结束时需要额外的扫描或数据采集以便在扫描设定范围内获得重建图像所需的足够多的数据,当多层 CT 系统的总探测器宽度增加或总的扫描长度减少时,额外扫描所占比例将增多。

(3) 确定性效应的风险:尽管 CT 的集体剂量较大,已占医疗照射剂量的 70%,但在一次照射中,患者体表剂量还远达不到引起确定性效应损伤所需的剂量。而介入放射与 CT 不同,介入检查或治疗中患者或患者的皮肤剂量可能会超过皮肤放射性损伤的剂量阈值。当患者或患者接受过多次医疗照射时,确定性效应就不能忽略。因此,如果患者在同一时期接受过多次医疗照射,则确定性效应发生的可能性不应该被忽略。

(4) 随机性效应的风险:要想证明一名癌症患者是由于早前的几次 CT 检查,使器官剂量达到几十 mGy 而致癌,这是不可能的。但是 CT 检查所受到的照射可能会增加致癌的风险,特别是儿童,每单位辐射剂量引起终生癌症死亡风险随年龄而变化。对于同一种医疗照射,在儿童时期接受医疗照射而致癌的风险是 20~50 岁成年人的 3~4 倍,女孩的致癌风险几乎是男孩的 2 倍。应重视对高风险人群的防护,制定适合儿童的曝光参数。为此,厂商研制了减少儿童受照剂量的新功能,监管部门强调必须根据患者体形调整 CT 剂量。

(5) 引起多层 CT 剂量增加的因素:如果多层 CT 使用与单层 CT 相同的 mA 值,即使是同一厂家的设备,多层 CT 也有可能使患者剂量增加,主要是由于 X 线管至患者和探测器之间距离的差异而造成的。尽管不同 CT 机型号的球管和探测器设计上存在的差异也会有一定影响,但是应该非常谨慎将扫描方案从一台设备照搬到另一台设备。4 层多层 CT 机由于使用了窄的准直器使几何效率降低,并导致剂量增加,4 mm×1 mm 或 4 mm×1.25 mm 的准直器,剂量约增加%30~60%,但 2 mm×0.5 mm 或 2 mm×0.625 mm 的准直器,剂量可能增加 145%。

有效毫安秒(mAs)是指管电流和时间的乘积除以螺距值,当螺距被考虑时,有效毫安秒可以很容易地确定某一噪声水平。当用户使用与以前同一厂家的单层 CT 相同的毫安秒设定值时,对有效毫安秒的误解可能会导致剂量大幅增加的情况发生。对于单层 CT,毫安秒为 200,螺距为 2 时,相当于多层 CT 中有效毫安秒为 100,此时在多层 CT 上设为 200 mAs,相当于有效毫安秒为 200,在其他剂量影响因素不变的情况下,患者剂量将增加 1 倍。

尽管减小层厚可以提高 z 轴空间分辨力,减少部分容积效应,改善对细小物体的分辨力,但可能使剂量呈指数式增长。有较大噪声水平的影像会影响诊断的准确性,在一定程度上,对比度、噪声比可能不降反而提高,层厚由 5 mm 降至 1 mm,到达 CT 探测器的 X 线强度会减少 5 倍,噪声将增加 255%,此时降低噪声,必须提高 4 倍剂量。

(6) 能使多层 CT 剂量降低的因素

① 通过薄层扫描采集一套数据,根据选用重建层厚的不同,分别显示 z 轴高分辨力影像或标准分辨力影像。在胸部 CT,只需 1 次扫描,不需标准和高分辨力 2 次扫描,通过对同一套螺旋多层 CT 扫描数据的重组,可得到横断面、冠状面及矢状面影像。

② 随着扫描速度的增加,使用较短的旋转时间和较宽的射线束,使得在一次屏气周期内完成整个容积扫描的能力大大改善,运动伪影的发生率降低,需要重复检查的可能性减少。在每次屏气周期内采集的扫描序列之间必须重叠几厘米,以便保证在屏气期间扫描范围的差异不会引起被扫描部位影像的不连续,这种情况在多层 CT 中已不存在。

(7) 操作因素对患者剂量的影响:在 CT 发展早期,在技术上降低剂量有一定的潜力,但目前得依靠系统如何合理使用来降低剂量。CT 技师应理解患者剂量与影像质量之间的关系,不能为了诊断一味追求最佳影像,而是要选择合理的影像质量,根据诊断需要选择是低噪声还是低剂量。优化影像噪声或对比度、噪声比等客观指标不代表能看到足以作出临床诊断的所有信息。因此,确定最优化的影像质量是一项复杂的工作,它与定量指标和读片水平有关。可以看出,调整曝光参数以控制患者剂量的意识正在加强,而且技术的进步加快了有效控制剂量的努力。多层 CT 代表着 CT 技术的发展水平,并提供了许多降低剂量的技术手段,最重要的是自动曝光控制。AEC 类似于普通放射学中的亮度自动跟踪技术,用户可以确定影像质量标准,由影像系统确定合适的毫安秒。

3. 降低 CT 辐射剂量的方法

(1) 一般方法:CT 的多个参数都会影响 CT 的辐射剂量,如降低管电压、减少旋转时间、减少管电流及增大螺距等都会使辐射剂量下降。另外,一些功能和方法也可以减少辐射剂量,如 Bowti 选择、重建算法的优化和合理的扫描体位等。CT 中辐射剂量的测量与普通 X 线摄影不同,通常采用 CTDI$_{vol}$、DLP 及有效剂量等来表述。

① 减少 mA 和旋转时间:虽然 CT 与普通 X 线摄影不同,是横断位成像,但辐射剂量与管电流和旋转时间乘积仍然呈正相关直线,管电流与旋转时间的减少,是一个降低辐射剂量最直接有效的方法。

② 降低管电压:因为有效毫安秒=实际毫安×降低的管电压,因此降低管电压也可减少辐射剂量,但一般很少使用。管电压的改变会影响 X 线质的强度,并影响 CT 值的准确性和增加图像噪声,这种情况在较胖患者中尤为明显。同时,减少管电压还可增加碘对比剂对 X 线的衰减,在增强扫描中可以增加图像的信噪比。

③ 增大螺距:在扫描同样长度时,螺距的增大意味着所需要的时间缩短,相当于成像的时间缩短,在毫安保持不变的情况下,总的毫安秒减少,辐射剂量降低。螺距的值直接影响辐射剂量,在考虑患者的辐射剂量时,需要认真思考螺距值。毫安秒常常被习惯用来评估辐射剂量,西门子公司使用了有效 mAs 的概念,简化了螺距的计算。

④ Bowti 选择和重建算法的优化:Bowti 选择是一种 X 线的前滤过方法,重建算法优化是一种图像后滤过的方法。两者的合理使用可有效地减少噪声,前滤过可最大限度地消除对人体影响较大的软 X 线,提高 X 线的光子转换效率,达到间接减少辐射剂量的目的。Bowti 选择与检查部位有关,正确的选择可提高图像质量,但选择不当则会使图像质量下降。一般情况下,儿童等体型小的患者选择小 Bowti,在降低辐射剂量的同时,提高图像质量。

⑤ 合理的扫描方法:包括减少扫描的长度和扫描时避开辐射敏感器官,通过扫描短轴,来避开对射线较敏感的器官,再通过三维重组的方法获得所需层面,可有效地减少患者的辐射剂量。

(2) 个体化方法:根据各种影响图像质量的个体因素,目前提出了各种个体化方案,如毫安自动调制技术、基于体重、体重指数以及扫描位置的体厚宽度等,来选择扫描方案,或者通过预扫描来选择扫描参数。

① 毫安自动调制技术:是基于硬件和扫描定位像的一种常用的辐射剂量控制技术。由于人体每个部位的体厚和组织结构不同,固定毫安技术不能保证每层图像有相同的图像质量。与固定毫安秒技术不同,毫安自动调制技术可根据扫描定位像动态地选择毫安,使每层的图像都能保持一致的噪声水平。在胸部扫描中,肩部的骨骼较多,扫描直径较大,在此处固定毫安扫描,则噪声比较大。但使用 mA 自动调制技术,适当增加此处的毫安,在胸部中部适当减少毫安,可保证整个胸部扫描范围的噪声水平保持一致。目前的 CT 机一般都有毫安自动调制技术,这是一种有效控制辐射剂量的方法。

② 基于体重、体重指数及扫描部位体厚的参数选择方案:由于患者个体差异较大,将较瘦小患者的低剂量扫描方案用于肥胖患者,势必会使图像质量下降,难以满足诊断要求。基于患者个体差异制定的扫描方案,在保证图像质量的同时,也可避免过度辐射。一般来说,基于体重指数的参数选择更容易操作,而且可以获得一致性较高的图像质量。

③ 预扫描参数选择:通过设定的扫描条件预扫描一层图像,获取图像的噪声水平,来指导一致性的图像质量扫描参数的方法。由于 CT 是横轴位扫描,图像噪声的产生与扫描位置的密度等情况有关,有时体重等宏观量并不能完全反映扫描区域的情况,预扫描可保证扫描区域的噪声水平,准确地获得一致的扫描条件,有较高的适用性。

4. CT 患者的辐射防护

(1) CT 检查的正当性:正当化判断是临床医生与放射医师共同承担的责任,随着多层 CT 数据处理和检查效率的不断提高,必须确保只有合格的医生才能开具 CT 检查申请单。每次 CT 检查应保证患者受到的辐射剂量带来的不良反应远远低于临床上可获得的利益,所花费的资源和成本来说是正当化的。应制订 CT 临床应用导则,建议开单医生和放射医师重视 CT 应用的合理性。

CT 检查的正当化包括某一指征的 CT 扫描的正当化判断及根据临床指征判断是需要使用标准或高剂量 CT,还是使用能获得诊断信息的低剂量 CT 检查。告知接受 CT 扫描的患者关于辐射的潜在危害,会有助于增强患者的防护意识及开单医生和放射医师的责任感。知情同意包括讨论 CT 扫描可能带来的利益和必要性,同时告知可能与辐射有关的有害效应,如癌症等。

(2) 加强 CT 防护培训:开单医生应该了解 CT 扫描的适应证,可以替代的其他成像技术及 CT 扫描的辐射危险,以使他们能对 CT 检查的好处与潜在的危害作出正当化判断。对放射医师和 CT 技师应进行根据临床适应证选用 CT 扫描技术和评价不同扫描参数的辐射剂量方面的培训。

(3) CT 患者剂量控制技术措施:关于低剂量 CT 的研究,主要集中在用固定的管电流或自动曝光控制技术来降低管电流的有效性,是使管电流适合患者体形或扫描指征,但采用高螺距、低 kVp 及二维和三维非线性噪声衰减滤过算法等特殊技术,也可以降低剂量。

① 在外伤 CT 中,合理选择患者成像模式是降低辐射剂量的重要手段,可选择非辐射或低辐射剂量的成像技术,尽量限制重复扫描次数并对非兴趣区减少辐射剂量。

② 由于儿童与成年人相比,对辐射较为敏感,放射技师需特别关注儿童 CT 检查时的扫描方案和辐射剂量,可调节毫安秒、峰电压等扫描参数使剂量适合患者体重或年龄,自动曝光控制技术也可用于减少儿童的受照剂量。

③ 在胸部 CT 中,由于胸部的射线束衰减较小,相比腹部或骨盆 CT,胸部 CT 只需要用较低的辐射剂量就能获得类似的图像质量,管电流减少 50% 得到的正常解剖结构的图像进行评价时,图像质量仍可以接受。在 CT 肺部筛查中,多数患者在 10 mAs 低剂量条件下可以获得适用于筛检的图像,可用 10 mAs 作为常规条件,胖者适当提高条件来筛查,使用自动曝光控制技术,辐射剂量与固定管电流相比减少 14%。

④ 在冠状动脉钙含量测量中,由于钙化的冠状动脉和周围软组织之间对比度较高,可以使用低剂量 CT,为减少冠状动脉 CTA 与冠状动脉钙化分析 CT 的剂量,可以使用较低的管电流和管电压及 ECG 门控的管电流调制。

⑤ 在 CT 结肠成像中,由于在空气膨胀处或混有对比剂的排泄物与结肠壁之间有较高的对比度使结肠 CT 的辐射剂量有减少的可能性,与常规腹部 CT 扫描相比,结肠成像 CT 可在较低剂量下进行,较

高的螺距、低管电流及低管电压等措施可使结肠 CT 的剂量减小。

⑥ 在泌尿系统 CT 中,尿路结石可用低剂量 CT 成像,射线无法穿透致密的结石使其与周围软组织结构有高对比度,使用较低的毫安秒和自动曝光控制降低结石扫描的辐射剂量。

⑦ CT 引导的介入操作,一般会对兴趣区进行 2～3 次的扫描,患者与在机架旁的介入医师的辐射剂量应该受到关注,为了方便介入手术操作,机架前方距扫描平面间距减小,但增加了介入医师的辐射剂量。在进行 CT 引导的介入操作时,通过限制扫描长度、减少峰电压和透视时间、采用超声成像等可替代的非电离辐射成像技术可降低辐射剂量。

四、DSA 辐射与防护

要减少患者和工作人员所受到的辐射,设备功能必须正常,使用得当,而且必须设置有效屏蔽并对工作人员进行跟踪监测。应有 1 名防护人员负责此项工作,具体措施包括培训、设备维护和对工作人员进行监测。

减少辐射的最有效的技术手段是屏蔽、X 线束的准直、使用影像增强管以及远距离注射技术。决定辐射量的最重要的人为因素是操作时间,这取决于术者的技能与经验,以及操作的复杂程度。

(一)患者的防护

一般而言,减少了患者的辐射量也就同时降低了术者的辐射量(散射减少)。接受电影血管造影的患者处于短时、高强度辐射之中,应尽量予以保护。除了 X 线束的准直和滤过之外,用高千伏、低毫安的条件可在一定程度上减少患者的皮肤辐射量;而将帧速限制在每秒 30 帧以下可缩短曝光时间。应尽可能保护患者的性腺,对于女性患者,如果球管在上,应用含铅平板搁置于腹部以保护性腺;若球管在患者身下,铅板应垫置于性腺区以下。任何一项相似的操作中,卵巢所接受的辐射量比睾丸高 3 倍,但恰当的屏蔽可使其减少一半。有专门根据睾丸形状设计的接触式屏蔽装置,可使一次射线的照射量降低 90%～95%。

(二)距离与防护

术者及其手离放射源愈远,受照愈少,因为辐射强度与距离的平方成反比。

(三)正确使用 X 线机

1. 准直　X 线经准直后不仅可改善影像质量,而且是减少患者的照射量及术者所承受的散射量的最有效手段。准直器包括 2 套可调铅光栅,分别置于不同水平,还有 1 只灯泡和 1 面反光镜。操作者可借助光源和反射镜将光线聚集于感光区。此后,X 线即可自动地准直到影像增强管的视野之内。

2. 过滤　过滤板只允许穿透力强的光子通过,从而减少了患者的照射。这些高能光子较易穿透患者的身体,而低能光电子易在机体内发生散射,引起电离和生物学损伤。过滤装置是机器本身固有的,或者添加上去的。该装置由几张滤片组成。总滤过效果至少应为 0.5 mmPb,移动式 X 线应为 2.5 mmPb。如果 X 线机的电压峰值≤70 kV,总滤过当量应为 1.5 mmPb,超过 70 kV 总当量应为 2.5 mmPb。

3. 影像增强管　这是一种由金属和玻璃外壳构成的高真空装置,可将 X 线图像转换成相应的放大了的可见光图像,从而降低了所需照射量。透视时必须使用影像增强管,否则低毫安影像较暗。这种装置是透视时采用的主要手段。自动 X 线机的影像增强器不仅可减少患者的照射量及术者的散射操作,而且可缩短透视时间,并可将影像亮度提高 7 000 倍,因此可开灯透视。如用电子真空管,透视亮度可提高 200～1 000 倍。影像增强器显示屏的直径为 4～9 in(英寸)。

4.透视条件的人为选择　如何选定千伏和毫安进行透视主要由医师负责。然而事实上,许多医师和技师并不明白点片和透视的条件是不同的,结果透视条件过高,使患者和操作者遭受了超量照射。透视电流应尽量从低毫安(常为 1 mA)开始,如有必要可增加,最大可达 4 mA。毫安旋钮可能安装在控制台或影像增强器上。心导管操作的常用电压为 80～100 kV。

由于厂家不同,甚至同一厂家设备的型号也有差异,加上新老设备的差异,使得人们对如何选择适当条件更加混淆不清或不加选择。最新的机型中,透视条件可根据患者的体格自动调整,某些机型毫安选择是自动的,但千伏需人为调定,另一些则相反;更早的X线机两者均需人工选定。条件选择得当后,机器面板显示的计量将不会超过规定的0.5 R/min。自动X线机无需调定,只要按下透视按钮,电压可降至70 kV。由于这类自动设备性能优异,面板剂量很少超过1～3 R/min。应开动定时计,以便给出累加剂量率(R/min)。美国联邦法律规定:每到5 min应警报1次。工程师应每年将所有设备检查一遍。

5. 缩短透视及电影造影的时间　透视时间应尽可能缩短,应检查透视条件(千伏、毫安),操作者应注意勿将手部暴露于一级射线当中。

采用短时、多次的透视方法而不用连续透视,时间大为缩短。若操作费时,不如更换导管或拔出导管重新塑形。多数常规心导管术及冠状动脉造影透视时间在1～5分钟,偶尔(如主动脉狭窄导管难以通过或冠状动脉畸形)透视时间可达30～40分钟。此时医师应该决定是中止操作还是继续进行。经皮腔内冠状动脉成形术(PTCA)的透视时间也可能较长。

冠状动脉电影造影的时间一般为30～35分钟,剂量常为30～90 R/min。电影造影片应有足够长度以便于诊断。一般片速限制于30帧/s,除非心率很快,一般不必增加片速以免照射量随之增大。长时间照射有可能引起皮肤灼伤。取得质量满意的诊断影像的最低照射时约为每帧20 μR,如应用每帧20～25 μR的照射量,既可获得满意的诊断影像,又可减少医师和患者的辐射量。

操作方案不要千篇一律,而要根据患者的具体情况制订具体方案,进行相应调整,以便用最小照射量取得必需的诊断资料。

进行电影造影时,术者应拉开与散射源(患者的胸部)之间的距离,采用远距离照射技术。并且,只要情况许可,术者应在控制导管的同时,避开导管床,而助手应尽可能远离X球管。

（四）屏蔽防护

1. 多角度旋转摄影设备　旋转式C形臂X线机对术者不利,因为术者离散射很近,如无屏蔽,散射剂量可达3～5 R/h。因此,应确保操作室内以及所有操作人员都有良好的屏蔽设备。一旦开动X线球管,不直接参与操作的人员应置身于屏蔽的后面。旋转式X线机的屏蔽设计非常棘手,多数新机都配备了活动式屏蔽或围裙,在患者与术者之间设置边裙以减少散射。同时使用连接屏、袖套、铅眼镜、含铅丙烯酸酯观察屏,以及装在底座上的围裙可减少头、颈部的辐射量。某些厂家还提供能叠盖的柔软屏蔽单,可夹放于导管床上,如果布置得当,会非常有效。

2. 用来定位患者的摇篮床　摇篮床应与导管床平行安放,在其边沿上悬挂柔软铅巾,铅巾材料可与铅裙相同。不要将摇篮床半搁置在导管床上或悬吊在导管床上方,以免两者之间形成缝隙,产生大量散射。

3. 台面上方的X线球管　一般认为球管置于台面上方、影像增强管置于台面下方所产生的散射要比相反的安放好得多。球管在上时,散射主要来源于一级X线束的入射处(患者的胸腹面),而球管在下时散射主要发生于X线的穿出处。有些放射科用厚0.5 mm的铅皮固着于厚6 mm的有机玻璃框架上,制成一个可以拆卸的旋转式屏蔽套,上挂两块大小不等的屏蔽板。屏蔽套罩可平行悬挂下来。也可在床头悬挂1幅橡胶铅屏,使之垂直于辐射野,以保护操作者。在准直器上,操作时取下屏蔽板,以减少术者的照射。

4. 铅围裙　0.5 mmPb当量的铅围裙屏蔽躯干红骨髓及性腺,可使辐射量减少70%～90%。窄领袖、长可及膝、宽可将躯干包裹一圈的围裙效果最佳。背部可能遭受散射线的放射工作人员可用包裹式或前、后两片构成的铅橡胶裙。胸骨必须予以屏蔽保护。孕妇用的铅围裙的铅当量为1 mmPb,可使全身照射量减少5～100 mrem,大大低于自然本底。但这种围裙较重,妇女穿着会感觉不适。

5. 眼和甲状腺的屏蔽　用铅当量为0.5 mmPb的铅玻璃和框架制成的铅眼镜防护效果最佳。对迎面辐射的屏蔽效果铅眼镜比普通眼镜高出4倍。铅眼镜可以是平光的或曲光的。可装平光的侧视镜片,这种侧视镜片是必要的,因为造影者常要观察显示器,而显示器与患者(辐射源)常有一定角度。还有单独的甲状腺防护围巾、保护头颈部用的 X 线面罩,以及保护甲状腺的铅围裙。

对放射人员必须予以监测。进行常规操作时应将剂量计佩戴于身体前面、胸部及腰部水平。穿上铅裙透视时,剂量计应置于围裙外面颈部水平。以监测甲状腺和眼部照射量,围裙里面可另放一只剂量计。有 3 种个人用剂量计,即剂量胶片、袖珍电离室及热—光剂量表。

① 剂量胶片:剂量胶片是由金属滤片包上一卷胶片装入塑料封套中构成。塑料套可滤去低能射线,而金属滤片可大致反映入射线的能量。胶片袋内装一张计量胶片,其与牙科胶片相似,对低至 10 mrem、高达 500 rem 剂量均敏感。这些胶片送到监测公司,经过处理后可得出照射量。

② 袖珍电离室(计量笔):其外形类似自来水笔,内装电离室,用来监测照射量。对在心导管室工作的孕妇尤为适用,因为每天均可读数。缺点是价格贵,读数费事,且不能永久保存。随着电荷的泄露,可能给出错误的读数。

③ 热-光剂量表:其外观与剂量胶片类似,但内部结构复杂得多。其内部避光,含一些感知物质(常为氟化锂晶体)。由于电离辐射与这类物质的相互作用类似于其与人体组织的相互作用,故其监测结果更为准确。由于感光物质受激发重排和储存能量后,发出的电子可被捕捉起来,加热后被捕捉的电子被释放出来,恢复到正常的能级水平,与此同时以可见光的形式释放能量,发光强度与其接受的照射量成正比。

五、核医学辐射与防护

(一)内、外照射防护原则

1. 内照射防护原则 采取各种措施,切断放射性物质进入体内的各条途径(包括呼吸道、口、体表、伤口),尽可能减少放射性物质进入人体的一切机会。

2. 外照射防护原则 减少接触放射源的时间,增大与放射源的距离,设置防护屏蔽。

(二)不同射线的防护原则

1. 对 α 射线的防护 α 射线穿透能力极弱,一般不需要特殊的外照射防护,但 α 射线的传能线密度很高,一旦进入人体,便会在局部造成损伤。因此,要极力避免 α 衰变元素进入体内。

2. 对 β 射线的防护 β 射线与物质相互作用依据其能量、作用物质的原子序数的不同而出现电离激发、轫致辐射、散射等不同的形式。屏蔽射线首选原子序数较低的材料,如塑料、有机玻璃等。

3. 对 γ 射线的防护 γ 射线的穿透能力很强,外照射危害很大,通常以铅、混凝土等材料进行屏蔽防护,具体的屏蔽厚度需经过专门的计算方可确定。

(三)放射工作人员个人剂量监测

放射工作人员受照射剂量是健康监护、放射病诊断及放射防护评价的重要依据。各放射工作单位和个人必须依法接受放射防护机构开展的个人剂量监测工作。更好地控制受照射剂量水平,保障放射工作人员的健康与安全。

1. 个人剂量监测的原则 个人剂量监测是指通过放射工作人员佩戴个人计量计,对其进行外照射和内照射剂量监测、皮肤和衣物污染监测。它的目的是估算主要受照射内的平均剂量当量和有效剂量当量。异常照射剂量监测主要包括事故和一般应急受照射剂量的监测,目的在于估计个人受照射剂量,为事故受照射人员的救治及应急照射防护提供剂量依据。

2. 个人剂量监测结果的评价 放射工作人员的受照射剂量高于年剂量限值的 3/10 时,个人剂量监测单位应督促放射工作人员所在单位查明原因,并采取改进措施。当放射工作人员的受照剂量高于年剂量限值时,除督促放射工作单位查明原因,采取改进措施外,还应对受照人员的器官剂量和全身剂量进行估算。

3. 个人剂量监测的管理 放射工作人员个人剂量监测工作的实施,由省级以上卫生行政部门指定的技术单位负责,负责监测工作的单位应将监测结果及时通知被监测者所在单位。所在单位应将个人剂量监测结果抄录在每位被监测者的"放射工作人员证"中。

具备个人剂量监测能力的放射科单位,须经省级以上卫生行政部门审查认可后,方可对本单位放射工作人员进行个人剂量监测,但必须定期接受省级以上卫生行政部门组织的质量监督。在完成年度监测后的 30 日内,将个人剂量监测和评价结果按规定报省级卫生行政部门。

放射工作人员佩戴个人计量计,必须按监测机构统一规定佩戴在工作服指定位置。按时交监测机构测量,不得随意拖延时间或乱扔乱放,禁止随意拆开或损坏。严禁在阳光下照射或故意在射线束内直接照射。一经发现,按违反《放射防护条例》处理。

（四）个人防护及防护用品

1. 个人防护　工作人员应该严格遵守安全操作规则,遵守实验室制度,熟悉放射性工作的性质。操作放射性工作前,充分做好准备,要有相应的防护措施,操作者事先应做冷试验,一直要做到技术熟练。放射性操作台表面要光滑,最近距离内备有吸水纸、棉纱布。在放射性工作场所,必须穿戴个人防护用品。要有良好的个人卫生习惯,不在活性区存放个人物品(尤其是食物)及进食。

进入高放射性区域或清除污染时,应穿易于清洗的橡胶或塑料鞋。戴医用乳胶手套,正反面应分清,以防止交叉污染。为防止气溶胶或放射性灰尘等经呼吸道吸入体内,操作时应戴口罩。在操作带挥发性放射性时(如^{131}I等),须在通风橱或工作箱内进行。操作液体放射性物质时,应在塑料、不锈钢、玻璃或搪瓷的台面或盘内进行,其内铺吸水纸或草纸。用移液管取放射性液体时严禁口吸操作。操作 β 射线元素时,应使用原子序数较小的材料(如玻璃、有机玻璃等)制成的防护屏和戴有机玻璃眼镜。操作 γ 射线放射性核素时,根据其剂量大小在工作人员和放射源之间设置铅砖、铅玻璃等防护屏。

实验室污染易使继续操作放射性工作人员遭受外照射和内照射,而环境污染则可直接使公众受害。防止实验室污染的措施包括:严禁戴橡皮手套接触实验室中一切非污染的地面、台面、开关、把手等,实验室的一切清洁工作都只允许用湿性清洗法。一旦发生污染,应当立即去污。防止环境污染的措施是做好废物处理。另外,应严格区分污染用具和清洁用具,防止交叉污染;放射性工作服应用专用洗衣机洗涤;放射性实验室的污染用具不可转移至非放射性实验室中使用。

临床检查中使用的放射性元素绝大多数为 γ 射线放射性元素,半衰期短,剂量较大,每天重复次数多,而且患者注射元素后成为一活的放射源。因此,必须注意外照射防护。给患者注射^{131}I标记放射性药物时,工作人员手部有一定受照量,经常操作者应使用注射器屏蔽装置。接受核素治疗的患者,其活动范围应限制在病房内,使用指定厕所,患者的一切用具及衣服均应看作被污染品,未经监测不得出病房。待其放射性剂量降至允许水平时,方可到公共场所。医护人员在患者周围停留时间应限制在最低限度。对接受放射性元素治疗的患者做手术时,应尽可能推迟到血液中放射性达到可接受的水平,并尽量将放射性浓集的器官屏蔽起来。

2. 个人防护用品　个人防护用品的基本要求:防护性能好、表面光滑、易于去污、耐腐蚀、结构简单、价格低廉、穿着舒适。主要包括:工作服、工作鞋、帽等基本防护用品,以及薄膜工作服、铅围裙、防护眼镜等附加防护用品。

3. 个人剂量监测

（1）对控制区内的工作人员应进行常规个人剂量监测。对监督区域的工作人员仅在确定工作场所是否安全和对个别操作安全性进行验证时才进行个人剂量监测,剂量监测应有专人组织实施。

（2）外照射个人剂量监测:目前常用热释光计量计,佩戴在个人的胸前或手腕部,测定累积的受照剂量,主要测量 γ 射线或能量较高的 β 射线。

（3）体内污染监测:体内污染 γ 元素,可通过体外测定估计体内污染水平,体内污染 α、β 元素时主要通过分析排泄物或生物样品然后做出估算。

（罗来树、郭晋纲、李伟、冯楠、刘衡、王俊杰、王骏、周琪松、谢冉冉、王鸿雁）

第十四章 磁共振成像安全保证

自 20 世纪 80 年代初 MRI 应用于临床以来,它的安全性一直引人关注,但从临床应用结果来看,MRI 对患者和操作者来讲,至今未见明显异常。尽管如此,鉴于 MRI 检查技术的特殊性以及磁场强度的不断升高、新技术的不断涌现,对于 MRI 的生物效应和安全问题仍不容忽视。虽然目前公认临床所使用的 MRI 系统对患者或其他人员不会造成损害,但也没有确切的依据能证明 MRI 检查的绝对安全程度。

第一节 磁共振成像的生物效应

MRI 系统的生物效应主要来自静磁场、梯度场、射频脉冲对生物体的作用,如果这三种磁场达到一定强度会使人体产生一些生物效应。

一、静磁场的生物效应

静磁场是 MRI 系统的重要组成部分,目前尚无 MR 静磁场对人体造成损伤的可靠依据。有些长期处于静磁场环境中的工作人员可出现头晕、头痛、胸闷、胸痛、疲乏、失眠、厌食等症状,但这是否与静磁场直接相关还缺乏依据。据目前文献报道,MRI 系统的静磁场都是安全的,对人体没有不良作用。静磁场的生物效应主要包括温度效应、磁流体力学效应和中枢神经系统效应三个方面。

（一）温度效应

静磁场对哺乳动物体温的影响称为温度效应。1989 年 Frank 等采用先进的荧光温度计对处于 1.5 T 场强中人体的温度变化进行了精确的测量研究,最终证实在静磁场中至少 20 分钟内对人体皮肤及组织器官的温度不会造成影响。

（二）磁流体力学效应

磁流体力学效应是指静磁场对人体血流及其他流动液体产生的效应。在静磁场中它能使红细胞的沉积速度加快、心电图发生改变,并有可能感应出生物电位。血液中氧离血红蛋白的顺磁特性有可能使处于强磁场中的红细胞出现一定程度的沉积,但在血液循环正常者身上,由于血液的流动完全可以阻止红细胞的沉降,所以观察不到这种现象。磁流体力学效应所致心电图的改变主要表现为 T 波幅度增高,但不会引起其他心脏功能或循环系统功能的异常,并且当患者离开 MRI 检查室后,其心电图上所出现的异常改变也会消失。因此,一般认为没有生物学危险,但对于心脏病患者在进行 MRI 检查时应给予关注。

（三）中枢神经系统效应

由于神经的传递是一种电活动,因此从理论上讲磁场有可能影响神经的传导活动。有关中枢神经系统效应方面的研究较少,而且研究结果也不尽相同,这有待于今后的深入研究。现在,国际上公认 3.0 T 以下的静磁场对于人体中枢神经系统不会产生明显的生物学影响。

总之,目前认为患者处于场强 3.0 T 以下的静磁场内做短时间的检查是安全的,不会引起不可逆性的损伤(图14-1)。

图 14 - 1　强磁场警告标志

二、梯度磁场的生物效应

在 MRI 检查过程中,梯度场需要进行反复快速切换,梯度场的切换可以在人体组织中产生诱导电流。诱导电流的生物效应包括热效应和非热效应。在 MRI 检查过程中,梯度场切换所引起的热效应非常轻微,对人体产生的影响可以忽略;而非热效应可能引起神经或肌细胞的刺激,严重者可影响心电,偶可诱发癫痫等,最常见的表现是进行 EPI 扫描时出现肢体麻木、肌肉不随意的收缩或跳动等现象。常规 MRI 检查的梯度场一般不会超出安全标准,但在梯度性能较高的 MRI 系统进行 EPI 扫描时使用的梯度场更快、波形更复杂,因而容易超出安全标准。

三、射频脉冲的生物效应

MRI 需要利用射频脉冲对质子进行激励,射频辐射量一般用特殊吸收率(SAR)来表示,SAR 是指单位质量组织中 RF 功率的吸收量,单位为"W/kg"。SAR 的大小与静磁场强度、射频功率、射频的持续时间、射频的时间间隔、发射线圈类型、患者体重及受检部位等有关。

射频对人体的生物效应主要在于致热效应,人体组织吸收射频的能量后可以导致组织温度升高。实验表明,在人体中睾丸、眼睛对升温非常敏感,是最容易受射频脉冲损伤的部位。射频电磁波对睾丸功能的影响表现为精子产生数目减少、精子活力下降等;而当眼睛受到长时间和大剂量的照射时,因其散热功能差,也会产生一定升温。因此,对这些部位进行长时间检查时应慎重。

第二节　磁共振成像的安全性

尽管 MRI 检查对患者及操作者是安全可靠的,MRI 检查的安全问题仍不容忽视。只有熟悉 MRI 相关的注意事项并在检查操作中认真执行,才能更好更安全地使用设备,使之发挥最大效能。

一、铁磁性物质

铁磁性物质被强度很高的主磁场吸引,以一定的速度向磁体抛射,这种现象称抛射效应,也称之为"导弹效应"。受到铁磁性抛射效应作用的物质称为铁磁性抛射物。典型的铁磁性物质具有很强的磁性,它可从远处或接近磁体时在毫无戒备的手中快速飞向磁体,从而造成人员伤害或设备损坏。铁磁性物体的加速度因磁场强度的不同而不同。造成磁体室内抛射问题的常见物件有镊子、别针、发卡、指甲刀、钥匙、打火机、硬币、手表、手机、助听器、听诊器、剪刀、轮椅、担架、氧气瓶等。根据物质在磁体附近受到的磁力大小,可将临床常用的金属器械分为弱磁性、中等磁性和强磁性三类。但是物体磁性的强弱不能完全预示其可能造成的损害程度,例如一把磁力不大却很锋利的手术刀因抛射效应产生的危害可能远远大于其他磁力较大的物体。

铁磁性物质的抛射效应一直是 MRI 检查时最重要的安全问题之一。因此,应采取一定的防范措施,严禁铁磁性物品带入磁体室,患者、家属及医务人员进入磁体室前应将所有铁磁性物质去除。

二、体内置入物

体内置入物是指通过各种方式置入人体内并长期留于体内的异物。随着生物工程和临床医学的发展,体内置入物的应用越来越广泛。常见的体内置入物有动脉夹、人工血管、静脉滤器、心脏起搏器、人工瓣膜、人工耳蜗、植入性药物泵、避孕环、人工关节等。

（一）体内植入物的物理效应

一般来讲,体内具有铁磁性置入物的患者是不适合接受 MRI 检查的。这是因为 MRI 系统对体内置入物可能造成以下影响:① 体内置入物受磁场作用位置发生变化。② 电子置入物因射频场的干扰而发生功能紊乱甚至失灵。③ 扫描过程中梯度的感应电流可使置入物发热。

1.5 T 和 3 T MRI 的主磁场强度分别是地球磁场的 3 万和 6 万倍,强大的磁场对进入磁场的铁磁性物体产生投射效应,使物体移位、旋转、脱位,加速投射到磁体上,造成患者损伤或者磁体损坏。体内磁性植入物移位可能会造成切割大血管和软组织或者血管瘤夹脱落,造成大出血等损伤。

（二）常规体内植入物的种类

临床上体内植入物主要有动脉支架、心脏起搏器、血管瘤夹、骨科材料、吻合器等。根据物质在磁场中受到的扭矩大小,进行磁性分类。弱磁性物质的磁扭矩为 $0\sim0.2$ N·cm,中等磁性物质的磁扭矩为 $0.2\sim1.0$ N·cm,强磁性物质的磁扭矩为 1 N·cm 以上。根据体内植入物在磁场中的表现,可分为铁磁性和非铁磁性两大类,非铁磁性植入物又可分为金属性和非金属性两大类。

非金属性植入物可以做 MRI 检查,但金属性则不宜,除非产品明确表明该铁磁性植入物在磁场中的倾斜程度或位移都很小,可以做 MRI 检查,但其金属性会导致图像中出现严重的铁磁性金属伪影。根据植入物是否含电路的情况,体内植入物可分为"主动"和"被动","被动"体内植入物指不含电路或磁化激活元件的植入物,如动脉支架、血管瘤夹、骨科材料、吻合器等,否则就是"主动"的电子刺激器类植入物,如心脏起搏器、脑深部刺激器等。

（三）常规体内植入物的安全性

早期的国产骨科材料(图 14-2),如钢板、钢钉等磁性材料属于 MRI 检查禁忌,不得进行 MRI 检查,否则铁磁性的钢板在强磁场作用下发生移动和发热,会导致严重后果。目前骨科植入物多数采用钛或钛合金,正常情况下可以安全接受 MRI 检查。

心脏支架(图 14-3)由不锈钢、钛、钽等材料做成,在 MRI 检查中,不会造成支架松脱或发生温度改变,或诱导电流和加热不足以对人体造成危害,在磁场为 1.5 T 的 MRI 中检查是安全可行的。

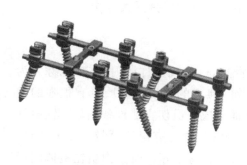

图 14-2　骨科材料

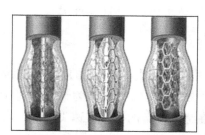

支架进入　支架扩张　支架留在冠脉内

图 14-3　心脏支架

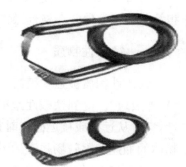

图 14-4　动脉瘤夹

动脉瘤夹(图 14-4)常用于颅内动脉瘤和动静脉畸形的治疗,由不同磁敏感性物质构成,形状各异,大小、长度有所区别,这些均影响它们在 MRI 检查时的安全性。不论动脉瘤夹中铁磁含量的多少,在

MRI 检查时,都会对患者产生危害。国外曾发生在 MRI 检查时,动脉瘤夹移位引起患者死亡的情况。只有非铁磁性或弱铁磁性材料制造的动脉瘤夹才可进行 MRI 检查,一些南非产的动脉瘤夹可以接受 1.5 T 或以下磁场强度的 MRI 检查。

国内外多项研究表明,起搏器患者进行 MRI 检查,是安全和相容的。重新审定起搏器作为 MRI 检查绝对禁忌证,有利于起搏器患者得到必需的 MRI 检查,不能只限于有创或其他替代检查,增加患者风险和延缓诊疗。全球第一个在产品说明中说明可安全进行 MRI 检查的起搏器是 Medtronic En Rhythm 起搏系统。一般建议起搏器依赖患者不能贸然进行 MRI 检查,除那些有强烈临床指征且获益明确大于风险的病例。考虑到目前起搏器进行 MRI 检查的研究结果还少,且潜在风险不明,在这类患者行 MRI 检查时,建议:① 告知患者并获同意;② 有熟悉起搏器功能的专科医生在场;③ 检查 MRI 前后询问起搏器参数;④ 如果为 PM 依赖者,应改为非同步起搏后,再行检查;⑤ 对 SAR 能量进行限制;⑥ 应配有心电监测及其他抢救设备与药物。

（四）体内植入物 MRI 检查的对策

建立详细而有效的安全筛查制度是确保每一位患者安全进行 MRI 检查的重要环节,也是从事 MRI 检查的医疗机构每日面临的挑战和担负的重大责任。大部分体内植入物 MRI 扫描不良事件是由于没有认真有效地筛查造成的。手术医生应负责将体内植入物生产商、类型、制造材料、批号、序列号等信息记录在患者的检查申请单中,这些信息在制造商提供的产品标签上,可使检查科室做出准确的评估。不同 MRI 设备的主磁场强度和梯度磁场强度不同,采用的线圈、患者的体位、体内金属植入物与扫描机器的方位等情况,在很大程度上影响 MRI 检查的安全性。在风险评估时,必须考虑植入物的位置和扫描部位,在头部扫描中,脉冲发生器对胸部心脏会产生最大的感应电流,而对下肢植入物的影响就较小。曾经安全接受过 MRI 的检查不能作为下一次接受 MRI 检查的安全保证的依据,最好是咨询有关专家再决定是否给予扫描。工作人员必须接受 MRI 安全训练,在检查前,应详细询问每位患者病史,体内是否有植入物、植入物类型及植入时间等,详细填写 MRI 安全检查筛选表,并且由患者或其亲属签字确认。在无法确定植入物是否安全,且病情需要要求 MRI 扫描时,应尽量在磁场强度较低的设备上进行扫描,以减少风险。在检查过程中,如果突然发现患者体内存在植入物,应马上停止扫描,询问和检查患者,弄清楚后再决定是否接着扫描。对体内植入物患者的 MRI 检查,采用优化的脉冲序列,缩短扫描时间,不使用弥散等梯度切换率很高的序列,尽可能降低风险。大多数植入物在 1.5 T 及以下静磁场检查是安全的。在低磁场表现为弱磁性的材料,在更高场强中,可能出现明显的磁场相互作用,因此,体内有植入物患者应避免在超高场 MRI 上进行检查,防止更高强度磁场、射频场和梯度场带来的潜在风险。这些情况可能给患者造成严重伤害,如脑出血、组织拉伤或灼伤等。目前许多人工植入物是利用非磁性不锈钢或钛合金材料制成的,可以进行 MRI 检查,但可能会使图像产生严重的金属伪影。

三、MRI 噪声

MRI 噪声主要由梯度磁场在进行 MRI 扫描时产生。梯度线圈电流的通断使梯度开关产生振动而出现噪声;高梯度周期和尖锐的传输脉冲提高了重复的噪声。噪声的强度与梯度场的强度及其切换率、所用的序列及其成像参数有关。在层厚减薄、兴趣区缩小、重复时间和回波时间缩短时均会增大噪声。

噪声不仅影响医患之间的交流,而且还可能对患者造成伤害,如暂时性听力下降,恐惧心理加剧等。2003 年美国 FDA 颁布了新的 MRI 系统噪声水平标准:峰值非加权声压水平>140 dB,A 权 RMS(root mean square)声压水平>99 dB 时需要进行听力保护。目前临床用 MR 成像检查引起的噪声一般在 65~95 dB,个别序列如 EPI 等可能超过 100 dB,应该在安全范围之内。有研究表明,在成像期间患者没有佩戴耳保护装置或没有采取其他保护措施时,设备产生的噪声可使患者感到厌烦,甚至让不少患者感到无法忍受。在进行 MR 成像时降低噪声的方法有多种,目前采用的主要有以下两方面的技术:

（一）被动降噪技术

最简单、经济、实用的方法就是佩戴耳塞或 MRI 专用耳罩。如果使用得当,耳塞或耳罩能使噪声降低 10~30 dB。为此,所有进行 MRI 检查的患者均应佩戴这些保护装置,预防与 MRI 有关的暂时性听力丧失情况的发生。当然,被动降噪技术也存在一定的局限性,用耳塞或耳罩只是对双耳附近的噪声起作用,其他部位如皮肤、骨骼仍会有噪声传至大脑;另外,佩戴这些装置可能会造成医患之间的语言交流障碍;更重要的是,这些装置对不同频率噪声的降噪程度并不相同,对高频噪声减弱程度大,对低频噪声减弱程度小,例如对于 1 000 Hz 以上的高频噪声,耳塞或耳罩的衰减达到 30 dB,但对于 250 Hz 左右的低频噪声衰减效果不明显,而低频噪声恰恰又是 MRI 系统产生的最强噪声。

（二）主动降噪技术

目前有效的噪声控制方法是主动降噪技术,通过主动应用降噪技术或抗噪技术来显著减弱噪声。过去通过引入抗相位噪声来干扰噪声源,现在随着数字信号处理技术的发展,出现了性能更为优良的抗噪声系统,它有一个持续存在的反馈环,能不断地对噪声环境中的声音进行采样,使梯度场源性噪声减弱,这样使得在 MRI 检查过程中医患之间的语言交流成为可能。

四、幽闭恐惧症

幽闭恐惧症是指在 MRI 检查过程中患者不能忍受封闭、狭小的空间而出现的紧张、恐慌、焦虑等精神症状。MRI 检查过程中患者的不安情绪可能会带来不良后果,如患者因恐惧导致病情加重、图像出现运动伪影而引起诊断质量下降,因患者情绪不稳而耽误时间造成设备使用效率下降等。对于这样的患者,检查前应耐心介绍 MRI 检查过程及可能出现的噪声等情况,尽量减轻患者的精神负担,必要时可辅以镇静剂或改用其他检查方法。

五、妊娠

尽管目前尚无证据表明磁场对人体发育有危害,但对于妊娠患者,尤其是妊娠早期必须慎重对待。这主要是考虑到胎儿发育的前 3 个月是一段非常敏感的时期,强磁场可能对发育中的胎儿产生生物效应,干扰细胞的正常分化。为此,除了对需要进行 MRI 检查的妊娠患者权衡利弊外,对于妊娠 3 个月以内的 MRI 操作人员也应尽量脱离高磁场环境,以避免接受 MRI 所产生的小剂量慢性辐射。另外,Gd-DTPA 等多种 MRI 对比剂可以通过胎盘屏障进入胎儿体内,目前也不主张对孕妇使用。

六、低温超导系统的安全

低温超导系统的正常运转维持着超导 MRI 的正常运转,其主要由液氦、冷屏、冷头、氦压缩机和冷水机等组成。低温超导环境依靠 -269 ℃液氦和冷头等 24 小时不间断来维持,一定容量的液氦是维持磁体安全的前提。磁体内部故障、液面太低、冷头老化等,导致制冷效率降低,可能会发生失超,导致人员伤亡、磁体损坏等。以前 MRI 的冷头采用 10 K 冷头,需 3~4 个月补充 1 次液氦,由于液氦价格昂贵,增加了 MRI 的运行成本。目前超导 MRI 采用 4 K 冷头,在水冷机、氦压机正常工作且不停电的理想情况下,几乎不消耗液氦,实现零液氦消耗。不过长时间停电或水冷机、氦压机故障时,液氦会快速挥发。每天早晨扫描之前,技术员要记录磁体的液氦水平及各级冷屏温度,检查冷头、氦压机及水冷机的状态。工程师定期察看每日磁体记录表,及时发现制冷系统问题,并加以解决。出现液氦消耗量增加、冷屏温度逐渐上升等,表明冷头老化,导致制冷效率减低,应及时联系维修公司加以更换。液氦水平下降到 60% 左右时,应及时补充液氦,避免液面太低造成磁体失超。定期检查保养水冷机组,冲洗散热片,保证水冷机稳定高效运转。定期对氦压机进行保养,更换吸附器,补充高纯氦气,确保氦压机内氦气压力在正常范围内。建立磁体安全应急预案,在失超情况下,每位技师知道如何紧急处置。氦气比氧气轻,一旦泄漏,会在几十秒内填满磁体室,导致缺氧使人窒息。一旦发现磁体上方有雾状气体向外冒出,应马上意识到磁体失超,第一时间将患者转移到安全的通风区域,所有人员迅速撤离,保证安全(图14-5)。

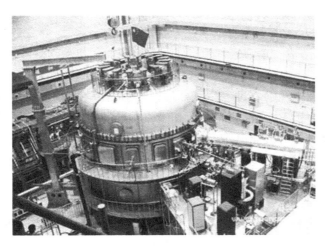

图 14-5　液氦低温制冷系统

七、制冷剂安全性

液氦和液氮是常用的制冷剂,液氦沸点低,为−269 ℃(4 K),低于超导绕组的临界温度,线圈绕组浸泡在液氦中;液氮的沸点也较低,为−196 ℃(77 K),在有些老式 MRI 设备中由于液氦不断地挥发,为了降低运行成本,用液氮作为第二级制冷剂。在超导 MRI 系统中均应用液氦和液氮作为冷却剂,当发生失超或容器受到猛烈撞击破裂时,将可能发生液氦或液氮的泄漏。一般情况下,泄漏的液氦和液氮应该通过专用管道排出,但是如果发生意外,有可能进入检查室。

制冷剂泄漏的危险性包括:① 超低温的液氦和液氮会引起冻伤。② 液氦和液氮的直接伤害,液氮本身对人体具有毒性,而液氦对人体虽然无直接毒性,但是两者均可能造成窒息。因此一旦发生制冷剂泄漏,所有人员必须立刻撤离,在充分通气后才能回到检查室。在检查室应安装氧气检测报警器作为安全监测装置。

第三节　失超及其保护

一、失超的概念

失超就是超导体因某种原因突然失去超导特性而进入正常态的过程。超导体是在极高的电流密度下工作的,又处于超低温环境,和一般系统的稳定性和机械应力一样,失超是超导磁体的一个严重问题。

失超和磁体去磁是两个完全不同的概念。去磁只是通过磁体的特殊电路慢慢卸去其储存的巨大能量,使线圈电流逐渐减小为零,但线圈仍处于超导状态。失超后不仅磁场消失,而且线圈失去超导性。

二、失超过程

失超是一个将电磁能量转换为热能的过程。如果失超所产生的热能在整个磁体均匀分布,它造成的危害就不会很大。但实际上磁能在线圈绕组周围的传播是不均匀的。在这一过程中,失超开始点总是经受最高温升,此局部温升既可破坏线圈的绝缘,又可熔化超导体,严重时将破坏整个磁体。

在失超过程中磁体两端不会出现高电压,实际上几乎所有的压降都发生在线圈内部。这是因为失超时线圈电感和电阻上出现反向电压。出现在失超区的反向电压常达几百甚至上千伏,它可使匝间产生电弧。失超后无论是重新预冷、励磁,还是 MR 系统停机造成的经济损失都是巨大的。

三、失超原因

导致磁体失超的因素很多,但主要有以下几方面:

1. 因磁体结构和线圈造成　正常运行的磁体偶尔出现的失超和励磁过程中出现的失超大都是这类原因造成的。

MR磁体的失超大多发生在励磁过程中。处理不好的线圈在线匝之间存在微小空隙,励磁时在电磁力的作用下,这些线匝可能产生突然移动。由于磁体材料的比热很小,上述线匝移动所产生的摩擦热就会导致失超。为了固定线匝并防止其滑动,通常情况下都要用环氧树脂浇灌绕好的线圈。这样做带来的问题是,当励磁过程中线圈整体受到的径向或轴向挤压力大到足以使浸渍的环氧树脂局部开裂时,变形能的释放将转化为热能而引发失超。这也是励磁时电流要缓慢增加的原因之一。

2. 因超导材料不稳定造成　线圈退化是超导体许多不稳定性中的一个。它的存在往往使绕好的线圈未达到临界电流便发生失超。后来人们发现,经过多次失超之后,磁体的性能又能得到逐步改进,这就是所谓磁锻炼现象。经过锻炼的磁体,性能已相当稳定。首次励磁时发生的失超,可能与线圈的锻炼有关。

3. 因磁体超低温环境破坏造成　超导线圈是浸泡在液氦中工作的。如果磁体低温容器中的液氦液面降到一定限度仍未按规定补充,就有可能发生失超。

4. 人为因素造成　励磁时充磁电流超过额定值,使磁场建立过快易造成失超。给磁体补充液氦时方法不当也极易引起失超。为了避免人为因素造成的失超,输液人员必须是受过低温操作训练的专业人员。

四、失超保护

失超的损失和危害众所周知,必须寻求必要的保护措施,以保证失超时的安全。

1. 磁体急停单元　磁体急停单元(ERDU)是破坏线圈的超导环境,用人工失超的方法迅速消减磁场。磁体急停单元上的磁体急停开关闭合(magnet stop)一般直接与位于磁体线圈中的电加热器连接的,电源立刻接通,此后被加热使磁体失超。低温容器中的液氦也会在数分钟内挥发一空,有效地预防可能出现的高温和高压。失超不会造成磁体的损坏。

磁体急停开关控制着磁体中的4个(有些磁体中装有6个)电加热器的电源。为了可靠失超(保证开关被启用时失超),ERDU中安装了镍-镉充电电池,该电池具有至少在3分钟内连续输出8 A电流(20 V)的功率。因此,在任何情况下它都能使磁体失超。失超结束后,电池需要重新充电。

ERDU启用前,首先要保证磁体上方无人在继续工作,并责令其他人员离开现场,然后方可按下磁体急停按钮。另外,失超进行完毕后要及时更换有关的保险膜。

2. 失超管　失超管是超导磁体不可缺少的一部分。它汇集了磁体的所有气体挥发管口,从磁体上端直通室外。平时失超管的作用就是排除废气。一旦失超发生,磁体中近千升液氦挥发的全部氦气(每升液氦可气化为1.25 m³氦气)将全部从失超管喷出。如果失超管不畅甚至堵塞,磁体因压力增高被损坏的可能性将增大。因此,除了要有一定的管径之外,保持失超管的畅通也是至关重要的。

3. 氧监测器和应急排风机　氦气的密度小于空气,所以补充制冷剂或失超后氦气的泄漏有可能充满磁体室的所有空间,从而使人窒息。因此,要求在磁体室安装氧检测装置和应急排风机。如果能做到后者的开关由前者自动控制,那么磁体室的安全就更有保障了。

第四节　安全监测系统

为了保证 MR 成像系统安全运行,监测设施是不可缺少的。

一、警示标志

MR 成像系统的建筑物周围及各通道口都应设置明显的警示标志,防止装有心脏起搏器等体内电子置入物的患者误入 5 G(0.5 mT)线内。

二、金属探测器与磁通门传感器

在磁体室入口处需要放置一个可调阈值的金属探测器,禁止任何铁磁性物体被带入室内。当有铁磁性物体或体内外带有铁磁性物体的患者及陪护人员通过时,即报警。若条件许可,患者及工作人员进入磁共振室前,须经探测稳定、可靠的磁通门传感器进行检测。

不推荐使用传统的金属探测器,原因包括但不局限于以下几点:灵敏度不同且是变化的,操作员使用的技术可能存在着不同,加之灵敏度不够,不能区分顺磁性和逆磁性金属物体。所以,不可完全依赖金属探测器,仅可将其作为检测的一种补充手段。图 14-6 为两类探测器之间的差异。图 14-6 左侧图为磁通门传感器,具有最强的灵敏度。右侧图为其他传感器,如 AMR 磁阻传感器,仅有有限的灵敏度,导致定位准确性降低,探测距离短,在门的中间通路形成探测盲区。

磁通门传感器的灵敏度高,可探测含铁磁质的金属物体,以及含铁磁质的非金属物体,灵敏度是普通金属探测器的 500 多倍;可进行自助探测,减轻医护人员的压力;安全探测,不发出任何磁场和电流,不损坏或干扰患者佩戴的心脏起搏器等任何设备;抗干扰设计,可优化排除环境磁场的干扰;蓝牙双向传输,便于用户通过应用软件随时调整系统的工作状态;人性化、可视化报警,通过红、黄、绿警灯提醒,可以设定报警范围,发出警报声;软件功能可升级,预留通信接口,可升级语音报警功能等;操作简便,系统设置灵活,用户可通过手机 App 调整报警、灵敏度等系统参数,报警音量适用于各种复杂环境等。图 14-7 为 MRI 检查室门前应用的磁通门传感器。

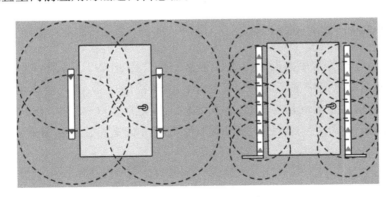

图 14-6　两类探测器之间的差异

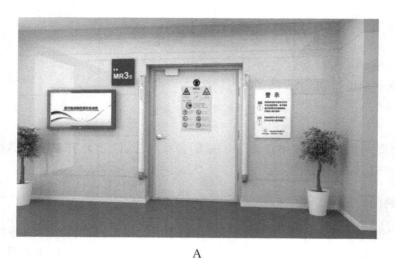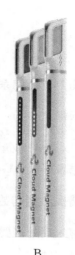

图 14 - 7　MRI 检查室门前应用的磁通门传感器

三、不间断电源

不间断电源(UPS)是一种位于市政用电和用户负载之间可连续高质量供电的新型电源设备。有了 UPS,即使市政用电不正常或发生中断,它也能向负载提供符合要求的交流电,从而保证重要设备不间断工作。对于 MRI 设备来说,对供电质量要求较高,配备 UPS 是保证突然断电后患者和设备安全的重要措施。使用 UPS,才有可能使 MR 系统得到更加满意的供电质量,因此现在都主张将高质量的 UPS 列入 MR 成像系统的保障设备中。

四、断电报警装置及紧急停电开关

断电报警装置的电源可由 UPS 提供,当停电时该装置应立即触发报警,提示工程人员进行断电处理。在磁体室、控制室和设备室墙壁的明显部位都应安装系统紧急断电开关,以便在患者或设备安全受到威胁时迅速切断电源。

五、空气压缩机自动启停及自调功能

强磁场下电机和继电器等常用电器元件难以正常工作。因此,MRI 系统靠近磁体的部件如线圈切换电路、前置放大器和调谐电路中都广泛采用气动元件实现特定功能,其气源应由高精度的空气压缩机提供。使用的空气压缩机具备自动启停、过压保护和输出压力在 100~1 500 kPa 内连续可调等功能,确保设备正常和安全使用。此外,空气压缩机和 MRI 系统之间需要安装油水分离器,以防止管路被油污堵塞。

六、消防器材

MRI 系统的磁体室、操作室、计算机室和设备室都需要配备一定数量的消防器材,与一般建筑物的消防要求不同,磁共振室须采用无磁性材料的灭火器具。

第五节　磁共振成像安全检查

一、磁共振成像检查的禁忌证

具有心脏起搏器者,术后动脉夹存留者,铁磁性异物患者(如弹片、眼内金属异物),换有人工金属心脏瓣膜者,金属关节、假肢,内置有胰岛素泵及神经刺激器者,妊娠3个月以内者以及部分膏药、幽闭恐惧症患者,均不宜做MRI检查。

二、磁共振成像检查前的准备

接诊时应核对资料、病史。给符合适应证的患者预约单,其内容为磁共振检查的相关资料,嘱患者认真阅读。对腹部盆腔部位检查的患者介绍肠道清洁方法,对金属避孕环置有者,嘱取环后来行磁共振检查。对预约检查登记的患者,要核对资料、登记建档,并询问是否进行过影像检查,曾进行过检查者须查找先前图像。进入磁共振检查室前应除去患者携带的一切金属物品、磁性物品及电子元件,以免引起伪影或其他危险。对体内有金属异物及安装心脏起搏器者禁止检查,以防发生意外。消除患者恐惧心理,争取患者合作。对婴幼儿及躁动患者,应酌情施行麻醉。危重患者检查时,应由有经验的临床医师陪同,并备齐抢救器械和药品。

三、磁共振成像检查步骤

1. 认真核对磁共振成像(MRI)检查申请单　了解病情,明确检查目的和要求。对检查目的要求不清的申请单,应与临床申请医生核准确认。

2. 确认患者没有禁忌证　嘱患者认真阅读检查注意事项,按要求准备,并签署知情协议书 。

3. 向患者介绍磁共振检查过程及所需的时间　嘱其在扫描过程中平静呼吸,不得随意活动,若有不适,可通过话筒和工作人员联系。对于特殊部位需患者配合呼吸动作的,应在扫描前予以训练。

4. 使用合适的线圈　按照不同的检查部位、检查范围和不同的检查目的使用相应的线圈。

5. 保持患者舒适的体位　一般情况下均应让患者以标准解剖姿势仰卧在检查床上。如患者以非标准解剖姿势的应在患者体位描述中如实表达。

6. 确定扫描中心　为保证扫描区域静磁场的均匀,必须做到线圈中心、扫描中心及检查部位中心三者的重合。

7. 选择扫描序列与参数　通常选择两个以上平面的T1WI、T2WI及PDWI序列。一旦扫描序列选定,就要结合临床要求和影像特点调整扫描参数,以保持MRI具有理想的对比度和信噪比。

8. 扫描及后处理　在以上各步骤完成的基础上进行扫描,扫描时除了观察MRI扫描仪的运行情况外,还要关注患者的体验。

(冯楠、李伟、王骏、周琪松、陈凝、刘小艳、王鸿雁)

第十五章　超声成像安全保证

超声波在临床应用已有 70 多年的时间,其应用范围相当广泛,逐渐发展为一种操作简便、诊断快速且实时、无创、十分成熟的影像检查技术,尤其在产科孕检等不适宜进行 X 线、CT 等辐射检查时优势更为突出。即使超声检查技术已经趋于成熟和完善,检查结果也相对较为可靠,但是人们对超声检查中是否存在辐射、反复的超声检查是否会对身体造成伤害仍不甚了解。本章主要围绕超声生物效应、超声波的安全剂量、人体不同部位超声照射强度的安全规定以及临床超声诊断安全应用原则等方面阐述超声成像的安全保证。

一般所说的辐射主要指的是能量以波的形式或者是以粒子移动的形态进行传送,主要指的就是电离辐射。而医学超声检查中使用的载体是超声波,只是一种机械的压力波,与电离辐射没有本质的联系,因此完全不必担心超声检查会对人体造成辐射伤害。人们所担心的超声检查的辐射,其实是超声波所产生的生物效应。这些生物效应是否会造成人体组织的功能性或器质性改变是超声成像安全保证所需要关注的焦点。

一、超声生物效应及其产生机理

超声波是具有一定能量的机械波,当一定剂量的超声波在生物组织内传播时,必然使介质发生高频机械振荡,通过超声波与生物组织的相互作用,将超声波的能量传递到生物组织,引起生物体的功能、结构或状态发生变化,称为超声生物效应。常见的超声生物效应主要包括:热效应、空化效应、机械效应以及高强度聚焦超声效应。

（一）热效应

超声波在介质中传播时,由于组织的黏滞吸收效应,将会有一部分超声波的机械能转化为热能,引起介质局部温度升高,称为热效应。产生热量的大小决定于介质的吸收系数、超声波的强度和辐照时间。热效应也就是超声波在穿入人体组织过程中,仅有较为敏感者会感觉到探头在与身体接触时,身体微微发热。但其实医学诊断过程中使用的超声波频率大多在 $1 \sim 15\ MHz$ 的范围内,这样的超声波频率范围往往处于低功率的范围,几乎不可能引起人体能够感知到的热能效应。因此超声检查过程中所产生的热效应完全不会导致人们身体的热烫,更不会损伤到人体的组织和器官。

尽管诊断用超声因声强较低(通常为"mW/cm^2"级),一般不会引起温度的明显升高,为了防止局部温度过高,超声检查或治疗过程还是应不断地移动探头的位置。近年来,超声波的热效应已用于临床理疗,并作为肿瘤热疗的一种热源而受到关注。

（二）空化效应

超声波是一种高频变化的压缩与弛张波,通过液体时,液体中产生疏密变化,稠区受压,稀区受拉。在受拉时,因为液体承受拉力的能力很差,特别是在含有杂质和气泡处,液体将被拉断,形成空腔。紧接而来的正声压,使空腔在迅速闭合的瞬间,产生局部高压、高温和放电现象,称为空化效应。诊断用超声在动物体内可致空化,产生空泡,但在人体中尚未发现。

空化效应可以通过两种方式使生物的结构发生变化。

1. 在组织、结构之间引起的相对振荡运动,在周围液体中趋向于建立稳定的冲击流,从而在局部产生很高的速度梯度,足以破坏组织细胞的膜系统和生物大分子。

2. 由于剧烈振荡的结果,气体在微气泡中被压缩时,使局部产生极高温度和压强的突变,从而引起电离作用。这种情况可出现在超声对比剂注入静脉后,当大量微气泡进入血液,微气泡在声压作用下可产生共振及淬灭,在微小空间导致局部高温及高压。

（三）机械效应

超声波是一种机械波,在传播过程中,所经过的生物组织会在声场的作用下产生剧烈的机械运动,由此会对生物组织的结构、功能和生理活动产生影响。一般认为,低声强、长辐照时间引起的组织损伤以热效应为主,而高声强、短辐照时间造成的损伤以空化效应为主,在两者之间的损伤主要由机械效应产生。

（四）高强度聚焦超声效应

高强聚焦超声(high intensity focused ultrasound,HIFU)对生物组织有强大的破坏作用。HIFU 的热凝固和杀灭肿瘤细胞的作用,已用于肝癌等实体肿瘤的灭活治疗,而其强烈的机械振荡作用可以用于泌尿科的体外碎石治疗。

二、超声波的安全剂量

由于超声波属于非电离辐射,长期以来医学界一直认为超声检查对人体组织是安全的,但超声波作为一种机械波,可以携带很高的能量,并以不同的方式产生生物效应。因此,在进行超声检查时必须考虑超声波的安全性,即超声波的安全剂量。

由于超声波能量在声场中的分布不均匀,存在最大空间峰值区和最小空间峰值区,常用的超声强度的计算方式有四种:① 空间峰值时间平均声强(通常标记为 ISPTA)。② 空间峰值时间峰值声强(通常标记为 ISPTP)。③ 空间平均时间平均声强(通常标记为 ISATA)。④ 空间平均时间峰值声强(通常标记为 ISATP)。在这四种声强表述当中,目前尚未确定哪一种最适合用来评价辐照剂量强度,多个国家和组织都选用 ISPTA 来规定人体超声探测安全剂量。20 世纪 70 年代,美国超声医学会规定超声检查时 ISPTA 不超过 100 mW/cm²;1995 年,我国医用超声设备标准化委员会规定 ISPTA 应小于 100 mW/cm²,否则应以技术数据表格、随机文件、手册、背景资料的形式予以公布。

同一超声设备、同一探头、相同工作频率,超声强度会随着显示方式的不同而不同。如 ISPTA 为 100 mW/cm² 时,在做彩色多普勒血流显像检查时,ISPTA 可达到 600 mW/cm² 以上。因此,在检查过程中如果改变显示方式,必须调整声强到安全剂量以下。

1982 年,世界卫生组织建议:

1. 只有在医学上具有明确理由时,才对人体使用超声诊断。

2. 以商业显示和获得实验图像为目的时,不应把超声用于辐照人体,特别是辐照孕妇。

3. 在保证获得良好图像质量和取得必要诊断信息的前提下,应尽量减小超声设备的输出强度。

三、对人体不同部位超声辐照强度的安全规定

人体不同部位软组织对超声的敏感程度不同。为了表达超声的热效应和空化效应,近年来采用下面两个新的可显示的参数,以供不同器官、部位诊断时准确地调节显示。

1. 热指数(thermal index,TI)　指超声实际辐照到某声学界面产生的温度升高与使界面温度升高 1 ℃的比值。TI 值在 1.0 以下无致伤性,但对胎儿应调节至 0.4 以下,对眼球应调至 0.2 以下。

2. 机械指数(mechanical index,MI)　指超声在弛张期的负压峰值(MPa 值)与探头中心频率(MHz 值)的平方的比值。通常认为,MI 值在 1.0 以下无致伤性,但对胎儿应调节至 0.3 以下,对眼球应调至 0.1 以下。此外,声学造影时如果采用低机械指数,可以防止微气泡破裂,提高造影效果。

四、临床超声诊断安全应用原则

人体超声检查的安全剂量随检查时间而变,也与超声频率和强度有关,同时也随不同检查对象和部位而变。超声剂量是超声强度与辐照时间的乘积。考虑到超声波的安全剂量问题,在超声检查过程中,必须坚持最小剂量原则,即在保证获得必要诊断信息的前提下,应尽量采用最小超声强度和最短辐照时间。

人体组织中,中枢神经系统、视网膜、生殖腺、早期妊娠的胚胎、孕期胎儿的颅脑和心脏等属于敏感器官,要求对这些脏器结构进行超声检查时,尽可能采用最低的输出功率,尽可能减少超声扫查时间,每一固定切面持续扫查时间不应超过1分钟,如果对同一区域组织仍需观察,可在相隔2~3分钟后再至先前的感兴趣切面固定观察,但持续扫查时间仍不应超过1分钟。拒绝如胎儿性别鉴定等与诊断无关的胎儿超声显像,对早孕胚胎不做或少做超声检查。对3个月以上的胎儿定点超声检查时,应控制在3~5分钟之内完成。对于眼部和胎儿,采用多普勒检查时更应严格遵循上述辐照强度的安全规定。

1. 超声造影　超声造影广泛用于腹部、浅表、心脏等各器官的检查,主要使用六氟化硫作为对比剂,超声造影属于血池成像,区别于CT及MR成像,与其他影像检查互相补充、互为印证,是临床诊断不可或缺的技术(图15-1)。六氟化硫属于惰性气体,经肺排出,安全系数很高,但是在使用过程中也应严格遵守其适应证及禁忌证。适应证:主要用于常规超声无法诊断的患者中使用,包括心内膜成像、心肌成像、颅脑及外周血管成像、门静脉成像,以及肝脏、乳腺等器官成像等。检查禁忌证:磷脂过敏、近期急性冠脉综合征、心力衰竭、严重心律紊乱、重度肺动脉高压、成人呼吸窘迫综合征等患者。不良反应:整体不良反应发生率低,程度轻微、短暂。主要的不良反应包括:① 头痛(约1.5%);② 注射部位疼痛(约1.4%);③ 注射部位青肿、灼热和感觉异常(约1.7%);④ 其他少见不良反应(0.1%~1%),如恶心、腹痛、发热觉异常、高血糖、视觉异常、背痛、咽炎、皮疹等。

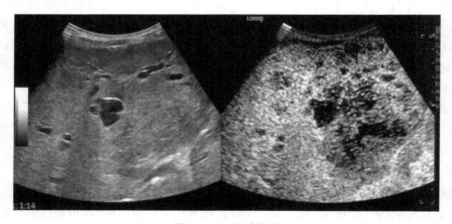

图15-1　肝脏造影

2. 超声介入　在超声影像的监视下,将探头、穿刺针、引流管等正确地置于体内特定部位或病灶内,进行扫查、活检、抽液、注药、造影、置管引流等,以达到诊断和治疗的目的(图15-2)。因其为有创检查,所以在操作中应严格、规范进行,包括设备的调节、探头的选择、穿刺装置的安装、针具的选择、加强无菌观念及术后的处理等。超声引导穿刺诊断或治疗,应严格掌握适应证,如能用其他无创方法进行有效诊断与治疗者,不采用本方法。同时介入超声有一定的并发症和不良反应,也有个别发生意外可能,因此介入室应配备必需的救治药品和器材。利用介入超声诊断及治疗,需向患者介绍相关过程及其风险,并签署知情同意书。

3. 经食管超声心动图　随着超声探头技术的进步和临床日益精确的需求,各类腔内超声发展迅速,其中经食管超声心动图开展广泛,已基本成为心脏超声的常规项目,各类经胸超声心动图检查图像不清晰、深部结构不能观察而无法明确诊断者,均可行经食管超声心动图(图15-3)。包括:① 瓣膜疾病;

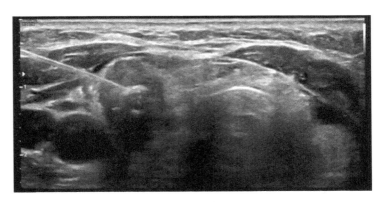
图 15 - 2　甲状腺穿刺

② 人工瓣功能障碍；③ 感染性心内膜炎；④ 先天性心脏病；⑤ 占位性病变；⑥ 术中检测等。经食管超声心动图虽是通过自然管腔进行操作，但也具有一定风险，因此应熟悉掌握其禁忌证，包括：① 严重心律失常；② 严重心力衰竭；③ 食管病变如静脉曲张、溃疡、狭窄者；④ 剧烈胸痛、咳嗽症状不能缓解者；⑤ 冠心病患者心绞痛或急性心梗期；⑥ 夹层动脉瘤早期，易于因刺激而导致瘤壁破裂者。

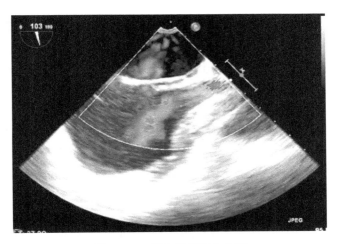
图 15 - 3　经食管超声心动图

因经食管超声检查的特殊性，患者及医生均需提前做好准备，患者的准备主要为：12 小时内禁食禁水。医生的准备包括：核实患者基本情况及病史、核实适应证及禁忌证、向患者介绍操作流程及风险并签署知情同意书、急救药品及器材的准备等。

总之，超声检查经过多年来的发展，其安全性已被临床认可，目前在临床当中最广泛使用的科室往往是产科。怀孕期间的妇女对于自身的安全性是比较关注的，担心超声检查会对腹中的胎儿造成不良影响。为了消除患者心中的顾虑和担忧，若是患者对于超声检查还有其他疑问，也可以在进行检查之前与超声检查医师进行沟通而消除疑虑，这也正是超声检查医师直接面对患者的优势所在。

（姚志峰、史中青、王骏、杨镇糠、张译文、吴虹桥）

第十六章　放射治疗安全保证

第一节　放射治疗安全防护标准

放射治疗的安全防护是保证放射治疗质量的前提,拟开展放射治疗业务的单位必须遵守以下安全防护标准:

1. 放射治疗设备机房选址必须经省级环保和卫生行政部门论证审批,机房图纸须经省卫生行政部门论证同意方可修建。机房竣工后应向省环保和卫生行政部门等申请机房及设备安全防护验收,办理"医疗机构执业许可证"与"放射诊疗许可证",并向卫生行政部门办理相应的诊疗科目登记手续方可投入临床使用。

2. 放射治疗设备购进必须经过有关放疗设备投入运行前论证,并经有关专家按规定项目对放疗设备性能、机械物理参数、剂量及分布等逐一验收检查,符合要求后方可投入临床应用。

3. 放射治疗设备在使用过程中按规定定期进行检测,发现偏离应及时修正,保证其经常处于最佳运行状态。若因机器故障、维护保养或更换重要部件后,需重新检测有关参数,合格后方可投入使用。

4. 机器搬迁、机房新建或改扩建后,需请省级环保和卫生行政部门验收检查,符合条件后方可投入使用。正式使用后应按规定定期检测,发现问题及时处理以防射线泄漏。

5. 凡从事放射诊疗工作的人员,必须具备相应的专业技术知识和能力,并经放射防护知识培训,考核合格、健康体检合格、持"放射工作人员证"者方可上岗,无放射从业资质人员不得上岗。

6. 放射诊疗工作人员,必须加强个人防护及对周边环境防护,以保证治疗环境安全。并按规定进行个人剂量监测和健康体检,建立个人剂量和健康档案,如发生放疗意外事件应及时进行讨论和解决相关问题。

7. 对放射治疗剂量的检测,监测仪表应定期送有资质的机构进行比对检测,以保证所测剂量的准确性和可靠性。

8. 定期对放射诊疗工作场所的防护设施进行放射防护检测,保证辐射水平符合有关规定。

9. 严格掌握放射治疗适应证,对确需进行放射治疗的患者,治疗前必须制定周密、科学的治疗计划,治疗中严格控制受照剂量,严格遵守放射防护最优化原则,尽量减少重要器官及邻近组织的剂量和体积。

10. 放射治疗工作人员应当严格按照放射治疗操作规程、规范实施照射,不得擅自修改治疗计划。

11. 放射治疗工作人员应当验证治疗计划的执行情况,发现偏离治疗计划现象时,应当及时采取补救措施并向科室负责人报告。

12. 放射治疗过程中应有两名技师参与摆位,并密切注视治疗装置的显示及患者情况,及时解决治疗中出现的问题。

13. 成立放射事故应急处理小组,制定放射事件应急预案。

第二节　放射治疗设备的安全防护

放射治疗设备安全防护主要包括机械安全和电气连锁电路安全,主要包括以下要求:

1. 治疗机设置防撞装置,治疗机设置双通道剂量连锁、计时连锁、剂量率连锁、束流对称性连锁、楔形板联锁等电路,保证治疗安全准确进行。

2. 在治疗室及操作室墙面上,治疗床和机架两侧设置紧急开关,当发生紧急情况时,可及时切断所有电源。

3. 安装治疗设备设计安全接地装置,以防工作人员或患者受到电击,保证安全。

4. 采取与放射治疗配套的相关安全措施,例如治疗机与治疗室电动门设置连锁电路,机房门未关好不能出束,避免射线泄漏。

5. 治疗机房内配备必要的闭路电视和通信设备,时刻监视患者情况,操作室与治疗室随时保持通信联系。

6. 设备维修过程中,不擅自拆卸治疗机头防护钨块,以免发生射线泄漏。

第三节　放射治疗工作人员的安全防护

放射治疗工作人员防护主要包括:放射治疗医师、医学物理人员、放射治疗技师和维修人员以及放疗护理人员等。要保证放射治疗过程剂量很高,但职业照射水平较低。对于远距离治疗中的工作人员的防护而言,在正常的工作条件下,除了极少可能受到医用放射源及射线装置发出的有用射线束照射,更多的情况是可能受到散射线、漏射线或感生放射性的照射。由于对设备、机房进行严格的屏蔽,散射线与漏射线的绝对量大大降低,正常情况下,工作人员一般不留在治疗室,经校准的射束不会对工作人员造成有意义剂量的照射,所以受照剂量均十分安全。但还是有必要进行个人剂量监测,具体是利用工作人员个人佩戴计量计所进行的测量,或是测量他们体表、体内或排泄物中放射性核素的种类和活度以及对这些测量结果的解释。个人监测包括外照射个人监测、内照射个人监测和皮肤污染的个人监测。对放射治疗而言,由于基本上使用的是外照射,通常不会产生内照射污染,个人剂量监测主要是外照射。

放射治疗工作人员的辐射防护要求包括以下方面:

1. 放射工作人员需参加卫生行政部门组织实施的专业辐射防护知识培训,考核通过取得"放射工作人员证"后,方可从事放射治疗工作。

2. 从业机构应建立并妥善保管放射工作人员档案,包括各放射工作人员的定期健康体检结果、个人剂量检测结果、防护知识培训记录等。

3. 从业机构应定期组织本单位放射工作人员接受在岗职业健康体检,每两年不少于一次。体检结果记入放射工作人员健康档案并妥善保管。

4. 从业机构应组织本单位放射工作人员接受个人剂量监测,监测周期不少于每季度一次,监测结果记入放射工作人员健康档案并妥善保管。

5. 从业机构应遵从国家职业卫生标准 GBZ/T 149《医学放射工作人员放射防护培训规范》的要求,定期组织本单位放射工作人员接受专业技术、放射防护知识及相关规定的培训和考核,每年不少于一次。

6. 从业机构应定期组织对本单位放射工作场所进行辐射环境监测和辐射安全防护装置功能性检测,每季度不少于一次。

第四节　放射治疗患者的安全防护

放射治疗中最基本的防护原则是运用正当性和最优化的原则,避免一切不必要的照射。为患者提供放射治疗服务前,放射治疗医师需对该患者接受放射治疗实践的正当性进行专业判断,只有当该患者从放射治疗实践中的获益远远大于由此产生的危害时,才能对患者实施相关放射治疗。比如,根据患者肿瘤的类型、病期、身体条件,确定是否属于放射治疗适应证,采用放射治疗比其他方法有明显的优越之处等。在放射治疗过程中,以放射治疗医师为主导的放射治疗团队应合理确定固定体位、辐射类型(X、γ射线或电子束)、放射治疗靶区、处方剂量、分割模式、治疗技术和治疗计划等,努力使患者的治疗方案最优化,在达到疗效前提下使肿瘤部位剂量高,正常组织剂量尽可能低,避免患者受到不必要的照射,对于儿童患者应尤其注意。从业机构应建立全面完善的放射治疗质控体系,对放射治疗整个流程(模拟定位、靶区勾画、计划设计和治疗实施)进行全方位的质控,包括患者识别、计划核查、治疗前计划验证等。

实施放射治疗时的患者防护要点包括:

1. 治疗前放疗计划剂量的核对。
2. 治疗患者的摆位与观察。
3. 治疗过程中射束位置的检查。
4. 操作人员须及时报告治疗偏差。
5. 周围健康组织的屏蔽,尤其注意对晶体、性腺、脊髓、喉、膀胱等辐射敏感器官的屏蔽。
6. 慎重对待儿童、孕妇的放射治疗,对于儿童患者重点注意对骨骺、脊髓、性腺及眼晶体的防护。

(姚志峰、周益莹、周钢、董慧贞、王骏、陈凝、张译文、吴虹桥)

第十七章　患者隐私及信息安全保证

一、患者隐私保护

（一）医学影像科患者隐私保护制度

1. 医务人员必须维护患者的权利，尊重患者的隐私权。门、急诊医师在接诊患者必要时保证诊室内一医一患（患者家属可以陪伴）。

2. 医护人员在给患者体检、治疗过程中需适度暴露患者身体时，要注意给予屏障，以防患者隐私暴露。

3. 患有传染性或隐私性比较强的疾病，患者的有关信息应注意其保密性，必要时可以使用通用疾病代号注明。

4. 医务人员应妥善保管患者的检查资料和检查结果，防止患者隐私泄露。

5. 医务人员不得随意透露患者的病情，只有患者本人或其代理人才能查阅病历资料。公安、法院、检察院、保险公司办案时其工作人员须持本院医务科书面通知方能查阅指定患者的有关信息。

6. 在给患者进行医学影像检查时，须跟患者讲清需要暴露的部位，在不影响检查的前提下对非检查部位须用床单遮盖，不得有其他患者在场。

7. 在进行科学研究时须将利弊与患者沟通，并在书面志愿书上签字。

8. 在教学或发表科研论文及出版专著时不得泄露患者信息。

9. 泄露患者隐私，造成严重后果的，按照《执业医师法》第 37 条处理；构成犯罪的，依法追究刑事责任。

（二）患者隐私保护措施

为了保护患者隐私，给予患者一个安全、舒适的就医环境，提供满意、放心、优质的服务，可以采取如下措施：

1. 影像各种检查室均设有患者通道及医务人员通道。

2. 各种影像学检查时均只能允许一名患者进入检查室，避免患者与患者间的交叉。

3. 医学影像科设有专门的更衣室（图 17 - 1A 所示），为需要换衣服的患者提供方便。

4. 医学影像科部分检查室内设有隔帘（图 17 - 1B 所示），以便保护患者的隐私。

5. 各检查室均备有各种防护设备（铅衣、铅帽、铅围脖、铅围裙等，图 17 - 1C 所示），技师按照患者检查部位做好防护。

6. 医学影像科可为患者提供棉质衣服（图 17 - 1D 所示），方便需要换衣服的患者，该衣服为一人一换。

7. MRI 检查室为患者准备有薄棉被及一次性床单，为长时间检查患者保暖。

8. 患者需要刻录光盘或补打胶片者，均应出具相关身份证明并到医务科开具"检查、检验报告补打等申请书"。

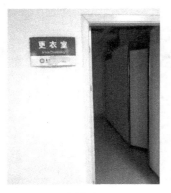
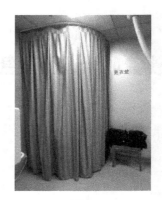

更衣室　　　　　　　　　　　　　　　隔帘

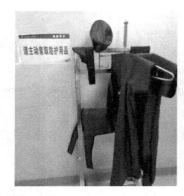
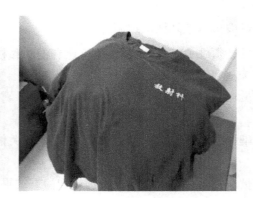

防护设备　　　　　　　　　　　　　　棉质衣服

图 17 - 1　医学影像科保护患者隐私措施

二、医学影像科 PACS/RIS 信息安全管理

医学影像科 PACS/RIS 是保证医学影像科正常工作的重要系统,同时也关系到医院信息网络的安全。为确保医学影像科网络与信息安全,应该制定医学影像科 PACS/RIS 信息安全管理制度。

1. 在医学影像科主任领导下,有专职或兼职工程技术人员维护和管理放射科 PACS/RIS 系统。定期与医院信息部门联系,发现问题及时处理。

2. PACS/RIS 信息运行要设置防火墙,安装防病毒软件,限制输出端口,拒绝外来的恶意攻击和病毒感染。

3. 对操作人员的权限严格按照岗位职责设定,设置不同的访问权限、相应的密码及口令。严禁操作人员泄露自己的口令。系统管理员定期检查操作人员权限。

4. 保护患者个人隐私,不得随意公布和拷贝与患者有关的资料,无关人员不得随意浏览工作电脑。完成工作或暂时离开时要及时关闭工作电脑,或设定延时自动关闭功能,防止信息外泄和被盗。

5. PACS 机房建设要符合相关规定,应配备独立不间断电源、烟雾探测系统和消防系统。机房内保持合适的温度、湿度,环境整洁。无关人员不得进入机房,机房内严禁吸烟。定期进行电力安全、防火、防潮、防磁和防鼠检查。

6. 增强网络安全意识,自觉遵守信息安全管理有关法律、法规,不泄密、不制作和传播有害信息。

三、图像存储与传输系统机房安全

1. 所有诊疗申请单必须办妥手续,方可进行检查。初诊患者应依次序编排新号;复诊患者要在 PACS 系统中登记,以供诊疗参考。

2. 各项特殊检查应向患者交代诊疗前的准备及注意事项。

3. 扫描、摄片、报告及入档前，要核对患者基本信息、检查部位、方法等与登记数是否相符，发现缺份应及时查找。

4. 及时送发诊疗报告，并有签收手续。

5. 非本室人员或工程师不得操作影像科计算机网络系统（PACS）的任何终端设备。

6. 任何人员不得将个人硬软件接入科室网络系统（PACS）的任何终端设备。

7. 按时开关机。

8. 定期刻录光盘、删除资料。

四、医学影像工作站的应用及安全维护

随着医学工程的进步，临床医学检查仪器设备运用所产生的影像资料，被设计成影像工作站，解决了人工作业下借阅手续、调片、传送、储片不便等问题，能及时打印报告，迅速地送到医生手上协助诊断工作，提高工作效率和质量，节省了资源。

（一）医学影像工作站（也称图文信息管理系统功能）四大模块

1. 医学影像资料采集模块　该功能是实现医疗影像资料的采集和处理工作。

（1）医学影像采集可以从数字接口或从视频接口实时获取，可以单幅采集也可多幅采集，可采集动态图像也可采集静态图像。

（2）图片处理有图像的冻结、图像的删除、图像的保存等。

2. 患者资料输入模块　建立患者文字资料库，如病历号、姓名、性别、年龄、日期，检查脏器的描述，检查诊断报告，并可对以上内容进行修改、删除、添加、保存等操作。

3. 影像资料的查询、打印模块　根据病历号、姓名、日期等为索引键，来查询调用有关患者的资料、图片，根据需要打印输出病史图文报告。

4. 系统维修模块　医院名称输入、将用户所有病历文档备份、记录系统工作日志并向软盘输出，添加、修改、删除操作人员名称及口令。

（二）医学影像工作站系统的应用前景

1. 支持远程诊断，对于疑难问题，可以借助直拨电话和调制解调器，立即从会诊中心或其他医院获取技术指导。

2. 系统可记录和管理每次检查时的患者诊断和图像数据资料，为医疗事故的追踪提供客观证据。

3. 方便于教学科研所需的查询，共享影像信息资源。

（三）医学影像工作站的安全维护

1. 落实责任制　操作人员要有较强的工作责任心，通过岗位培训，加强在岗人员教育，培养规范操作，不要随意拆装机器，减少因人为因素而造成的系统崩溃，严格控制外来硬盘等传输介质的使用，定期进行安全检测，保证信息资源合理应用。

2. 及时做好备份　解决因操作失误或病毒的侵入所造成数据丢失或系统损坏的情况。

（1）要求安装杀毒软件或防火墙。

（2）要求厂家将系统软件备份在硬盘的分区 D 盘上，保证能在较短的时间内重建或修复系统。

（3）对于用户的重要数据信息，存储在硬盘上达到一定容量时转存到 CD-R、MO、磁带等各种介质。

3. 控制使用权限　工作站的应用软件是建立在 Windows98 操作平台上，为了避免去随意调整 Windows98，应通过修改注册表和参数文件来维护系统的安全。

（1）使用有效用户登录。首先打开注册表编辑器，依次点击"HKEY"-"LOCAL"-"MACHINE\Network\Logon"项，在"Logon"项上单击右键，选择"新建-DWORD"值，以创建一个新的双字节值项，名称为"MustBeValidated"，修改新创建的值项的值为 1，修改完后，重新启动计算机，使修改生效，如果

没有输入正常的用户名和用户密码,Windows 将拒绝登录。

(2)隐藏控制面板的特定项目。控制面板是 Windows98 的设置中心,对控制面板中的特定项目如"添加/删除程序(Appwiz. cpl)""Inetcpl""用户(Inetcpl. cpi)""网络(Netcpl. cpi)""密码(Password. cpl)"等进行隐藏,可以限制用户使用。通过编辑控制面板的一个参数文件,这个文件位于 C:\Windows 下的 Control. ini,单击"开始"菜单,在运行框中输入"notepad C:\Windows\Control. ini",将需要隐藏的 cpl 文件加到 Control. ini 文件中,保存对 Control. ini 文件做的修改。

4. 工作环境安装 UPS 电源,保证工作电源的稳定。UPS 要放在通过干燥的地方,不要放置在没有空调的房间内。计算机信息管理技术的普及和应用,使得医学影像系统已成为提供医务人员进行病情诊断、分析、治疗的一种直观而且极为重要的理论依据,只有用好和管好工作站系统,才能确保系统安全可靠、数据准备完好,才能提高工作效率,为医院创造社会效益和经济效益提供保障。

(三)资料管理制度

1. 检查申请单项目应填写齐全。检查结束后,申请单应保留存档。

2. 患者应用药物种类、药物标记质量、给药剂量、检查时间以及仪器条件应记录详细。

3. 各种检查登记簿应保持整洁,项目填写齐全,及时更换,妥善保存。

4. SPECT、PET、γ 照相机片等按规定地点存放。借阅照片应办理借片手续,须借阅医师签名,并按期归还。

5. 供教学示教的特殊病例图片应另行存放,应在登记簿上注明,以便查对。

6. 加强随访工作,有手术、病理对照结果者,应及时在登记簿上注明。

7. 建立主要病种随访制度,由医师负责随访,填写随访登记卡片、统计报告与疾病诊断符合率。

五、资料存档室管理

1. 检查申请单、报告单、影像资料光盘等,严格按照各有关部门的规定进行保管。

2. 保证资料完整性,不得破损或遗失。

3. 每天整理、汇总、归档所有影像资料。

4. 资料由科内专人统一保管,不得私自分散保管。

5. 借阅存档资料,须有保管人负责,其他人员不得擅自外借。

6. 影像资料如有借阅,应办理相关手续,定期归还。

(王骏、郭晋纲、王俊杰、黄燕涛、陈凝、吴虹桥、王鸿雁)

参考文献

[1] 袁建华.放射科管理与技术规范[M].2版.杭州:浙江大学出版社,2016.

[2] 黄仲奎,龙莉玲.放射科诊疗管理与质量控制[M].北京:人民军医出版社,2014.

[3] 王骏,周晓政,陈安民.医学影像信息学[M].北京:北京大学医学出版社,2014.

[4] 王骏,郭漾,杨晓鹏,等.医学影像后处理技术[M].南京:东南大学出版社,2014.

[5] 燕树林,苗英.放射诊断影像质量管理[M].杭州:浙江科学技术出版社,2001.

[6] 欧洲泌尿生殖放射学会(ESUR)对比剂指南.10.0版.

[7] 王骏.医学影像成像原理[M].北京:科学出版社,2019.

[8] 任卫东,常才.超声诊断学[M].3版.北京:人民卫生出版社,2013.

[9] 赫捷,王绿化,李晔雄,等.放射治疗质量控制基本指南.北京:国家癌症中心/国家肿瘤诊疗质控中心,2017.

[10] 李晔雄.肿瘤放射治疗学[M].5版.北京:中国协和医科大学出版社,2018.

[11] 韩丰谈.医学影像设备学[M].4版.北京:人民卫生出版社,2020.

[12] 赵喜平.磁共振成像[M].北京:科学出版社,2004.

[13] 杨正汉,冯逢,王霄英.磁共振成像技术指南[M].北京:人民军医出版社,2007.

[14] 王洪.医用磁共振成像设备技术学[M].北京:中国医药科技出版社,2011.

[15] 李林枫.医学影像设备管理[M].北京:人民卫生出版社,2002.

[16] 余晓锷,卢广文.CT设备原理、结构与质量保证[M].北京:科学出版社,2005.

[17] 康立丽,林意群.MRI原理、技术与质量保证[M].北京:科学出版社,2008.

[18] 姜远海,彭明辰.临床医学工程技术[M].2版.北京:科学出版社,2009.